F. J. Roca Martínez · P. Linhart
Sonographie des Abdomens

Sonographie des Abdomens

Untersuchungstechnik, Indikationen, normale und pathologische Befunde und differentialdiagnostische Aspekte

Von

F. J. ROCA MARTÍNEZ, Sevilla

und

P. LINHART, Wiesbaden

Mit Text- und Bildbeiträgen von
K. Frank, E.-G. Loch, G. Wessels, A. Gaca

Mit 303 Abbildungen, davon 17 mehrfarbig, und 21 Tabellen

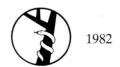 1982

F. K. SCHATTAUER VERLAG · STUTTGART – NEW YORK

Titel der Originalausgabe:
Ecografía abdominal,
retroperitoneal y nefrourológica
Editorial Jims, Barcelona 1979

CIP-Kurztitelaufnahme der Deutschen Bibliothek

Roca Martínez, Francisco J.:
Sonographie des Abdomens : Untersuchungstechnik,
Indikationen, normale u. patholog. Befunde u.
differentialdiagnost. Aspekte / von F. J. Roca
Martínez u. P. Linhart. Mit Text- u. Bildbei-
tr. von K. Frank ... – Stuttgart ; New York :
Schattauer, 1982.
  ISBN 3-7945-0787-8
NE: Linhart, Peter:

In diesem Buch sind die Stichwörter, die zugleich eingetragene Warenzeichen sind, als solche nicht besonders kenntlich gemacht. Es kann also aus der Bezeichnung der Ware mit dem für diese eingetragenen Warenzeichen nicht geschlossen werden, daß die Bezeichnung ein freier Warenname ist.

Alle Rechte, insbesondere das Recht der Vervielfältigung und Verbreitung sowie der Übersetzung in fremde Sprachen, vorbehalten. Kein Teil des Werkes darf in irgendeiner Form (Fotokopie, Mikrofilm oder ein anderes Verfahren) ohne schriftliche Genehmigung des Verlages reproduziert werden.

© 1982 by F. K. Schattauer Verlag GmbH, Stuttgart, Germany
Printed in Germany

Satz, Druck und Einband: Schwetzinger Verlagsdruckerei GmbH, D-6830 Schwetzingen

ISBN 3-7945-0787-8

Vorwort

Es sind jetzt rund 10 Jahre vergangen, seit die ersten „Pioniere" in Deutschland mit der Ultraschalldiagnostik der Abdominalorgane begannen. Die Methode hat sich in der internistischen Praxis bereits fest etabliert. Ihre Stellung im Rahmen der Diagnostik mit bildgebenden Verfahren ist allerdings immer noch Gegenstand der Diskussion.

Wir haben die Methode von Beginn an als „Fortsetzung der klinischen Untersuchung mit anderen Mitteln" im Sinne von RETTENMAIER verstanden. Es können einerseits rasch und ohne wesentlichen Aufwand zusätzliche Befunde erkannt und aufgrund der klinischen Untersuchung festgestellte pathologische Veränderungen weiter abgeklärt werden. Andererseits erfordern die Interpretation sonographischer Befunde und die sich daraus ergebenden diagnostischen und therapeutischen Konsequenzen die genaue Kenntnis der Klinik.

Es liegt im Wesen der Methode begründet, daß pathologische Veränderungen vom subphrenischen Abszeß bis zur Ovarialzyste in Minutenschnelle auf der Untersuchungsliege oder am Krankenbett mit Sicherheit diagnostiziert werden können. Ein Buch über die Sonographie muß daher dem Untersucher auch Hilfestellung bei Befunden geben, die nicht sein unmittelbares Fachgebiet betreffen. Es muß daher zwangsläufig „fachübergreifend" sein und vor allem auch Aspekte der Differentialdiagnose und der Planung des weiteren Untersuchungsablaufes berücksichtigen.

ROCA MARTINEZ begann in der 2. Häfte der 70iger Jahre an der Deutschen Klinik für Diagnostik in Wiesbaden die Sonographie zu erlernen. Parallel zur praktischen Arbeit studierte er intensiv die Literatur auch in Bezug auf die klinischen Konsequenzen der sonographischen Befunde. Er faßte seine im Laufe der Jahre erworbenen praktischen Erfahrungen und seine theoretischen Kenntnisse in einem Buch zusammen, das 1979 in Spanien herausgegeben wurde. Die Synthese aus Theorie und Praxis schien uns so geglückt, daß wir die Übersetzung ins Deutsche betrieben.

Die Sonographie befindet sich immer noch in einem Stadium der rasanten Weiterentwicklung. Jedes Buch auf diesem Gebiet wird Fakten enthalten, die bei seinem Erscheinen bereits wieder überholt sind. Das vorliegende Werk soll aber eine Bestandsaufnahme von dem geben, was mit der Methode im Laufe der 70iger Jahre erarbeitet wurde. Deshalb wurden auch viele Bilder belassen, die mit Geräten einer älteren Generation angefertigt wurden. Sie sollen zeigen, daß die Erkennung einer großen Zahl wichtiger Befunde nicht so sehr vom Gerätetyp wie von der Erfahrung des Untersuchers abhängt. Die mit Geräten der älteren Generation erzielten Ergebnisse unterscheiden sich nicht wesentlich von dem, was heute möglich ist. Es ist nur einfacher geworden, die Befunde zu erkennen.

Das Buch ist für Untersucher gedacht, die mit Echtzeitgeräten arbeiten. Es schien uns aber unerläßlich, auch die Prinzipien der Compound-Scan-Methode darzulegen und auch mit dieser Methode gewonnene Bilder zu zeigen. Die Methode wird bei bestimmten Fragestellungen auch trotz Verbesserung der Echtzeitgeräte ihre Berechtigung behalten.

Wir hoffen, daß wir den vielen Kollegen, die sich bereits mit der Sonographie beschäftigen, ein Buch an die Hand geben, mit dem sie ihre praktischen Kenntnisse theoretisch untermauern können. Den Kollegen, die die Sonographie des Abdomens erlernen wollen, möge es dieses Vorhaben erleichtern.

P. LINHART

Inhaltsverzeichnis

Einführung 1

1. Zur Geschichte der Ultraschalldiagnostik 3

2. Physik des Ultraschalls 5
Charakteristika der Ultraschallwellen 5
    Wellentyp und Kenngrößen 5
    Schallintensität 7
    Akustische Impedanz 8
    Reflexion 10
    Refraktion 14
    Absorption 14
Erzeugung der Ultraschallwellen 17
Schallfeld 18
Fokussierung und Auflösungsvermögen 20
Echoregistrierung 20
    Zweidimensionale Ultraschallverfahren 22
    Doppler-Methode 29
    Artefakte in der Sonographie 30
Photographische Dokumentation 32

3. Nebenwirkungen des Ultraschalls 33
Biologische Effekte des Ultraschalls 33
Kritische Betrachtungen zu möglichen Nebenwirkungen 33

4. Indikationen für die abdominelle Sonographie 35
Allgemeine Indikationen 35
Spezielle Indikationen bei den Organen und verschiedenen Regionen des Abdominalraumes 36

5. Untersuchungsablauf 39
Systematik der Untersuchung 39
Untersuchung mit dem Echtzeit-Verfahren 39
Untersuchung mit Compound-Scan-Geräten 43

6. Diagnostische Kriterien und Elementarphänomene bei der abdominellen Sonographie 45
Diagnostische Kriterien 45
Sonographische Elementarphänomene 47
    Transmissionsphänomene 47
    Schallschatten 47
    Begrenzung raumfordernder Prozesse 47
    Sonographische Silhouette 47
    Zeichen der Doppelkontur 47
    Kompressionszeichen 49

7. Sonographie der Leber ... 51
Einführung ... 51
Indikationen für die Sonographie der Leber ... 51
Schwierigkeiten bei der Untersuchung der Leber ... 52
Untersuchungstechnik mit der Echtzeit-Methode ... 53
    Subkostale Untersuchung ... 53
    Untersuchung mit Interkostalschnitten ... 62
Untersuchung mit der Compound-Scan-Methode ... 68
Grundlegende Befunde bei der Lebersonographie ... 70
    Größe ... 70
    Kontur ... 70
    Winkel des Leberrandes ... 70
    Charakteristik der Binnenechos ... 70
    Pfortader mit ihren Ästen ... 71
    Lebervenen ... 71
    Intrahepatische Gallenwege ... 71
    Leberarterien ... 71
    Abschwächungsphänomen in der Leber ... 71
    Schallverstärkung ... 71
Sonographisches Bild der normalen Leber ... 75
    Entstehung der Echos im Leberparenchym ... 75
Sonographie bei diffusen Leberparenchymschäden ... 77
    Zirrhose ... 77
    Fettleber ... 81
    Extramedulläre Hämatopoese ... 83
    Diffuse Infiltration der Leber (Karzinomatose) ... 83
    Chronische Hepatitis ... 85
    Stauungsleber ... 86
    Sonographische Kriterien bei diffusen Hepatopathien ... 86
Sonographie umschriebener Leberprozesse ... 87
    Metastasen ... 87
    Primäre maligne Tumoren der Leber ... 90
    Gutartige Lebertumoren ... 91
    Abszesse ... 91
    Zystenleber ... 92
    Echinokokkus-Zysten ... 93
    Leberhämatome ... 94
    Verkalkungen in der Leber ... 94
    Granulomatöse Leberkrankheiten ... 94
Aszites ... 95
Ultraschallgezielte Leberpunktion ... 99
Vergleich der Aussagekraft der Lebersonographie mit anderen Techniken ... 100
Bestimmung des Lebervolumens ... 100

8. Sonographie der Gallenblase und Gallenwege ... 105
Anatomie der Gallenwege und ihr sonographisches Bild ... 105
Gallenblase ... 105
    Indikationen für die Sonographie der Gallenblase ... 105
    Untersuchung mit Echtzeit-Geräten ... 105

Inhaltsverzeichnis   IX

    Untersuchung mit Compound-Scan-Geräten 107
    Sonographische Charakteristika der Gallenblase 109
    Die normale Gallenblase 111
    Die sonographisch nicht darstellbare Gallenblase 111
    Pathologie der Gallenblase 111
Gallenwege 122
    Pathologie der Gallenwege 122
    Intrahepatische Gallenwege 122
    Extrahepatische Gallenwege 122
    Cholestase 125
Vergleich der Aussagekraft der Sonographie mit der anderer Untersuchungsmethoden bei der
Differentialdiagnose des Verschlußikterus 126

9. Sonographie des Pankreas 131

Allgemeines 131
Indikationen für die Sonographie des Pankreas 131
Topographische Anatomie des Pankreas in bezug auf die Sonographie 131
Vorbereitung des Patienten für die Pankreasuntersuchung 133
Untersuchungstechnik 133
    Längsschnitte 133
    Querschnitte 136
Sonographische Topographie des Pankreas 137
Sonographische Charakteristika des Pankreas und der Pankreasregion 140
    Beziehung zu den Gefäßen und zur Leber 140
    Größe 142
    Kontur 145
    Reflexmuster 145
    Palpation des Pankreas unter sonographischer Sicht 147
    Zusammenfassung der sonographischen Charakteristika des Pankreas 147
Das sonographische Bild des normalen Pankreas 148
    Lokalisierung des normalen Pankreas 148
    Sonographische Charakteristika des normalen Pankreas 148
Pathologie des Pankreas 150
    Akute Pankreatitis 150
    Pseudozysten des Pankreas 153
    Echte Pankreaszysten 158
    Chronische Pankreatitis 162
    Pankreaskarzinom 164
    Andere Tumoren des Pankreas 168
Ultraschallgezielte Feinnadelpunktion des Pankreas 169
Vergleich der Aussagekraft der Sonographie mit der anderer Methoden 169

10. Sonographie der Nieren 177

Allgemeines 177
Untersuchungstechnik 179
Grundlegende Befunde bei der Nierensonographie 183
Charakteristische sonographisch erkennbare Veränderungen der Nieren 184

Pathologie der Nieren 190
    Änderungen der Lokalisation 190
    Entwicklungsanomalien der Nieren 190
    Raumfordernde Nierenprozesse 195
    Zystische Prozesse 195
    Solide Prozesse 211
    Entzündliche Prozesse der Nieren 219
    Bedeutung der Sonographie bei der Diagnostik röntgenologisch stummer Nieren 221
Sonographie bei der Beurteilung von Transplantatnieren 222
Nierenbiopsie 223
Vergleich der Sonographie mit anderen Untersuchungsmethoden 224
Nierenvolumenbestimmung 226
Untersuchungsablauf bei Verdacht auf Nierenkrankheiten 226

11. Sonographie der Nebennieren 233

Allgemeines 233
    Anatomie 233
    Sonographische Darstellung der Nebennieren 233
Pathologie der Nebennieren 234
    Adenome 234
    Nebennierenzysten 234
    Neuroblastome 237
    Phäochromozytome 237
    Karzinome 237
    Myelolipome 237

12. Sonographie der Harnblase 239

Indikationen 239
Durchführung der Untersuchung 239
Berechnung des Harnblasenvolumens 239
Ultraschallgezielte Punktion 241
Pathologie der Harnblase 241
    Tumoren 241
    Konkremente 243
    Harnblasendivertikel 243
    Urethraldivertikel 243

13. Sonographie der Prostata 245

Allgemeines 245
    Transvesikale Untersuchung 245
    Transrektale Untersuchung 245
Normale Prostata 245
Pathologie der Prostata 249
    Adenom 249
    Karzinom 249

14. Sonographie der Samenbläschen 251

Allgemeine Übersicht 251

15. Sonographie der Hoden ... 253
Allgemeine Übersicht ... 253

16. Sonographie des inneren weiblichen Genitale ... 255
Allgemeines ... 255
Untersuchungstechnik ... 255
Befunde an Uterus und Ovarien ... 255
    Uterus ... 255
    Ovarien ... 259
Differentialdiagnose ... 259
    Zystische Prozesse ... 259
    Solide Prozesse ... 259

17. Sonographie der Milz ... 261
Indikationen ... 261
Untersuchungstechnik ... 261
Sonographische Charakteristika der normalen Milz ... 263
Pathologische Veränderungen der Milz ... 265
    Milzvergrößerung im allgemeinen ... 265
    Lymphome ... 265
    Hämatologische Systemerkrankungen ... 265
    Milzvergrößerung bei Leberkrankheiten ... 265
    Milzvergrößerung bei Entzündungen und Infektionen ... 265
    Milzruptur ... 268
    Angeborene Anomalien ... 269
Berechnung des Milzvolumens ... 269
Milzgewicht ... 270

18. Sonographie der Aorta ... 271
Untersuchungstechnik ... 271
Sonographische Charakteristika der Aorta ... 271
Pathologie der Aorta ... 273
    Atherosklerose ... 273
    Ektasie und Aneurysma der Aorta ... 274
    Komplikationen bei Aortenaneurysma ... 277
    Prothetischer Ersatz der Aorta ... 279
Bedeutung der Sonographie für die Indikationsstellung zur Operation ... 279
Bedeutung der Sonographie für die Differentialdiagnose abdomineller Pulsationen ... 280
Untersuchungstaktik bei pulsierender abdomineller Raumforderung ... 281
Vergleich zwischen Sonographie und anderen Techniken bei der Diagnose des Aortenaneurysmas ... 281

19. Sonographie der großen Bauchgefäße ... 283
Allgemeines ... 283
Vena cava ... 283
Vena portae ... 285
Venae hepaticae ... 287
Vena lienalis ... 289
Vena mesenterica superior ... 290

Arteria mesenterica superior 290
Vena umbilicalis 291
Venae renales 292
Arteriae renales 292
Arteriae iliacae 292

20. Sonographie des Gastrointestinaltraktes 295
Allgemeines 295
Das Kokardenphänomen 297
Normale Magenwand 298
Pathologische Veränderungen am Magen 298
    Magenkarzinom 298
    Pylorusstenose 301
    Penetrierendes Ulcus ventriculi 303
    Operierter Magen 303
Pathologische Veränderungen am Darm 304
    Kolonkarzinom 304
    Morbus Crohn 307
    Tumoröse Infiltration des Dünndarms 309

21. Abszesse und Flüssigkeitsansammlungen im Abdomen ohne Organbeziehung 311
Allgemeines 311
Abszesse und Hämatome 311
    Sonographische Charakteristika 311
    Lokalisation von Abszessen 311
Zysten ohne direkte Organbeziehung 316

22. Sonographie des Retroperitoneums 319
Allgemeines 319
Lymphome 319
    Untersuchungsablauf 320
    Sonographische Charakteristika von Lymphknotenvergrößerungen 320
    Lokalisation 320
    Sonographie und Röntgenbestrahlung 322
    Vergleich zwischen Sonographie und Lymphangiographie 322
Retroperitoneale Fibrose 323
Retroperitoneale Abszesse 323
Hypertrophie des Musculus psoas 323
Retroperitoneale Hämatome 323
Retroperitoneale Primärtumoren 325

23. Sonographie der Bauchwand 327
Hämatome des Musculus rectus 327
Urachuszyste 329
Karzinom des Urachus 329
Narben 329
Lipome 329
Metastasen in der Bauchwand 329

24. Sonographie bei internistischen und chirurgischen Notfällen 331
Allgemeine Übersicht 331

25. Die Bedeutung der Sonographie für die Radiotherapie 333
Allgemeines 333
Methodik 333
Therapiekontrolle 333

Sachverzeichnis 335

Anschriftenverzeichnis

Dr. med. K. Frank
    Fachbereich Gastroenterologie, Deutsche Klinik für Diagnostik, 6200 Wiesbaden

Prof. Dr. med. A. Gaca
    Fachbereich Urologie, Deutsche Klinik für Diagnostik, 6200 Wiesbaden

Priv. Doz. Dr. med. P. Linhart
    Fachbereich Gastroenterologie, Deutsche Klinik für Diagnostik, 6200 Wiesbaden

Prof. Dr. med. E.-G. Loch
    Fachbereich Gynäkologie, Deutsche Klinik für Diagnostik, 6200 Wiesbaden

Dr. med. F. J. Roca Martinez
    Departamento de Medicina Interna de la Ciudad Sanitaria Virgen del Rocio, Sevilla, Spanien

Dr. Ing. G. Wessels
    Technisches Servicezentrum, Zentralkrankenhaus St. Jürgen-Straße, 2800 Bremen

Einführung

Der Ultraschall wird seit 35 Jahren in der medizinischen Diagnostik eingesetzt. Er wird in der Geburtshilfe und Gynäkologie, Ophthalmologie, Neurologie, Kardiologie, Angiologie, Kinderheilkunde und allgemeinen inneren Medizin angewandt. Wegen der fehlenden Strahlenbelastung setzte sich die Methode vor allem in der Geburtshilfe zur Bestimmung des Fruchtalters, von Lageanomalien und sonstigen Abnormalitäten rasch durch. In der Neurologie erwies sich die Methode bei der Diagnose raumfordernder Prozesse als sehr wertvoll. Auf dem Gebiet der Angiologie fand die Methode in Form der Doppler-Sonograhie breite Anwendung.

Es überrascht aber, daß sich die Sonographie in der inneren Medizin und in der Kinderheilkunde, insbesondere für die Diagnostik der Abdominalorgane nur langsam durchsetzen konnte. Die Risikoarmut, der im Vergleich mit Röntgenmethoden geringe apparative Aufwand und die Darstellbarkeit von Organen, die sonst nur durch aufwendige Kontrastmittelmethoden beurteilt werden konnten, hätten der Sonographie zu einem raschen Aufschwung verhelfen müssen.

Es gibt eine Reihe von Gründen dafür, daß sich die Ultraschalluntersuchung der Abdominalorgane erst im Verlauf der vergangenen 5 Jahre etablierte. Sicher waren übertriebene Hoffnungen, die man in die Methode setzte, mit dafür verantwortlich. Die Einarbeitung in die Sonographie erfordert ein Umdenken vom röntgenologischen Additionsbild zum zweidimensionalen Schnittbild. Ohne größere Erfahrung kann es daher enorme Schwierigkeiten bereiten, sonographische Bilder zu interpretieren. Schließlich wurde die Sonographie als ein Konkurrenzverfahren zu den radiologischen Untersuchungsmethoden verstanden, so daß von den Radiologen zu Recht befürchtet werden mußte, daß sie röntgenologische Verfahren ersetzen könnte.

So waren es zumindest in Deutschland vorwiegend die Internisten, die die Ultraschalldiagnostik vorantrieben. Der Internist kann durch die Sonographie in geeigneten Fällen unmittelbar am Krankenbett Zusatzinformationen zu seiner Untersuchung erhalten. Technische Schwierigkeiten und Probleme der Interpretation kann er durch genaue Kenntnis des klinischen Befundes sehr oft ausgleichen. Die rasch verfügbare Ergänzung zur körperlichen Untersuchung, die die Sonographie liefert, läßt es geboten erscheinen, daß die Methode vorwiegend in der Hand des Klinikers bleibt und nicht als Untersuchung, die nur nach Voranmeldung durchgeführt werden kann, in radiologischen Zentren institutionalisiert wird.

Entscheidend bleibt aber, daß mit der überwiegenden Zahl der jetzt verfügbaren Geräte die Aussagekraft der Methode von der Erfahrung und den Fähigkeiten des Untersuchers abhängt. Hier liegt ein wesentlicher Nachteil gegenüber der Computertomographie, die ebenfalls eine nicht invasive Methode darstellt. Ihre diagnostische Sicherheit bei der Untersuchung der Abdominalorgane ist der der Sonographie vergleichbar. Die Sonographie sollte schon aus Gründen der fehlenden Strahlenbelastung und der niedrigeren Kosten vor der Computertomographie stehen. Der Untersucher muß aber seine Methode so sicher beherrschen, daß er unter Berücksichtigung der klinischen Befunde entscheiden kann, ob die Weiteruntersuchung des Patienten mit der Computertomographie oder anderen Methoden notwendig und erfolgversprechend ist.

1. Zur Geschichte der Ultraschalldiagnostik

Schon 1794 fiel SPALLANZANI auf, daß Fledermäuse die Orientierung verloren, wenn man ihnen die Ohren verstopfte. Er schloß daraus, daß sie Schallimpulse wahrnehmen können, die jenseits des für den Menschen hörbaren Frequenzbereichs liegen.

Erst 1880 konnten die Geschwister CURIE Ultraschallwellen durch Umkehrung des piezoelektrischen Effekts im Labor erzeugen. Drei Jahre später entwickelte GALTON die nach ihm benannte Pfeife zur Erzeugung unterschiedlicher Schallfrequenzen. Es dauerte 29 Jahre, bis 1912 der Untergang der „Titanic" Forscher wie BEHM, MAXIM und RICHARDSON dazu anregte, Ultraschallwellen zur Lokalisierung von Eisbergen in größerer Entfernung einzusetzen.

Während des ersten Weltkrieges bauten LANGUEVIN und CHILOWSKY Ultraschallgeneratoren auf der Basis des piezoelektrischen Effekts zur Ortung von Unterseebooten. Nach dem ersten Weltkrieg wurden ähnliche Ultraschallgeneratoren von SOKOLOV und FIRESTONE für die Erkennung von Rissen in festen Stoffen entwickelt.

Der erste Versuch der Anwendung des Ultraschalls in der medizinischen Diagnostik ist aus dem Jahre 1942 bekannt. Der österreichische Neurologe DUSSIK versuchte, mit der Methode Hirntumoren zu beurteilen. Er nannte das Verfahren „Hypersonographie". Der Kopf des Patienten wurde in ein Wasserbad gelegt. Der Schallkopf wurde an der einen Seite und der Empfänger an der anderen Seite des Kopfes angelegt. Es gelang eine Beurteilung der Ventrikel. 1949 entwickelten LUDWIG und STRUTHERS einen intermittierenden Ultraschallgenerator für die Gallensteinlokalisation. Ein Jahr später gelang es KEIDEL, mit Hilfe des Ultraschalls das Herzvolumen auszumessen.

Die entscheidenden Impulse für die Entwicklung der medizinischen ultraschalldiagnostik kamen nach dem zweiten Weltkrieg von amerikanischen Forschern. HOWRY und HOLMES benutzten für die sonographie Instrumente, die auf dem Prinzip des SONAR (sound navigation and ranging) der amerikanischen Marine aufbauten. Mit ihrem Gerät stellten sie die ersten sonographischen Schnittbilder her. Der Patient wurde in einem Wasserbad untersucht. Howry wendete den Ultraschall nicht nur am Abdomen, sondern auch an anderen Bereichen des Körpers an.

Zur selben Zeit versuchte WILD in Minneapolis, den Ultraschall auch für die Unterscheidung von normalem und Krebsgewebe einzusetzen. Er führte diese Versuche vor allem an der Mamma durch.

1956 wendeten MUNDT und HUGHES den Ultraschall in der Ophthalmologie an. Sie benutzten die „A"-Scan-Methode (s. Kap. 2). Ein Jahr später entwickelten EDLER und HERTZ die Echokardiographie und verbesserten Sie zur „Time-Motion"-Methode. Sie konnten so die Bewegung der Herzwand registrieren. Im selben Jahr wendete SATOMURA zum ersten Mal den Doppler-Effekt in der Medizin an.

1958 führten BAUM und GREENWOOD die „B"-Methode (B-Scan) in die Ophthalmologie ein. Im selben Jahr entwickelten DONALD, MCVICAR und BROWN das erste zweidimensionale Ultraschallkontaktgerät. Es stellte einen großen Fortschritt bei der Beurteilung des Abdomens dar. Auch mußte die Untersuchung jetzt nicht mehr in einem Wasserbad durchgeführt werden.

Seitdem ist es zu einer enormen Weiterentwicklung der Geräte gekommen. Einen entscheidenden Fortschritt stellte auch die von KOSSOF und GARRET 1972 entwickelte Technik der Grauabstufung (Grey-scale) dar.

Die Weiterentwicklung der Ultraschalltechnik ist in vollem Gange. Unter anderem wird daran gearbeitet, farbige und dreidimensionale Bilder zu erhalten.

Literatur

(1) ENGELHARDT, G. J., U. W. BLAUENSTEIN: Ultraschalltomographie am Oberbauch. Schattauer, Stuttgart, New York 1972.
(2) HOLM, H. H., J. K. KRISTENSEN, S. N. RASMUSSEN, J. F. PEDERSEN, S. HANCKE: Abdominal ultrasound. Munksgaard, Copenhagen 1976.
(3) KRATOCHWIL, A., Ch. NOVOTNY-JANTSCH: Ultraschalldiagnostik in der Inneren Medizin, Chirurgie und Urologie. Thieme, Stuttgart 1977.

2. Physik des Ultraschalls

Charakteristika der Ultraschallwellen

Unter Ultraschall versteht man Schallwellen mit einer Frequenz von über 16 000 Hz. Sie sind daher für den Menschen nicht mehr wahrnehmbar. Im folgenden sollen einige Begriffe erläutert werden, die für das Verständnis der Physik des Ultraschalls wichtig sind.

Wellentyp und Kenngrößen

Schallwellen sind mechanische Wellen. Ihre Ausbreitung erfolgt im menschlichen Gewebe im Gegensatz zu festen Stoffen durch Schwingungen der Materie in Richtung der Schallausbreitung (Longitudinalwellen). Dies führt entlang der Ausbreitungsrichtung des Schalls zu periodisch sich abwechselnden Zonen der Materienverdichtung (Hochdruckzonen) und der Materienverdünnung (Niederdruckzonen) (Abb. 2-1 u. 2-2). Wie andere Wellen sind Schallwellen durch die Wellenlänge (λ), die Frequenz (f), die Ausbreitungsgeschwindigkeit (Schallgeschwindigkeit c) und die Amplitude (p) definiert. Die ersten drei Größen stehen durch folgende Formel miteinander in Beziehung:

$$\lambda = \frac{c}{f}$$

Frequenz

Die Frequenz ist die Zahl der Schwingungen, die ein Partikel pro Sekunde ausführt. Die Einheit der Frequenz ist Hertz (Hz). Für eine Frequenz von 1000 Hz wird der Begriff Kilohertz (KHz), für die von 1 000 000 Hertz der Begriff Megahertz (MHz) gebraucht. Der Schall wird entsprechend seiner Frequenz in folgende Gruppen eingeteilt:

Infraschall   (weniger als 16 Hz)
Hörschall   (16 bis 16 000 Hz)
Ultraschall   (16 000 bis 10^{10} Hz)
Hyperschall (über 10^{10} Hz).

Die in der medizinischen Diagnostik angewandten Schallfrequenzen liegen zwischen 1 und 15 MHz (Tab. 2-1).

Dabei ist – wie später noch zu erläutern sein wird – die Wahl der Frequenz abhängig von der Art der Untersuchung und der zu untersuchen-

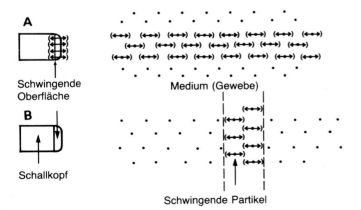

Abb. 2-1. a) Kontinuierlich erzeugte Ultraschallwellen. b) Diskontinuierlich in Form von „Impulsen" erzeugte Ultraschallwellen.

Tab. 2-1. Frequenzen, die bei der Untersuchung der verschiedenen Körperregionen verwendet werden.

Region	Frequenz (MHz)
Kopf	1– 3
Herz	1– 5
Augen	5–20
Abdomen	2– 5
Mamma	2–10
Schilddrüse	2–10

den Körperregion. Wichtig ist, daß die Frequenz beim Übertritt von einem physikalischen Medium in ein anderes konstant bleibt.

Wellenlänge

Die Wellenlänge ist als Abstand zwischen zwei Punkten gleicher Schwingungsphase definiert (Abb. 2-3). Sie ist wie die Schallgeschwindigkeit im wesentlichen von der Dichte und der Elastizität der Medien abhängig.

Schallgeschwindigkeit

Die Schallgeschwindigkeit ist abhängig von den physikalischen Eigenschaften (Dichte, Komprimierbarkeit, Temperatur) des Mediums, in dem sich der Schall ausbreitet.

Tab. 2-2 gibt einen Überblick über die Schallgeschwindigkeiten in verschiedenen Geweben und ihre Abhängigkeit von den einzelnen Parametern. Tritt der Schall von einem Medium in ein anderes differentes Medium über, so kommt es an der Grenzfläche nicht nur zur Reflexion des Schalls, sondern auch in Abhängigkeit von der Schallgeschwindigkeit zu einer mehr oder weniger starken Brechung der eindringenden Schallwellen.

Sind die Schallgeschwindigkeit und die Zeit bis zum Empfang der reflektierten Schallwelle bekannt, so läßt sich daraus der Abstand der reflektierenden Grenzfläche von der Schallquelle berechnen.

Die Schallgeschwindigkeit liegt im menschlichen Körper zwischen 1490 und 1660 m/sec. Eine

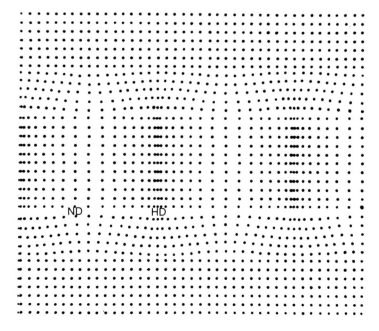

Abb. 2-2. Hoch- und Niederdruckzonen (HD; ND), die entstehen, wenn ein Medium durch Schall in Schwingungen versetzt wird. Die Punkte symbolisieren die Dichteverteilung der Elementarteilchen.

Tab. 2-2. Ultraschallgeschwindigkeit in verschiedenen Medien unter Berücksichtigung von Temperatur, Frequenz, Dichte und akustischer Impedanz [modif. nach (8)].

Region	Temperatur (Grad)	Frequenz (MHz.)	Geschwindigkeit (m/s)	Dichte (g/cm^2)	Akustische Impedanz (g/cm^2 × s)
Wasser	25	15	1495	0,997	1,49
Luft	–	2,5	330	–	0,0004
Menschl. Gewebe	37	2,5	1540	1,06	1,63
Muskel	24	1,8	1568	1,058	1,66
Leber	24	1,8	1570	1,055	1,66
Niere	–	–	1560	–	1,62
Fett	24	1,8	1476	0,928	1,37
Gehirn	24	2,0	1521	1,041	1,58
Knochen	–	0,8	3360	1,85	6,2

Ausnahme bildet Knochen mit einer vergleichsweise hohen Schallgeschwindigkeit von 3600 m/sec. Da in der medizinischen Sonographie stets verschiedene Gewebe mit unterschiedlichen physikalischen Eigenschaften durchschallt werden, läßt sich die Entfernung der reflektierenden Struktur vom Schallkopf nicht exakt berechnen. Der so entstehende theoretische Fehler ist jedoch gering, er liegt bei einer angenommenen mittleren Schallgeschwindigkeit von 1540 m/sec und einer Eindringtiefe von 20 cm bei etwa 2 mm.

Amplitude

Die maximale Abweichung der Gewebspartikel aus der Ruhelage bezeichnet man als Schalldruckamplitude (p) (Abb. 2-3).

$$p = \varrho \cdot c \cdot v$$

Wie die oben dargestellte Formel zeigt, ist die Schalldruckamplitude abhängig von der Dichte der Materie (ϱ), der Schallgeschwindigkeit in dem betreffenden Medium (c) und der Geschwindigkeit (v) der einzelnen Partikel während des Schwingungsvorganges.

Schallintensität

Die Schallintensität (I) steht in einfacher mathematischer Beziehung zur Schalldruckamplitude.

$$I = \frac{p^2}{2\varrho \cdot c}$$

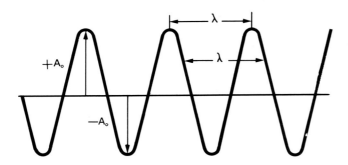

Abb. 2-3. Wellenlänge (λ) und Amplitude (A) von Schallwellen.

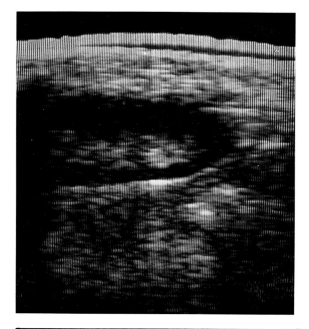
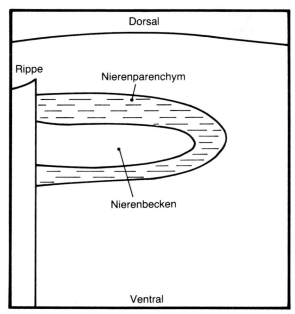
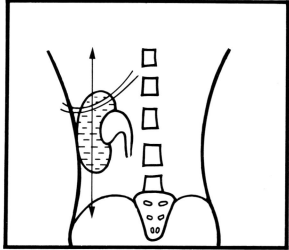

Abb. 2-4. Linke Niere im Längsschnitt. Untersuchung in Bauchlage von dorsal. Trotz des nur geringen Impedanzunterschiedes zwischen Nierenparenchym und perirenalem Fett läßt sich das Organ gut abgrenzen.

In SI-Einheiten angegeben ist die Dimension ($kg \cdot sec^{-3}$). Es ist jedoch üblich, die Schallintensität in Watt/cm² anzugeben. Im Bereich der medizinischen Diagnostik liegt die Ultraschallintensität zwischen 10^{-2} und 10^{-1} Watt/cm², in der Therapie werden Schallintensitäten zwischen 1 und 3 Watt/cm² angewendet.

Ein dimensionsloses Relativmaß für die Schallintensität ist das Dezibel (dB). Diese Zahl ist ein Maß dafür, um wieviel die Schallintensität I_1 geringer ist als die entsprechende Ausgangsintensität I_O (Schallintensität in dB = $10 \cdot \log \frac{I_1}{I_0}$).

Akustische Impedanz

Die bereits oben erwähnte Beziehung zwischen Schalldruckamplitude, Teilchengeschwindigkeit und dem Produkt der Dichte mit der

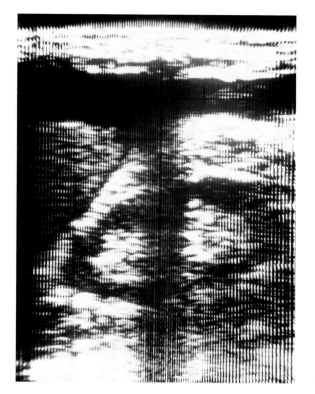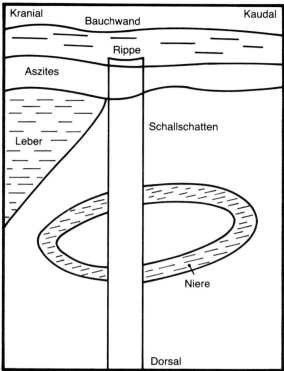

Abb. 2-5. Längsschnitt durch den rechten Oberbauch. Der Schatten der letzten Rippe überlagert die rechte Niere.

Schallgeschwindigkeit ($\varrho \cdot c$) ist analog der in den Ohmschen Gesetzen definierten Beziehung zwischen Spannung, Stromstärke und elektrischem Widerstand. Aus diesem Grund hat man das Produkt $\varrho \cdot c$ als akustische Impedanz (Z) bezeichnet. Wie später noch näher zu erläutern sein wird, ist die Größe der Amplitude der reflektierten Schallwelle abhängig von dem Unterschied der Impedanzen der grenzflächenbildenden Medien.

Aus der Tab. 2-2 geht hervor, daß der Impedanzsprung zwischen den meisten Geweben nicht sehr groß ist. So differieren z. B. die Impedanzen des Nierenparenchyms und die des perirenalen Fettgewebes lediglich um 0,25 (g/ cm$^2 \cdot$ sec). Dies reicht jedoch bekanntermaßen für eine eindeutige Darstellung der Nierensilhouette aus. Der Impedanzunterschied zweier benachbarter Strukturen braucht nur etwa 1% zu betragen, damit diese sonographisch unterschieden werden können (Abb. 2-4).

Relativ groß sind die Impedanzunterschiede zwischen Luft und Weichteilen einerseits sowie Knochen bzw. kalkhaltigen Konkrementen und Weichteilen andererseits. Dies ist z. B. der Grund dafür, daß bei starkem Luftgehalt des Magen-Darm-Traktes die dahintergelegenen Organe sonographisch nicht beurteilt werden können. Die Organe liegen im sog. Schallschatten, der hinter Grenzflächen mit großem Impedanzsprung besonders ausgeprägt ist (Abb. 2-5).

Die akustische Impedanz von Malignomen unterscheidet sich oft von der des ortsständigen gesunden Gewebes. Dies beruht auf dem unterschiedlichen feingeweblichen Aufbau. Stromaarme Tumoren erscheinen echoärmer als solche

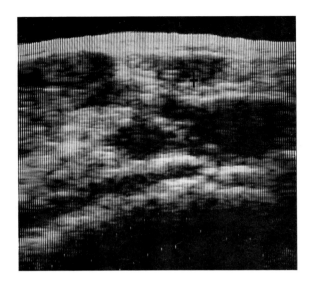 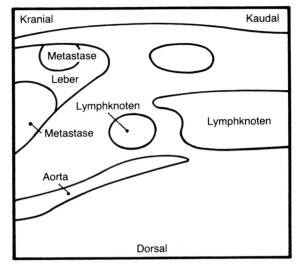

Abb. 2-6. Fast echofreie präaortale Lymphknotenmetastasen eines Karzinoids.

mit einem ausgeprägten Bindegewebsanteil. Es gibt auch Geschwülste wie z. B. manche Lymphome oder Karzinoide, die weder ein nennenswertes bindegewebiges Stroma, noch, wie z. B. Metastasen von Plattenepithelkarzinomen, echogene (verhornte) Areale aufweisen. Diese Gewebe, aus einem relativ homogenen Zellverband bestehend, bieten im wesentlichen Grenzflächen, die unter dem Auflösungsvermögen der Geräte liegen. Da erfaßbare Impedanzsprünge fehlen und die Schallabschwächung sehr gering sein kann, sind solche Geschwülste von Zysten sonographisch nicht immer zu unterscheiden (Abb. 2-6).

Tab. 2-3. Reflexionskoeffizienten.

Knochen							
,57	Blut						
,55	,028	Leber					
,57	,000	,028	Gehirn				
,56	,029	,061	,022	Haut			
,56	,02	,015	,013	,009	Muskel		
,61	,047	,049	,054	,076	,067	Fett	
,57	,007	,007	,007	,029	,02	,047	Wasser
,99	,999	,999	,999	,999	,999	,999	,999 Luft

Hierbei verdeutlichen die in Tab. 2-3, Spalte 1, dargestellten hohen Werte für Knochen ebenso wie die in der letzten Zeile für Luft, daß dort, wo diese beiden Medien an der Grenzflächenbildung beteiligt sind, sehr helle Echos auftreten müssen und ein Eindringen der Schallwellen praktisch nicht zu erwarten ist.

Reflexion

Tritt eine Schallwelle senkrecht zur Grenzfläche von einem homogenen Medium in ein anderes über, so ändert sich die Richtung des Schalls nicht. Treffen Schallwellen jedoch in einem bestimmten, von 90° verschiedenen Winkel zur Grenzfläche auf, so ändert sich einerseits die Richtung der Schallwellen in dem neuen Medium, andererseits wird ein Teil der Schallwellen an der Grenzfläche reflektiert. Beide Phänomene sind abhängig von dem Unterschied der akustischen Impedanz beider Medien. Vernachlässigt man den Intensitätsverlust durch Umwandlung der Schallenergie in Wärme, so gilt

$I_0 = I_r + I_t$

I_0 = Intensität der ausgesandten Schallwelle
I_r = Intensität der reflektierten Schallwelle
I_t = Intensität der transmittierten Schallwelle.

In der Abb. 2-7 werden die Verhältnisse an zwei Geweben (a u. b) unterschiedlicher akustischer Impedanz dargestellt. Die einfallende Welle wird an der Grenzfläche von Gewebe a zu Gewebe b teilweise reflektiert. Zwischen den Intensitäten der einfallenden und reflektierten Schallwelle besteht folgende Beziehung (praktisch senkrechter Einfall vorausgesetzt):

$$R = \frac{I_r}{I_0} = \left(\frac{Z_a - Z_b}{Z_a + Z_b}\right)^2.$$

Das Verhältnis I_r zu I_0 bezeichnet man auch als Reflexionskoeffizienten R. Tab. 2-3 gibt die Reflexionskoeffizienten einiger medizinisch interessierender Grenzflächen wieder. Die Reflexionskoeffizienten Luft/Gewebe unterstreichen, daß an diesen Grenzflächen praktisch die gesamte Schallenergie reflektiert wird und dadurch hinter luftgefüllten Organen ein sog. Schallschatten entsteht (Abb. 2-8).

Aus dem gleichen Grund ist es auch notwendig, den Kontakt zwischen Haut und Schallkopf durch ein flüssiges Medium herzustellen (Kontaktgel).

Wenn hingegen der Impedanzunterschied zwischen zwei Medien gering ist wie z. B. zwischen Körperflüssigkeiten (Wasser) und Weichteilen, kann die reflektierte Schallenergie so gering sein, daß sich die Grenzfläche sonographisch nicht darstellt.

Abb. 2-9 zeigt dies anhand der Gallenblase. Die gute Darstellbarkeit der Gallenblase beruht wesentlich auf dem Fehlen von Reflexen in der Gallenblasenflüssigkeit im Vergleich zu umgebenden Weichteilen. Aus diesem Grunde sollte auch darauf geachtet werden, daß die sonographische Untersuchung der Gallenblase in nüchternem Zustand erfolgt, da die Kontraktion der Gallenblase nach Mahlzeiten ihre Darstellung erschwert.

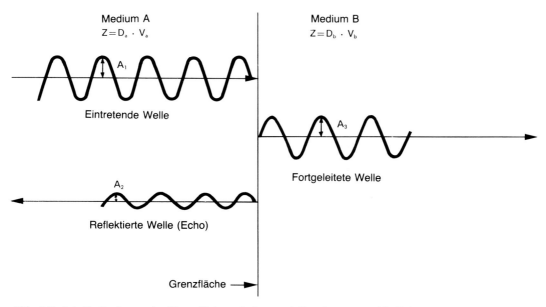

Abb. 2-7. Schallreflexion an der Grenzfläche zwischen zwei Geweben unterschiedlicher akustischer Impedanz.

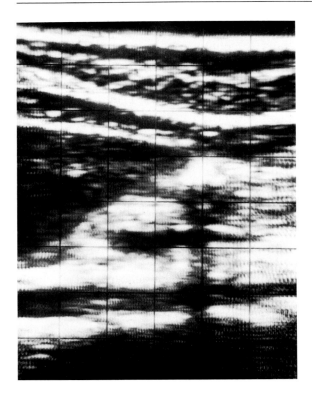
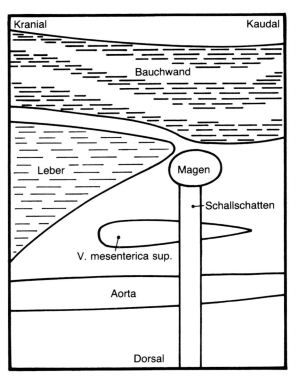
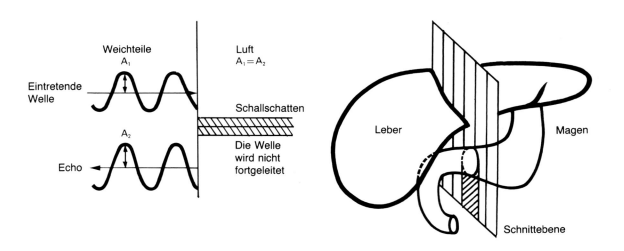

Abb. 2-8. An der Grenzfläche zwischen Luft und Weichteilen wird praktisch die gesamte Schallenergie reflektiert, so daß ein sog. Schallschatten entsteht.

Charakteristika der Ultraschallwellen

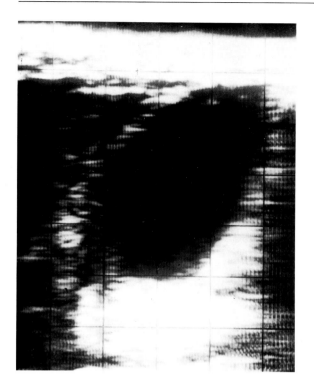

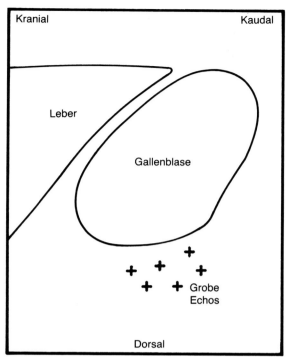

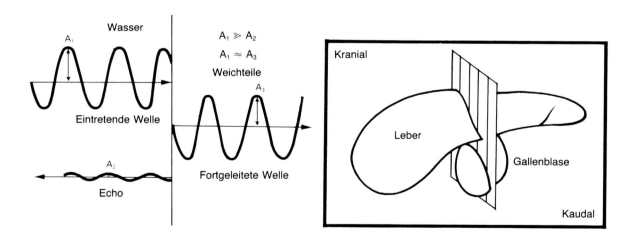

Abb. 2-9. An der Grenzfläche zwischen Flüssigkeiten und Weichteilen erfolgt praktisch keine Reflexion der Schallwellen. Die Amplitude der einfallenden Wellen (A_1) ist fast so groß wie die der fortgeleiteten (A_3). So entstehen hinter Flüssigkeiten in Weichteilen starke Echos. („Dorsale Schallverstärkung") In der Abbildung ist dies für die Gallenblase dargestellt.

Bei den in der Ultraschalldiagnostik üblicherweise verwendeten Geräten funktioniert der Schallkopf gleichzeitig als Sender und als Empfänger. Deshalb lassen sich nur die Grenzflächen optimal darstellen, auf die die Schallwellen nahezu senkrecht auftreffen, damit möglichst viel reflektierte Schallenergie wieder empfangen wird. Bei Untersuchungen mit „Compound-Scannern" fand MCDICKEN (12), daß sich beispielsweise bei einer Abweichung des Schallstrahls um etwa 3° von der Senkrechten die Wahrscheinlichkeit, daß die Schallwellen wieder empfangen werden, etwa um den Faktor 10 verringert. Dieser Faktor ist jedoch sehr variabel und hängt in erster Linie vom Durchmesser des Schallkopfes und der Entfernung zwischen Schallkopf und Grenzfläche ab (Abb. 2-10).

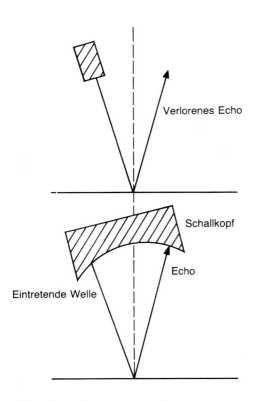

Abb. 2-10. Abhängigkeit des Empfangs von Schallwellen von der Größe des Schallkopfes, seiner Form und seinem Abstand von der reflektierenden Grenzfläche.

Refraktion

Treten Schallwellen nicht senkrecht von einem Medium in ein anderes mit unterschiedlicher akustischer Impedanz über, so ändert sich an der Grenzfläche die Ausbreitungsrichtung des Schalls. Dabei verhält sich nach den allgemeinen Brechungsgesetzen der Sinus des Einfallwinkels zum Sinus des Reflexionswinkels wie die Schallgeschwindigkeit im Medium I zur Schallgeschwindigkeit im Medium II.

$$\frac{c_1}{c_2} = \frac{\sin \alpha}{\sin \beta}$$

Im menschlichen Körper kommt es nur an der Grenze zwischen Knochen und Weichteilen zu einer nennenswerten Brechung der Schallwellen. Auch kommt zur Reflexion der Ultraschallwellen an Knochen die Refraktion hinzu, so daß die sonographische Diagnostik von hinter kompakten Knochen gelegenen Bezirken unmöglich wird.

Absorption

Beim Eindringen von Schallwellen in ein Medium wird stets ein Teil der Schwingungsenergie durch Friktion der Moleküle in Wärme umgewandelt. Dieser Effekt wird bei der therapeutischen Anwendung des Ultraschalls ausgenutzt. Infolge dieses Reibungsverlustes verringern sich Amplitude und Intensität der Schallwellen mit zunehmender Eindringtiefe. Dabei ändert sich im Knochen die Absorption mit dem Quadrat der Frequenz, während in den anderen Körpersubstanzen die Beziehung linear ist. Die Abnahme der Schalldruckamplitude in Abhängigkeit von der Eindringtiefe läßt sich durch folgende Beziehung darstellen:

$$A_x = A_0 \cdot e^{-\alpha x}.$$

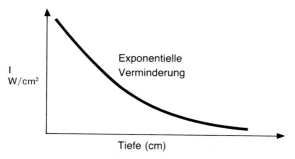

Abb. 2-11. Beziehung zwischen Schallintensität und Eindringtiefe.

Mit der Eindringtiefe (x in cm) nimmt also die Amplitude exponentiell ab (Abb. 2-11). Der Absorptionskoeffizient (α) ist ein Charakteristikum der verschiedenen Medien und ist im wesentlichen Ausdruck der Umwandlung von Schallenergie in Wärme. Fettgewebe, Gehirn, Muskulatur, Leber und vor allem die Körperflüssigkeiten haben einen kleinen Absorptionskoeffizienten, der von Knochen ist etwa um den Faktor 5-10 größer (Tab. 2-4).

Beispiel: Bei der Sonographie der Leber mit einer Frequenz von 2 MHz beträgt der Absorptionskoeffizient α 0,19 cm^{-1}. Daraus errechnet sich bei einer Eindringtiefe von 20 cm eine Abschwächung des eindringenden Schalls um 16,5 dB. Dies bedeutet, daß die aus einer Eindringtiefe von 20 cm reflektierten Schallwellen gegenüber den Echos aus der unmittelbaren Nähe des Schallkopfes um 33,0 dB schwächer erscheinen. Dieser Fehler wird durch den sog. Tiefenausgleich korrigiert, wodurch die aus den tieferen Schichten zum Schallkopf gelangenden Echos höher verstärkt werden als Echos aus der Nähe des Schallkopfes (Abb. 2-12). Hinter flüssigkeitsgefüllten Hohlräumen (Gallenblase, Harnblase, Zysten) führt der Tiefenausgleich jedoch zu einer scheinbaren sog. Schallverstärkung (vgl. Abb. 2-9), da der Schall beim Durchdringen der Flüssigkeit in einen Hohlraum wesentlich geringer absorbiert wird als in den umgebenden Weichteilen und somit die auftreffende Schallenergie hinter dem Hohlraum größer ist als in den umgebenden Geweben in gleicher Eindringtiefe. Die gute Schalleitung parenchymatöser Organe (Milz, Leber) kann die Darstellbarkeit dahinter gelegener Strukturen erheblich verbessern (vgl. Untersuchungstechnik beim Pankreas). Bei Splenomegalie kann man dadurch die Niere oft bereits von ventral her abbilden (Abb. 2-13).

Tab. 2-4. Gewebedicke (in cm), bei der in Abhängigkeit von der Frequenz die transmittierte Schallintensität um die Hälfte vermindert wird. Nach (12).

Gewebe	1 MHz.	2 MHz.	5 MHz.	10 MHz.	20 MHz.
Blut	17	8,5	3	2	1
Knochen	0,2	0,1	0,04	–	–
Fett	5	2,5	1	0,5	0,25
Niere	3	1,5	0,5	–	–
Leber	3	1,5	0,5	–	–
Weiches Gewebe	3	1,5	0,5	0,3	0,15
Wasser	1360	340	54	14	3,4
Luft	0,25	0,06	0,01	–	–

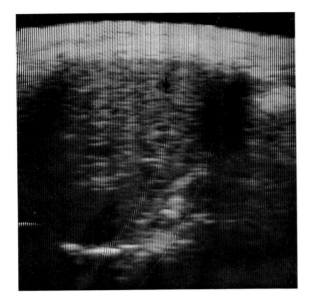 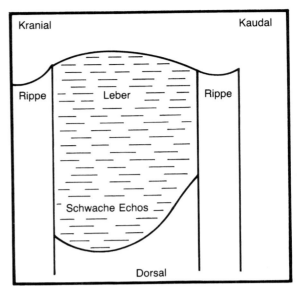

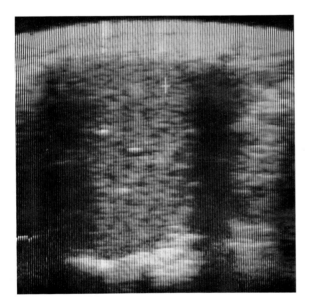 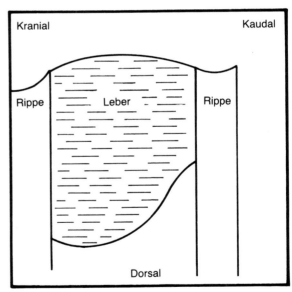

Abb. 2-12. Das obere Bild zeigt die geringere Echoamplitude in den tieferen Anteilen der Leber. Auf dem unteren Bild ist die Schallabschwächung beim Durchgang durch die Leber durch die selektive Verstärkung der Echos aus den tiefen Zonen ausgeglichen („Tiefenausgleich").

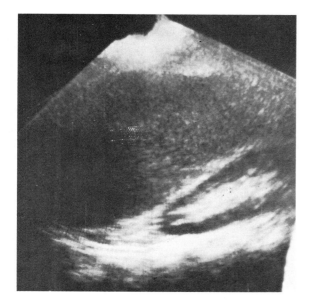
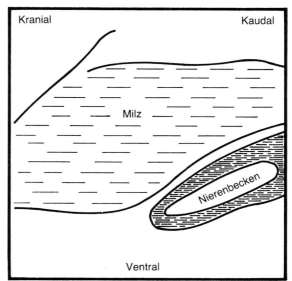
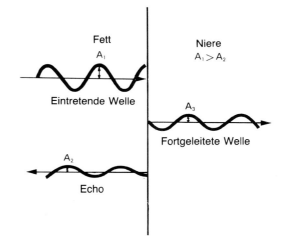

Abb. 2-13. Darstellung der linken Niere hinter einer vergrößerten Milz. Durch die gute Schalleitung der Milz gelangt noch genug Schallenergie bis zum perirenalen Fett. Hier wird ein Teil davon reflektiert. Die verbleibende Energie reicht aus, um die Niere vollständig darzustellen.

Erzeugung der Ultraschallwellen

Ultraschwallwellen in der medizinischen Diagnostik werden aufgrund des sog. piezoelektrischen Effektes erzeugt. Er beruht darauf, daß mechanische Kompression und Extension bei verschiedenen Kristallen wie etwa Quarz, Tomalin, Bariumtitanat senkrecht zu ihrer Hauptsymmetrieachse an der Oberfläche eine elektrische Ladung erzeugt (Abb. 2-14 u. 2-15). Umgekehrt führt das Anlegen einer Spannung bei diesen Kristallen zu einer Ausdehnungsänderung. Periodische Spannungsänderungen führen entsprechend zu Schwingungen des Kristalls, die im hörbaren Bereich oder darüber liegen können. Da die in der Medizin verwandten Schallköpfe zugleich Sender wie Empfänger sind, kann nicht mit kontinuierlich erzeugtem „Ultraton" gearbeitet werden, vielmehr werden Impulse mit einer Dauer von wenigen Mikrosekunden (Vidoson: 1 µsec) gesendet.

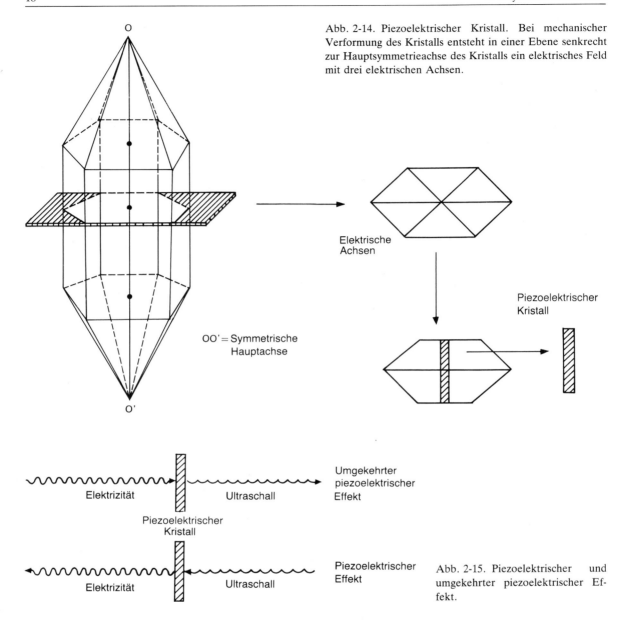

Abb. 2-14. Piezoelektrischer Kristall. Bei mechanischer Verformung des Kristalls entsteht in einer Ebene senkrecht zur Hauptsymmetrieachse des Kristalls ein elektrisches Feld mit drei elektrischen Achsen.

Abb. 2-15. Piezoelektrischer und umgekehrter piezoelektrischer Effekt.

Schallfeld

Um den Ultraschall diagnostisch zu nutzen, ist es nötig, daß die Schallwellen in Form eines Schallstrahles gerichtet werden können. Ist die Schallquelle klein im Verhältnis zur Wellenlänge, entsteht ein kugelförmiges Schallfeld.

Wird der Schall mittels eines planen scheibenförmigen Druckwandlers erzeugt, entsteht ein zylindrisch-kegeliger Schallstrahl (Abb. 2-16). Das Schallfeld besteht aus einem röhrenförmigen Nahfeld (Fresnel-Zone) und einem kegelig divergierenden Fernfeld (Frauenhofersche Zone). Der Abstand der Nahfeld-Fernfeld-Grenze

Schallfeld

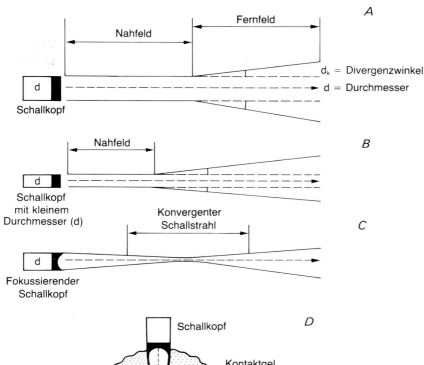

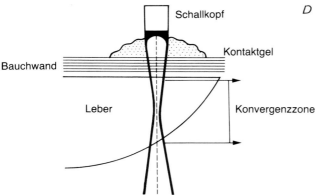

Abb. 2-16. a) Darstellung des Ultraschallfeldes. b) Ultraschallfeld, das von einem Sender mit kleinem Durchmesser erzeugt wird. c) Durch Fokussierung wird ein konvergentes Feld mit höherer Auflösung erzeugt. d) Das Beispiel zeigt, daß die Leber im Bereich des konvergenten Feldes und damit in der Zone der besten Auflösung liegt.

vom Schallkopf ist abhängig vom Durchmesser des Schallkopfes und der Wellenlänge des gesendeten Schalls. Die Schallenergiedichte ist im Nahfeld großen Schwankungen unterworfen. Nach dem Huygenschen Prinzip ist jeder Punkt des Druckwandlerrandes als Ausgangspunkt von Elementarwellen zu betrachten, und es kommt dadurch im Nahfeld im Gegensatz zum Fernfeld zu Interferenzerscheinungen. Aus diesem Grund ist das Fernfeld besser für sonographische Untersuchungen geeignet. Wegen der divergenz des Fernfeldes nimmt jedoch mit zunehmendem Abstand vom Schallkopf das laterale Auflösungsvermögen ab. Außerdem kommt es wegen der geringeren Flächendichte der Energie zu einer mit dem Abstand von der Schallquelle zunehmenden Schallabschwächung. Auch der winkel (α_k), unter dem das Fernfeld divergiert, ist (wie die Länge des Nahfeldes) vom Radius des Schallkopfes (r) und der Wellenlänge des Schalls (λ) abhängig. Er läßt sich näherungsweise durch folgende Formel bestimmen (Abb. 2-16):

$$\sin \alpha_k \cong 0{,}61 \cdot \frac{\lambda}{r} \ .$$

Fokussierung und Auflösungsvermögen

Da bei kleineren Druckwandlern die Fresnel-Zone relativ kurz ist, kommt es in vergleichsweise geringer Tiefe bereits zu Beeinträchtigungen der Auflösung (vgl. Abb. 2-16 B). Dies wird durch Fokussierung des Strahls ausgeglichen, in dem die Druckwandleroberfläche konkav gestaltet wird (vgl. Abb. 2-16 C). Dadurch entsteht eine im Vergleich zu gleich großen ebenen Schallköpfen tiefe Fokuszone mit besserer seitlicher Auflösung. Das Maß der Fokussierung muß den jeweiligen Erfordernissen des Anwendungsgebietes angepaßt sein.

Der im Vorangegangenen bereits mehrfach erwähnte Begriff der Auflösung bedarf noch einiger Erläuterungen. Die Qualität sonographischer Bilder und die Relevanz der sonographischen Diagnose hängen entscheidend vom Auflösungsvermögen des verwendeten Systems ab. Man kann das Auflösungsvermögen als den Reziprokwert des Abstandes zweier Punkte definieren, die gerade noch getrennt abgebildet werden können. Man kann also auch einfacher den Abstand zweier Punkte angeben, die gerade noch getrennt abgebildet werden können. Die Trennschärfe in Schallausbreitungsrichtung bezeichnet man als axiale, die senkrechte dazu als laterale Auflösung.

Das Auflösungsvermögen ist von zahlreichen Faktoren (u. a. Wellenlänge, Abstand des abzubildenden Gegenstandes von der Schallquelle, Fokussierung der Schallkeule und Impulsdauer) abhängig. Größenordnungsmäßig beträgt die axiale Auflösung bei einer Frequenz von 2 MHz etwa 0,7 mm, die laterale Auflösung bei 2 bis 2,5 MHz weniger als 4 mm (Vidoson). Daraus ergibt sich, daß besonders das laterale Auflösungsvermögen Gegenstand der Bemühungen sein muß, die Qualität der Geräte zu verbessern. Bei dem fortgeschrittenen Entwicklungsstand der heutigen Geräte ergibt sich jedoch, daß die Anwendbarkeit der Methode zunehmend weniger durch Geräteparameter als durch eine schlechte Untersuchbarkeit des Patienten (z. B. Adipositas) eingeschränkt wird.

Echoregistrierung

Je nach der Art, wie die Echos registriert werden, spricht man von A-Bildern (A-Scan) oder B-Bildern (B-Scan).

A-Bild

Bei der A-Scan-Methode handelt es sich um ein eindimensionales Ultraschallverfahren. Wie in Abb. 2-17 zu sehen ist, erzeugt der Generator Impulse von 1 µsec Dauer. Die Ultraschallimpulse werden von der Grenzfläche im Gewebe reflektiert und gelangen so wieder zum Empfänger, wo sie in elektrische Signale umgewandelt werden. Diese in der Größenordnung µV liegenden Impulse werden in den Voltbereich verstärkt und je nach ihrer Intensität im Oszilloskop als Zacken senkrecht zur Zeitachse (die der Eindringtiefe entspricht) abgebildet. Die Amplituden dieser Zacken (daher die Bezeichnung A-Bild) entsprechen der Größe der Echoamplituden und der Abstand zwischen ihnen der Entfernung zwischen den verschiedenen akustischen Grenzflächen. Bei der abdominellen Sonographie ist der Anwendungsbereich dieser Methode beschränkt, weil hier viele Grenzflächen vorliegen und aus dem eindimensionalen Bild keine Übersicht über die anatomischen Verhältnisse gewonnen werden kann. Bestenfalls können solide Gewebe von Zysten unterschieden und lokalisiert werden. Die Hauptindikation für die A-Methode ergibt sich in der Ophthalmologie und Neurologie. Die Stärke der A-Methode liegt in

Echoregistrierung

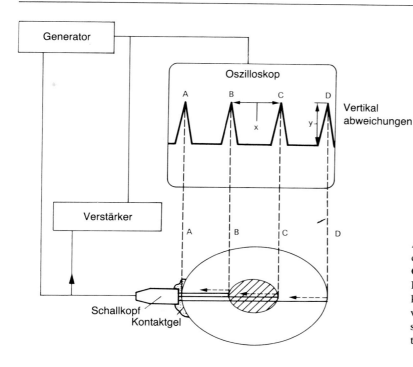

Abb. 2-17. Schema der A-Scan-Methode. Die verschiedenen akustischen Grenzflächen (A, B, C, D) erzeugen Echos, die in einem Oszilloskop als Zakken senkrecht zur Zeitachse sichtbar werden. x = Abstand zwischen den akustischen Grenzflächen. y = Echoamplitude.

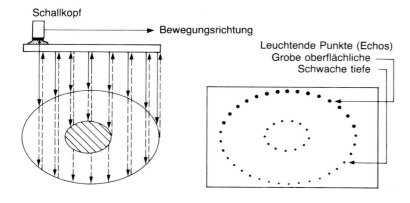

Abb. 2-18. Bei der B-Scan-Methode werden die Echos auf einem Oszilloskop entsprechend ihrer Intensität als Punkte unterschiedlicher Helligkeit dargestellt.

der Möglichkeit, Entfernungen exakt auszumessen.

B-Bild

Bei diesem Verfahren werden die Amplituden der Echos entlang der Zeit-(Tiefen-)Achse als Punkte unterschiedlicher Helligkeit abgebildet. Der Name B-Bild leitet sich vom englischen Wort für Helligkeit „brightness" ab. Es ist bei diesem Verfahren möglich, ein zweidimensionales Schnittbild der untersuchten Körperregion herzustellen (Abb. 2-18). Die Bildqualität hängt dabei nicht nur vom Auflösungsvermögen des betreffenden Schallkopfes, sondern auch von der Fähigkeit des Gerätes ab, möglichst geringe Amplitudenunterschiede in differenten Grautönen wiederzugeben.

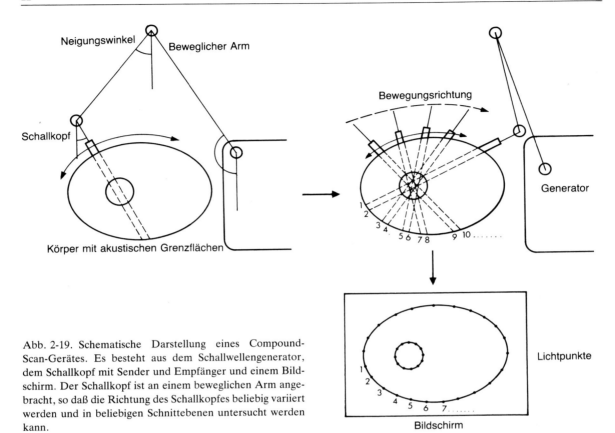

Abb. 2-19. Schematische Darstellung eines Compound-Scan-Gerätes. Es besteht aus dem Schallwellengenerator, dem Schallkopf mit Sender und Empfänger und einem Bildschirm. Der Schallkopf ist an einem beweglichen Arm angebracht, so daß die Richtung des Schallkopfes beliebig variiert werden und in beliebigen Schnittebenen untersucht werden kann.

Ein eindimensionales B-Bild-Verfahren ist die T-Mode-Methode, auch „T-P-Scanning" (time position) genannt. Die Echos sich bewegender Strukturen (Herzklappen, Aorta) werden in ihrem zeitlichen Ablauf registriert. Der Ausdruck time position wird gebraucht, weil die Echos die Position der untersuchten Struktur in zeitlicher Abfolge darstellen.

Zweidimensionale Ultraschallverfahren

Es gibt grundsätzlich verschiedene Möglichkeiten, zu einem zweidimensionalen Ultraschallbild zu gelangen:
– Die Compound-Scan-Methode und
– das Prinzip des schnellen B-Bildes (Echtzeit-Verfahren).

Compound-Scan-Methode

Bei diesem Verfahren überfährt man mit einem der A-Bild-Methode analogen Schallkopf die interessierende Körperregion in einer bestimmten Ebene und legt somit einen sonographischen Schnitt durch dieses Gebiet. Die einzelnen Echolinien werden entsprechend der Bewegung des Schallkopfes nebeneinander auf einem Bildschirm gespeichert. Das Verfahren heißt deshalb Compound-Scan, weil der Untersucher durch Überfahren der betreffenden Körperregion mit dem Schallkopf sich das Bild selbst aufbaut.

Die Oszilloskope der früheren Compound-Scan-Geräte hatten eine geringe Grauwertabstufung, so daß nur größere Amplitudenunterschie-

Echoregistrierung

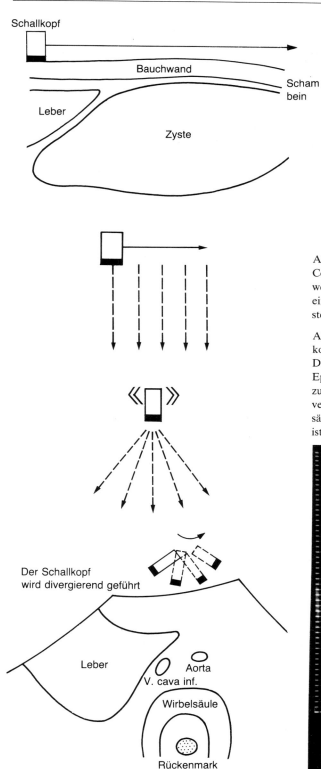

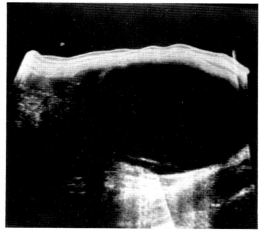

Abb. 2-20. a) Parallele Führung des Schallkopfes eines Compound-Scan-Gerätes („B-Scan parallel"). Durch die Bewegung des Schallkopfes parallel zur Körperoberfläche wird eine Ovarialzyste in ihrer gesamten Längsausdehnung dargestellt.

Abb. 2-20. b) „Divergente" Untersuchung mit dem Schallkopf eines Compound-Scan-Gerätes („B-Scan divergent"). Der Schallkopf wird als ganzes nicht weiterbewegt. Er ist im Epigastrium aufgesetzt und sein Neigungswinkel wird quer zur Körperlängsachse verändert. Es entsteht ein etwas bogig verzerrtes Bild. In der Abbildung ist im Zentrum die Wirbelsäule mit dem Rückenmark im Wirbelkanal sichtbar. Links ist die Leber angeschnitten.

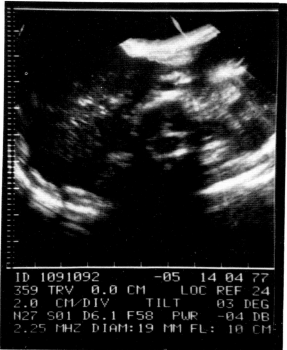

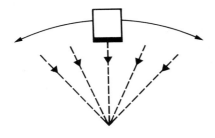

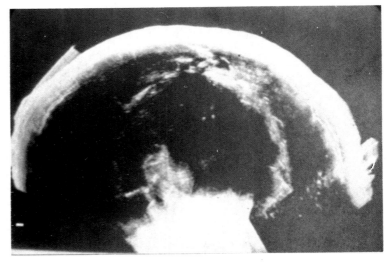

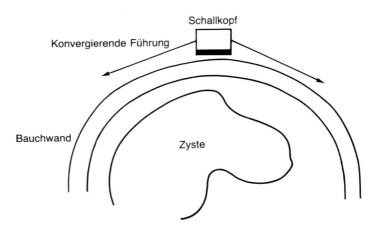

Abb. 2-20. c) „Convergente" Untersuchung mit dem Schallkopf eines Compound-Scan-Gerätes („B-scan convergent"). Der Schallkopf wird über die Körperoberfläche geführt und dabei wird seine Neigung so verändert, daß die Schallstrahlen zu einem im Zentrum des Körpers liegenden Punkt hin konvergieren. Es wird so ein vollständiger Querschnitt des Abdomens erzeugt. Die Abb. zeigt die Ovarialzyste von Abb. 2-22 a.

de erkennbar waren. Es entstand so ein fast schwarz-weißes Ultraschallschnittbild. Die neuen Geräte sind mit einem sog. Scan-Converter ausgerüstet, der die Echoamplituden mit einem sog. EDCP (Echo-Dynamic-Control-Processor) so umwandelt, daß feinere Grauabstufungen entstehen. Diese Geräte werden deshalb auch Grayscale-Geräte genannt.

In Abb. 2-19 wird ein Gerät dieses Typs schematisch dargestellt. Viele können auch A-Bilder produzieren. Es gibt auch Apparate, bei denen die Neigung und die Richtung des Gerätearmes elektronisch registriert werden, was bei der Verlaufskontrolle tumoröser Prozesse unter der Therapie von Bedeutung sein kann. Je nach Position und Bewegung des Schallkopfes beim Bildaufbau lassen sich folgende Untersuchungsarten unterscheiden:

B-Scan parallel (Bp)
B-Scan-divergent (Bd)
B-Scan-convergent (Bc)
den gemischten B-Scan divergent-convergent (Bdc) und den B-Scan parallel-divergent (Bpd) (Abb. 2-20).

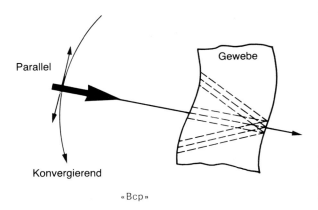

Abb. 2-20. d) „Gemischte" Führung des Schallkopfes. Es handelt sich hauptsächlich um konvergente Führung des Schallkopfes mit nur geringer Parallelbewegung. („konvergent-parallel").

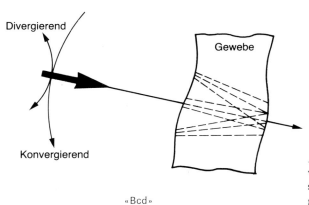

Abb. 2-20 e) „Gemischte" Führung des Schallkopfes. Er wird als Ganzes mit konvergierender Richtung der Schallstrahlen über die Körperoberfläche geführt. Als Nebenbewegung erfolgen divergierende Neigungen des Schallkopfes.

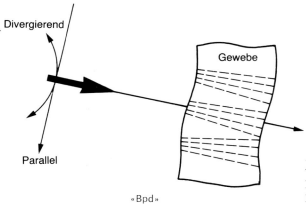

Abb. 2-20. f) „Gemischte" Führung des Schallkopfes. Er wird überwiegend parallel zur Körperoberfläche geführt. Als Nebenbewegung erfolgen divergente Neigungen des Schallkopfes („parallel-divergent").

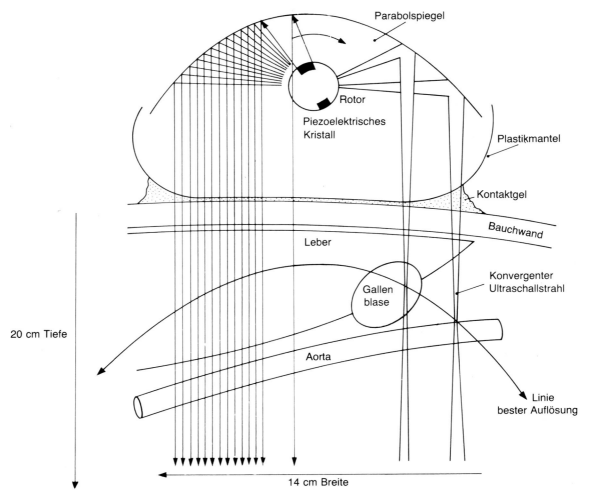

Abb. 2-21. a) Schematische Darstellung eines Echtzeit-Gerätes („Vidoson" der Fa. Siemens). Die Ultraschallwellen werden von einem Parabolspiegel reflektiert. Die resultierende Fokussierung ist gering.

Echtzeit-Verfahren

Hierbei muß unterschieden werden zwischen mechanischen (Trapez-Scanner, Linear-Scanner, Sektor-Scanner) und elektronischen (linear-array und phased-array) Echtzeit-Geräten. Bei den Sektor-Scannern schwingt der Schallkopf periodisch um einen Winkel von etwa 80°. Es entstehen Bildfrequenzen bis zu 30 Bildern/sec. Dadurch wird ein keilförmiges, in Oberflächennähe sehr schmales Gesichtsfeld aufgebaut, das die Anwendbarkeit im Bereich der Sonographie des Abdomens einschränkt. Ein besonders großes rechteckiges Schallfeld erzielen die mechanischen Parallel-Scanner wie z. B. das Vidoson der Fa. Siemens (Abb. 2-21 a. u. b). Auf einer im Brennpunkt des Parabolspiegels angebrachten Achse drehen sich drei Druckwandler, die den Schall gegen den Parabolspiegel abstrahlen. Die so auf die Spiegelfläche treffenden Schallwellen

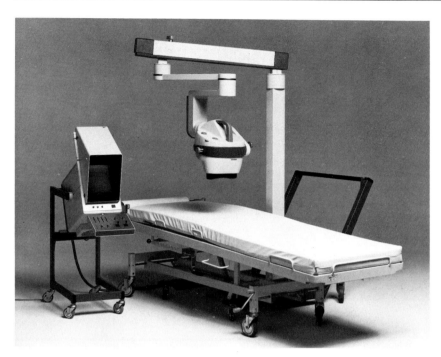

Abb. 2-21. b) Echtzeit-Ultraschallgerät „Vidoson" (Siemens). In dem großen Schallkopf befindet sich ein Rotor mit den Druckwandlern. Von einem Parabolspiegel werden die Schallwellen reflektiert und gelangen durch ein Wasserbad an den Körper. Die Aufhängung an einem beweglichen Arm erleichtert die Führung des Schallkopfes. Ein Vorteil des Gerätes ist der große Bildausschnitt.

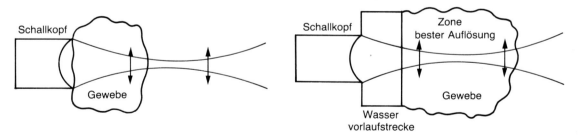

Abb. 2-22. Durch eine Wasservorlaufstrecke wird erreicht, daß das zu untersuchende Gewebe in den Bereich der besten Auflösung kommt.

werden zu parallel verlaufenden Schallstrahlen gebrochen. Durch eine gut abgestimmte Wasservorlaufstrecke, die in Form eines Wasserkissens zudem eine gute weiche Ankopplung erlaubt, kommen das bezüglich der Schalldruckamplituden inhomogene Nahfeld und das wegen der Divergenz ungünstige Fernfeld beim Bildaufbau nicht zum Tragen (Abb. 2-22).

Die elektronischen Parallel-Scanner sind Multielementgeräte, bei denen die Druckwandlerelemente in einem Schallkopf linear nebeneinander angeordnet sind (Abb. 2-23 u. 2-24). Diese sog. „linear-arrays" erreichen ihre gute Auflösung dadurch, daß von den ca. 100 Druckwandlerelementen jeweils 3 bis 4 zu einer Gruppe zusammengeschaltet werden. Alle Elemente wer-

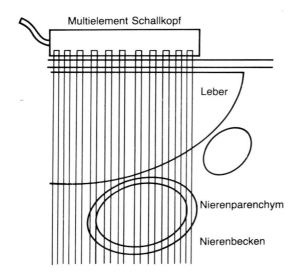
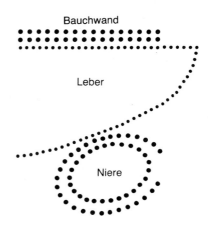
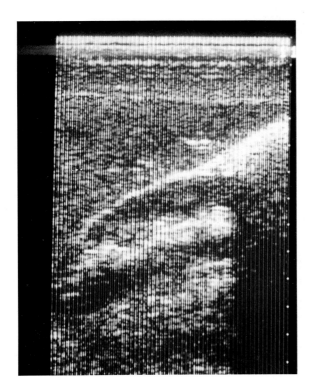
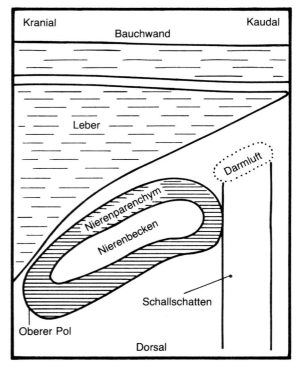

Abb. 2-23. Organdarstellung mit einem Multielementgerät. Das Bild zeigt einen Longitudinalschnitt durch den rechten Oberbauch.

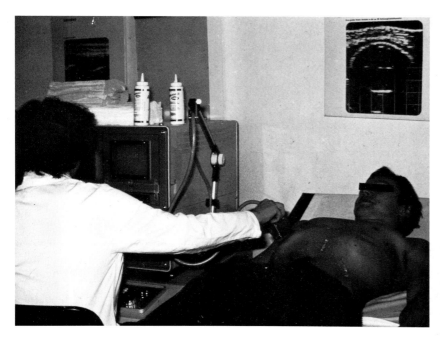

Abb. 2-24. Untersuchung mit einem Multielementgerät. Der relativ kleine Schallkopf wird mit der Hand frei geführt. Bei den meisten Geräten stehen Schallköpfe mit unterschiedlicher Frequenz zur Verfügung, so daß eine Untersuchung mit unterschiedlicher Eindringtiefe und Auflösung, entsprechend der abzuklärenden Körperregion möglich ist.

den in dieser Gruppenschaltung nacheinander so angesteuert, wie man dies bei Lichtreklamen zur Erzeugung sich bewegender Symbole tut. Eine weitere Möglichkeit zur Verbesserung des Bildeindruckes ist die sog. Zeilenverdoppelung. Dabei wird das sonographische Bild um einen halben Zeilenabstand lateral versetzt erneut geschrieben. Im Vergleich zum erstgenannten Verfahren verbessert die Zeilenverdoppelung das Auflösungsvermögen nicht.

Die „phased-array"-Sektor-Scanner unterscheiden sich prinzipiell nicht von den „linear-array"-Scannern. Bei diesen Verfahren kommt man jedoch aufgrund der phasenverschobenen Ansteuerung der Elemente mit einer geringeren Anzahl von Druckwandlern aus (Tab. 2-5).

Doppler-Methode

Auf diese Methode soll hier nicht im besonderen eingegangen werden (Abb. 2-25). Sie ist das einzige Ultraschallverfahren, bei dem mit kontinuierlichem Schall gearbeitet wird. Mit Hilfe des sog. Doppler-Prinzips (die Frequenz des reflektierten Schalls ändert sich in Abhängigkeit von der Bewegungsrichtung und Geschwindigkeit der reflektierenden Grenzfläche relativ zum Empfänger) lassen sich besonders gut rheologische Untersuchungen durchführen.

Tab. 2-5.

Eigenschaft	Real-Time	Compound-Scan
Schnelligkeit der Untersuchung	Groß	Geringer
Grauabstufung	Gegeben	Gegeben
Orientierung	Sehr gut	Gut
Auflösung	Gut	Sehr gut
Dynamische Untersuchung	Ja	Nein
Größe der Schnitte	Teilschnitte	Komplette Körperquerschnitte
Organpunktion	Möglich	Möglich
Verwendbarkeit bei Notfällen	Gegeben	Eingeschränkt

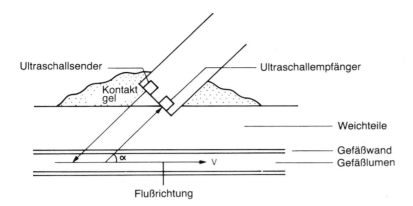

Abb. 2-25. Schematische Darstellung der Untersuchung mit einem Doppler-Gerät.

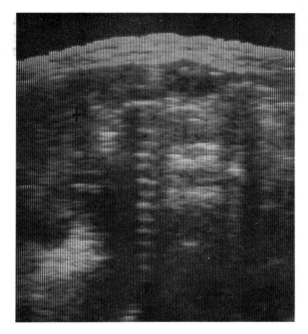
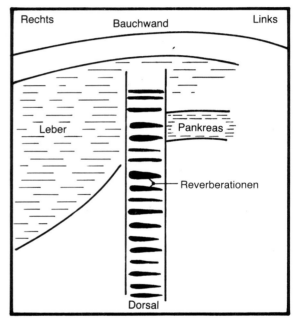

Abb. 2-26. Reverberationen hinter einer Rippe.

Artefakte in der Sonographie

Gelegentlich entstehen im sonographischen Bild Artefakte, die die Beurteilung erschweren können.

Reverberation: Wird ein Echo ausreichend hoher Schallenergie am Druckwandler erneut reflektiert, so dringt diese Schallwelle wieder in die Medien ein und erzeugt, wenn das Echo der zweiten Welle auch stark genug ist, ein „identisches", zeitlich so verschobenes Bild, daß die Echos aus einer doppelt so tiefen Schicht zu kommen scheinen. Naturgemäß tritt dieses Phänomen an Grenzflächen hoher Impedanzunterschiede, z. B. Knochen/Gewebe oder Gewebe/Zysten, am ehesten auf (Abb. 2-26).

Echoregistrierung

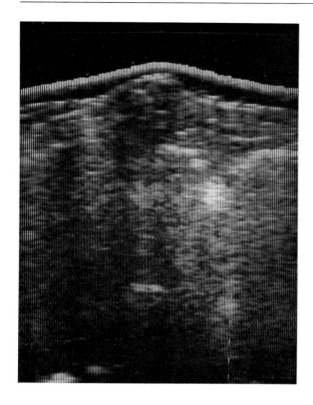

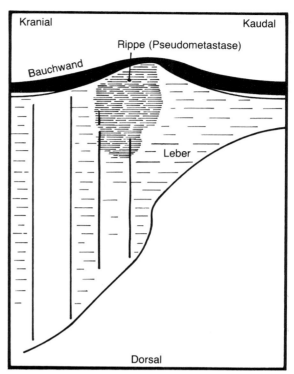

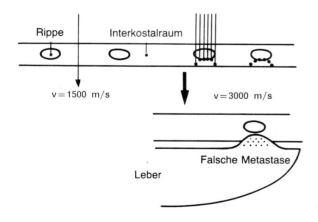

Abb. 2-27. Kompressionsphänomen, das das Bild einer „Pseudometastase" hervorruft.

Kompressionsphänomene: Es handelt sich hierbei um ein physikalisches Phänomen, das zwischen den Rippen und der Ventralfläche der Leber auftreten kann. Infolge der unterschiedlichen Schallgeschwindigkeit in den Rippen und in den Interkostalräumen kann der Eindruck entstehen, daß die Leberoberfläche hinter den Rippen protuberant sei. Diese „Parenchymvorwölbungen" können als Lebermetastasen fehlgedeutet werden (Abb. 2-27).

Photographische Dokumentation

Die Photodokumentation der Ultraschallbilder kann auf Polaroid-Filmen ebenso wie auf Kleinbildfilmen erfolgen. Der Nachteil der Polaroid-Filme (relativ hoher Preis, schlechtere Reproduktionsmöglichkeiten, da kein Negativ, geringe Schärfe und nicht immer überzeugender Kontrast) werden dadurch aufgewogen, daß man sich von der Effizienz der Dokumentation sofort überzeugen und problemlos nachdokumentieren kann. Demgegenüber liegen bei allen bekannten Vorzügen der Kleinbildphotographie diese Aufnahmen erst vor, wenn die Untersuchung des Patienten bereits abgeschlossen ist. Mit den in der Radiologie eingesetzen Multiformatkameras ist es möglich, auf einem Film viele Bilder zu dokumentieren. Schließlich ist auch die Registrierung der Ultraschalluntersuchung auf Videoband zu erwähnen, ein Verfahren, das in den vergangenen Jahren weitgehend perfektioniert worden ist.

Literatur

(1) DOUST, B. D.: The use of ultrasound in the diagnosis of gastroenterological disease. Gastroenterology *70:* 602 (1976).
(2) EHLER, R., H. LUTZ, R. PETZOLD: Ultraschalldiagnostik – Anwendungsbereiche in der klinischen Medizin. Deutsches Ärzteblatt *4:* 215 (1977).
(3) ENGELHART, G. J., U. W. BLAUENSTEIN: Ultraschalldiagnostik am Oberbauch. Schattauer, Stuttgart 1972.
(4) HASSLER, D.: Einführung in physikalische und technische Grundlagen der diagnostischen Ultraschallverfahren. Klinikarzt *6 (5):* 414 (1977).
(5) HASSLER, D.: Physikalische Grundlagen der Ultraschalldiagnostik und technische Realisationen. 5. Sonografischer Grundkurs, Böblingen, Nov. 1977.
(6) HENKE, G.: Die atraumatische Gefäßdiagnostik mittels Ultraschall-Dopplertechnik. Elektromedizin *2:* 50 (1974).
(7) HOLM, H. H., J. K. KRISTENSEN, S. N. RASMUSSEN, J. PEDERSEN: Abdominal Ultrasound. Munksgaard, Kopenhagen 1976.
(8) KRATOCHWILL, A., CH. NOVOTNY-JANTSCH: Ultraschalldiagnostik in der Inneren Medizin, Chirurgie und Urologie. Thieme, Stuttgart 1977.
(9) KRAUSE, W., R. SOLDNER: Ultraschallbildverfahren (B scan) mit hoher Bildfrequenz für Medizinische Diagnostik. Elektromedizin 4 (1967)
(10) KRESSE, H.: Sonographie: Methodische Physikalische Grundlagen, Apparaturen. Internist *17:* 539 (1976).
(11) MAYWALD, G., B. NAKIELSKI, R. KRATZENSTEIN: Experiencia en el diagnóstico vascular atraumático por medio de la técnica Doppler de ultrasonido. Electromedica *2:* 43 (1976).
(12) MCDICKEN, W. N.: Diagnostic Ultrasonic. Principles and use of instruments. Crosby Lockwood Staples, London 1976.
(13) OTTO, P., M. GEBEL: „Compound-scanning" und schnelles B-Bild in der Diagnostik abdomineller Erkrankungen. Ultraschalldiagnostik, 1976, Heidelberg.
(14) RETTENMAIER, G.: Sonografischer Oberbauchstatus. Internist. *17:* 549 (1977).
(15) SCHNEEKLOTH, G.: Ultraschalltomographie abdomineller Organe und der Schilddrüse im Gray-scale-Bild. Enke, Stuttgart 1977.
(16) SWEET, E. M., G. AMEIL: An introduction to the use of diagnostic ultrasound. Seminars in Nuclear Medicine *5:* 289 (1975).

3. Nebenwirkungen des Ultraschalls

Biologische Effekte des Ultraschalls

Bei der Anwendung von Ultraschall wird Energie durch mechanische Wellen übertragen. Diese Energie wird beim Durchgang durch Gewebe und Flüssigkeiten des Körpers teilweise absorbiert. Je nach Frequenz, Intensität und Einwirkzeit der Ultraschallwellen finden im beschallten Medium folgende Vorgänge statt:
- Veränderungen im Molekularbereich, die zu Kavitationen bzw. Pseudokavitationen führen können.
- Temperaturerhöhung („Reibungswärme"), wobei der Grad der Erwärmung von der Intensität und dem Absorptionskoeffizienten des betreffenden Gewebes abhängt.
- Chemische Veränderungen als Folge der vorangegangenen physikalischen Veränderungen im Gewebe.

Veränderungen im Molekularbereich

Hier soll nur die Kavitation erwähnt werden. Bei der Einwirkung von Ultraschall auf Flüssigkeiten kommt es in den Niederdruckzonen zur „Dehnung" der molekularen Strukturen, was zu einer „Hohlraumbildung" führt. Diese kann sich in extremen Fällen als Bläschenbildung manifestieren. Bei Anwendung von Frequenzen im Megahertz-Bereich sind zur Erzeugung von Kavitation Intensitäten von ca. 100 W/cm^2 notwendig. Da die in der medizinischen Diagnostik angewandten Intensitäten in der Größenordnung von 10 mW/cm^2 liegen, spielt die Kavitation hier keine Rolle.

Thermische Effekte

Die Energie der Ultraschallwellen wird im Gewebe zum Teil absorbiert und in Wärme umgewandelt. Zu erkennbarer Wärmeentwicklung kommt es nur bei der Anwendung hoher Intensitäten im Bereich von 5 W/cm^2. Selbst wenn ein Teil der minimalen Energie, die beim diagnostischen Ultraschall auf das Gewebe einwirkt, in Wärme umgewandelt würde, ist anzunehmen, daß sich dies überhaupt nicht auswirkt. Bei der ungeheuren Durchsaftung lebender Gewebe, die durch den hohen Kapillardurchfluß bedingt ist, wird die evtl. entstehende minimale thermische Energie sofort abtransportiert.

Kritische Betrachtungen zu möglichen Nebenwirkungen

Entsprechend den drei bekannten biologischen Effekten der Ultraschallwellen sind Untersuchungen an Einzelzellen – insbesondere den Chromosomen – und Zellverbänden, sowie an lebenden Tieren durchgeführt worden. Es ist dabei bisher noch nicht gelungen, einen Intensitätsbereich zu definieren, bei dessen Anwendung Schädigungen auftreten. Aus diesem Grunde wurde empfohlen, in einem Intensitäts-Zeit-Diagramm eine sog. „Zone minimaler Gefährdung" einzuführen (5, 7, 8). Diese Sicherheitszone soll den Bereich umfassen, in dem bei keinem wie auch immer angelegten Versuch irgendwelche Schäden oder Veränderungen nachweisbar waren. Eine ähnliche Grenzkurve wurde von der amerikanischen Ultraschallgesellschaft empfohlen (1). Nach dieser Empfehlung ist auch bei zeitlich unbegrenzter Anwendung einer Ultraschallintensität von 100 mW/cm^2 (SPTA) keine Schädigung zu erwarten.

Eine Vielzahl von Arbeiten hat die Richtigkeit dieser Feststellungen bestätigt. Die am kürzesten zurückliegenden Berichte, daß in Mäusezellkulturen unter der Beschallung mit Ultraschallwellen eine erhöhte Rate des „Sister-Chromatid-Exchange" auftrete (3), konnten durch andere Untersucher bereits wieder entkräftet werden (6). Es bestätigte sich erneut der schon 1976 der WHO vorgelegte Bericht (2), in dem festgestellt wird, daß bei der Anwendung von diagnostischem Ultraschall bisher keine Schäden nachgewiesen werden konnten.

Im Gegensatz zur Geburtshilfe sind bei der internistischen Ultraschalldiagnostik nur ausgereifte Organe den Schallwellen ausgesetzt. Wenn es bisher nicht einmal gelungen ist, irgendeinen Effekt des Ultraschalls auf die sich entwickelnden Zellen und Gewebe des Embryos nachzuweisen, so muß die Untersuchung mit den in der Diagnostik verwendeten Intensitäten beim erwachsenen Menschen erst recht als ungefährlich angesehen werden.

Literatur

(1) Diagnostic ultrasound equipment. Development of an action program. US Department of Health, Education and Welfare FDA: US Federal Register *44;* 319542 (1979).
(2) HILL, C. R.: Manual on health aspects of exposure to nonionizing radiation. WHO-Report ICP/CEP, 803 (1977).
(3) LIEBESKIND, D., R. BASER, F. ELEQUIN et al.: Diagnostic ultrasound: Effects on the DNA and growth patterns of animal cells. Radiology *113:* 177 (1979).
(4) LOCH, E.-G.: Kritische Betrachtung über mögliche Nebenwirkungen der Ultraschalldiagnostik. Gynäkologie *9:* 103 (1976).
(5) ULRICH, W. D.: Ultrasound dosage for nontherapeutic use in human beings-extrapol. of. lit. survey. IEEE Transactions on Biomed. Eng., *BME-21:* 48 (1974).
(6) WEGNER, R. D., M. MEYENBURG, G. OBE: Werden DNA-Einzelstrangbrüche mit diagnostischem Ultraschall induziert? Vortrag Dreiländertreffen „Ultraschall in der Medizin". Böblingen, 1980.
(7) WELLS, P. N. T.: Biomedical Ultrasonics. Academic Press, London 1977.
(8) ZWEIFEL, H.-J.: Ultraschall in der Medizin: Eine aktuelle Anwendung von elektronischer Diagnosetechnik. Bull. SEV,70 (1979).

4. Indikationen für die abdominelle Sonographie

Allgemeine Indikationen

Da keine Kontraindikationen gegen die Sonographie bestehen, kann sie grundsätzlich bei der Abklärung aller intraabdominellen Prozesse eingesetzt werden, von denen zu erwarten ist, daß sie sonographisch erfaßbar sind. Bei einer Reihe von klinischen Befunden muß sie wegen der Einfachheit der Durchführung und ihrer Aussagekraft als primäre Methode der Wahl angesehen werden.

Tastbare abdominelle Raumforderungen

Sonographisch ist eine Unterteilung in zystische und solide Prozesse meist leicht möglich. Die Zuordnung dieser Prozesse zu bestimmten Organen kann gelegentlich schwierig sein.

Tastbare solide Strukturen im rechten Oberbauch sind meist der Leber oder der Niere zuzuordnen. Als tastbare Normvarianten sind der Riedelsche Lappen der Leber und die Senkniere zu nennen. Kolontumoren weisen eine charakteristische ringförmige Struktur auf. Zystische Prozesse sind meist der Gallenblase, der Niere oder der Nebenniere zuzuordnen.

Tastbare Tumoren im linken Oberbauch können sonographisch als Milzvergrößerung oder Nierentumor erkannt werden. Mehr medial bzw. kranial liegende ringförmige Strukturen, deren Wanddicke 1 cm überschreitet, weisen auf Hypertrophie bzw. tumoröse Verdickung der Magenwand hin. Eine mehr kaudal davon liegende ringförmige Struktur kann einer Infiltration des Kolons entsprechen. Zu beachten ist, daß auch die Wand des normalen linken Kolons sonographisch schon sichtbar werden kann. Tumoren des Pankreas sind gelegentlich schwer von retroperitonealen Tumoren abzugrenzen. Zystische Strukturen im linken Oberbauch gehören am ehesten zum Pankreasschwanz, der Niere oder der Nebenniere.

Pulsierende abdominelle Tumoren

Das Aortenaneurysma ist eine sonographische Anhiebsdiagnose. Die Differentialdiagnose zu einem Tumor oder einer Zyste mit fortgeleiteter Pulsation ist meist leicht zu stellen.

Ikterus

Beim ikterischen Patienten kann in 97% der Fälle durch die Sonographie ein Verschlußikterus von anderen Formen der Cholestase abgegrenzt werden. Der Verschlußikterus wird durch den Nachweis erweiterter Gallengänge diagnostiziert.

Hämaturie

Nierentumoren als Ursache einer Hämaturie lassen sich sonographisch im allgemeinen leicht nachweisen. Auch der Nachweis von Nierenzysten kann bei Fehlen anderer Ursachen als Grund für eine Mikrohämaturie akzeptiert werden. Schließlich lassen sich sonographisch auch Tumoren in der Blase nachweisen. Durch die Ultraschalluntersuchung können somit rasch mögliche Ursachen der Hämaturie nachgewiesen bzw. ausgeschlossen werden.

Niereninsuffizienz

Da die Ultraschalluntersuchung unabhängig von der Nierenfunktion ist, ist sie vor allem bei anurischen Patienten die primäre Methode der Wahl. Eine postrenale Niereninsuffizienz kann am Urinaufstau leicht erkannt werden. Rückschlüsse auf parenchymatöse Nierenerkrankungen als Ursache der Anurie können im Falle des Nachweises von Schrumpfnieren gezogen werden. Sehr große Nieren sprechen für Glomerulonephritis oder Amyloidose.

Akuter Bauchschmerz und abdominelles Trauma

Wegen der fehlenden Belastung durch die Untersuchung und der Möglichkeit, schnell eine Diagnose zu stellen, bietet sich die Untersuchung bei akuten abdominellen Prozessen an. So können Blutansammlungen, Abszesse oder sonstige Extravasate schnell erkannt werden. Abszesse und Hämatome in Leber und Milz sind oft eine sonographische Anhiebsdiagnose. Die häufig auch bei akuten Zuständen mögliche Beurteilung des Pankreas kann entscheidend für den Nachweis oder Ausschluß einer akuten Pankreatitis als Schmerzursache sein. Eine hydropische Gallenblase, vor allem wenn Steine nachweisbar sind, und Aufstau von Harn im Nierenbecken können rasch als Ursache von Koliken erkannt werden.

Sonographie als Suchmethode

Chronischer Bauchschmerz: Hier liegt die Stärke der Methode in der Beurteilbarkeit des Pankreas ohne Anwendung invasiver Techniken und dem Nachweis von Gallensteinen. Weiterhin kann durch Palpation unter Ultraschallsicht geprüft werden, welchem Organ der Schmerz zuzuordnen ist (z. B. Leberschmerz bei Stauungsleber, von der Niere ausgehende Schmerzen etc.).

Okkulte Neoplasmen: Sowohl bei asymptomatischen Patienten als auch bei allgemeiner Tumorsuche lassen sich sonographisch oft schon vermutete oder bisher nicht bekannte raumfordernde Prozesse aufdecken. Der Wert der Sonographie als allgemeine Suchmethode muß noch definiert werden.

Auftreibung des Abdomens: Es kann sonographisch leicht festgestellt werden, ob ein aufgetriebenes Abdomen durch Darmgas (Ileus), Aszites, einen großen Tumor (z. B. Ovarialtumor) oder ein aufgetriebenes Organ (Pankreaspseudozyste) bedingt ist.

Spezielle Indikationen bei den Organen und verschiedenen Regionen des Abdominalraumes

Grundsätzlich können alle soliden oder flüssigkeitsgefüllten Organe und Strukturen des Abdominalraumes sonographisch beurteilt werden. Im folgenden sollen die Parameter und pathologischen Veränderungen der einzelnen Organe und Abschnitte des Bauchraumes zusammengestellt werden, deren Erkennung bzw. Abklärung sonographisch bei guten Untersuchungsbedingungen möglich ist.
Beachte, daß chronische Hepatitis, Pyelonephritis, Nierenbeckenkonkremente etc. nicht zu der Aufstellung gehören!

Leber

Bestimmung der Lebergröße.
Diffuse Leberkrankheiten (Fettleber, Zirrhose).
Umschriebene Prozesse (Zysten, Metastasen, Abszesse, etc.).
Feinnadelpunktion umschriebener Prozesse.

Gallenwege

Konkremente.
Röntgenologisch stumme Gallenblase.
Gallenblasenhydrops.
Dilatation der Gallenwege.
Kontraindikationen gegen röntgenologische Kontrastmitteldarstellung.

Pankreas

Pankreaskarzinom.
Pankreaszysten.
Akute Pankreatitis.
Chronische Pankreatitis.
Ultraschallgezielte Feinnadelbiopsie.

Milz

Größenbestimmung.
Traumatische Veränderungen (z. B. Hämatom).
Umschriebene Prozesse (Infiltrate, Abszesse, etc.).

Aorta

Aneurysma.
Stenosen.
Wandverkalkungen.
Beurteilung von Prothesen.

Nieren

Bestimmung von Nierenform und -größe.
Nachweis der Organverlagerung.
Röntgenologisch stumme Niere.
Raumfordernde Prozesse (Tumoren, Zysten).
Pyohydronephrose.
Nachweis traumatischer Veränderungen.
Ultraschallgezielte Feinnadelbiopsie.

Nebennieren

Tumoren.
Zysten.

Harnblase

Tumoren.
Steine.
Volumenbestimmung (z. B. auch Restharn).
Ultraschallgezielte Punktion.

Prostata

Adenom.
Karzinom.
Verkalkungen bzw. Corpora amylacea.

Samenbläschen

Zysten.
Abszesse.

Hoden

Hydrozele.
Torsion.
Tumoren.

Organe des weiblichen Beckens

Uterusmyome.
Uterustumoren.
Größere Endometrioseherde.
(Früh-) Gravidität.
Uteruszysten.
Benigne und maligne Ovarialtumoren.
Ovarialzysten.

Retroperitonealraum

Lymphome.
Retroperitoneale Fibrose.
Abszesse oder Hämatome.
Muskelhypertrophie (z. B. Musculus psoas).

Bauchwand

Hämatome.
Tumoren (z. B. Metastasen).
Urachuszysten oder -tumoren.

Magen-Darm-Trakt

Wandhypertrophien.
Entzündliche oder maligne Infiltrationen (z. B. Morbus Crohn, Tumoren).
Invagination.

Peritonealraum

Aszites.
Größere Blutansammlungen.
Mesenterialzysten.
Metastasierung im Bauchraum.

Häufige pathologische Veränderungen, die sonographisch meist nicht eindeutig diagnostizierbar sind

Akute und chronische Hepatitis.
Pyelonephritis.
Nierenkonkremente.
Ulzera von Magen und Duodenum.

Literatur

(1) EHLER, R., H. LUTZ, R. PETZOLDT: Ultraschalldiagnostik – Anwendungsbereiche in der klinischen Medizin. Dtsch. Ärztebl. *4:* 215 (1977).
(2) HOLM, H. H., J. K. KRISTENSEN, S. N. RASMUSEN, J. PEDERSEN, S. HANCKE: Indications for ultrasonic scanning in abdominal diagnostic. J. Clin. Ultrasound *2:* 5 (1974).

5. Untersuchungsablauf

Systematik der Untersuchung

Jedes Ultraschallbild entspricht einem Schnitt durch die untersuchte Körperregion von wenigen Millimetern Dicke (Abb. 5-1). Daher wird die Untersuchung auch „Sonotomographie" genannt. Da es es sich also um einen sehr dünnen Schnitt handelt, müssen viele Einzelschnitte durchgeführt werden, um ein Organ komplett zu untersuchen. Aus den in verschiedenen Ebenen gelegten Schnitten muß sich der Untersucher ein dreidimensionales Bild zusammensetzen. Um möglichst alle sonographisch erkennbaren Befunde zu erfassen, empfiehlt sich eine systematisierte Untersuchungstechnik. Sie ist beim Echtzeit-Verfahren und bei Untersuchung mit dem Compound-Scan unterschiedlich.

Untersuchung mit dem Echtzeit-Verfahren

Die Untersuchung mit der Methode des schnellen B-Bildes erlaubt in relativ kurzer Zeit eine Übersicht über die Organe des Abdominalraumes. Sie sollte mit einem Längsschnitt im Epigastrium beginnen (Abb. 5-2). Vereinbarungsgemäß wird der Schallkopf so aufgesetzt, daß die kraniale Seite des Bildes links und die kaudale rechts liegt. Zunächst wird die Aorta als echofreies Band dargestellt. In das erste Bild sollte zur besseren Orientierung auch der Rand des linken Leberlappens hineinkommen. Während die mehr kaudal liegenden Anteile der Aorta durch Darmgas überlagert sein können, läßt sie sich dorsal der Leber meist darstellen. Das

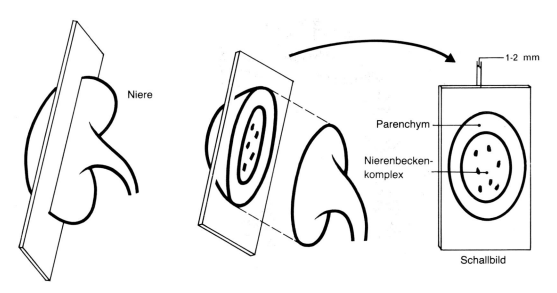

Abb. 5-1. Schema des „sonographischen Schnittes" durch eine Niere.

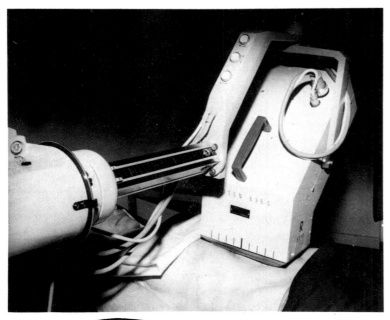

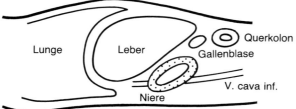

Abb. 5-2. Longitudinalschnitt durch den Oberbauch. Die Längsachse des kastenartigen Schallkopfes des hier verwendeten Gerätes entspricht der Schnittebene. Das Schema zeigt die Topographie der Organe, die bei einem Longitudinalschnitt im rechten Oberbauch dargestellt werden können.

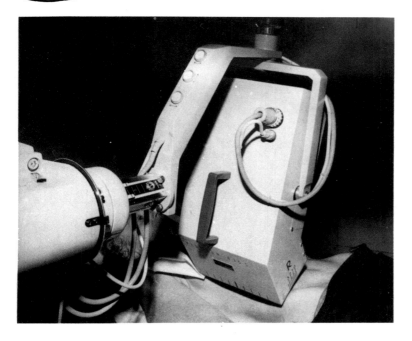

Abb. 5-3. Longitudinalschnitt durch den rechten Oberbauch mit mehr lateral aufgesetztem Schallkopf. Dadurch wird den gasgefüllten Darmschlingen und dem Rippenbogen ausgewichen, was häufig die Beurteilung von Leber, Gallenblase und rechter Niere erleichtert.

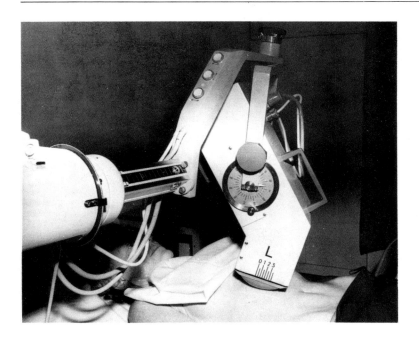

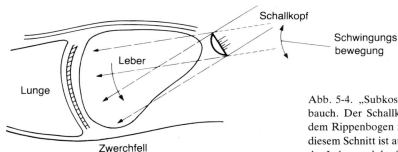

Abb. 5-4. „Subkostaler Schrägschnitt" im rechten Oberbauch. Der Schallkopf wird mit seiner Längsachse entlang dem Rippenbogen mit Neigung nach kranial eingestellt. Mit diesem Schnitt ist auch die Beurteilung der kranialen Anteile der Leber und des Zwerchfells möglich. Durch Veränderung der Neigung des Schallkopfes kann die gesamte Leber durchmustert werden.

Gerät wird dann – immer noch in Längsrichtung – nach rechts bewegt, um Leber, Gallenblase und Vena cava inferior darzustellen. Die Darstellung von Leber und Gallenblase gelingt oft leichter von mehr lateral, weil man damit der Kolonluft ausweicht. Schließlich ist es hilfreich, wenn der Patient durch Kontraktion des Zwerchfells im Sinne der Bauchatmung die Leber mehr abdominalwärts verschiebt.

Die Beurteilung der rechten Niere erfolgt von weiter lateral (Abb. 5-3). Zur Unterstützung kann die rechte Seite des Patienten auf einem Kissen gelagert werden.

Als nächste definierte Schnittrichtung sollte das Gerät so eingestellt werden, daß es entlang dem rechten Rippenbogen leicht nach kranial geneigt ist (Subkostalschnitt (Abb. 5-4). Mit diesem Schnitt werden die dorsalen Anteile Leber, das Zwerchfell und der Leberhilus (Querschnitt) dargestellt. Auch die Gallenblase kann jetzt in einer anderen Schnittrichtung untersucht werden. Dieser Schnitt stellt praktisch schon einen

Querschnitt dar. Hier wird der Schallkopf definitionsgemäß so eingestellt, daß die rechte Seite des Patienten am linken und die linke am rechten Bildrand erscheint. Der Betrachter blickt also von kaudal auf den Schnitt.

Als nächste Schnittebene empfiehlt es sich, den Schallkopf etwa in derselben Richtung zu belassen, seine Schallrichtung jedoch kaudalwärts zu richten und dann das Schallfeld als ganzes etwas nach kranial zu verschieben (Abb. 5-5). So wird die gute Schalleitung der Leber ausgenutzt und der Magenluft ausgewichen, um das Pankreas darzustellen. Um intra- oder retroperitoneale Prozesse im übrigen Bauchraum auszuschließen, wird dann mit senkrecht gestelltem Schallkopf das Abdomen in der Quer- und Längsstellung durchfahren. Die Ileozökalregion und die Organe des Unterbauches (z. B. Uterus-

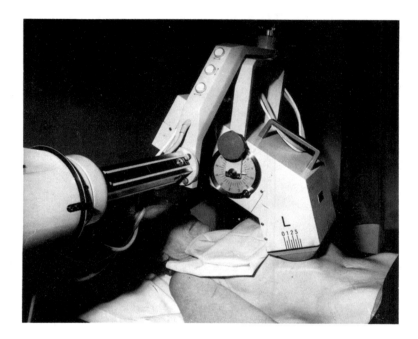

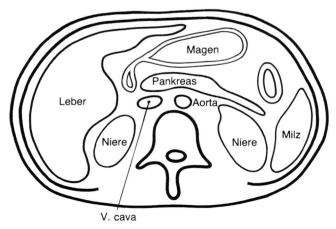

Abb. 5-5. Darstellung des Pankreas. Der Schallkopf ist fast quer, etwas von rechts nach links kranial verlaufend, aufgesetzt. Er ist nach kaudal geneigt, damit die Schallwellen durch die Leber hindurch die Pankreasregion erreichen. Der Schallkopf wird meistens noch im Thoraxbereich aufgesetzt und dann nach kaudal verschoben.

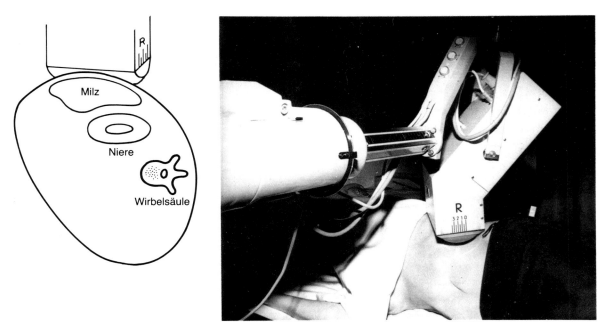

Abb. 5-6. Darstellung von Milz und linker Niere. Am besten gelingt dies in Rechtsseitenlage des Patienten, der den linken Arm über den Kopf hebt. Der Schallkopf wird parallel zu den Interkostalräumen kaudal geneigt aufgesetzt und von kranial nach kaudal verschoben.

myome, Ovarialzysten, Harnentleerungsstörungen) bedürfen besonderer Aufmerksamkeit. Ringförmige Strukturen können Hinweise auf infiltrierte Darmschlingen geben.

Zur Untersuchung der Milz wird der Patient in Rechtsseitenlage gebracht. Der linke Arm soll über den Kopf genommen werden, damit die Rippen mehr auseinanderweichen. Der Schallkopf wird in Richtung der Interkostalräume etwas kaudal geneigt, von kranial nach kaudal geführt, bis Milz und linke Niere im Bild erscheinen (Abb. 5-6). Die Darstellung der linken Niere kann oft etwas verbessert werden, wenn der Schallkopf mehr nach medial geführt wird. Definitionsgemäß wird der Schallkopf so eingestellt, daß der obere Pol der Organe auf dem Bild links erscheint. Sowohl bei der Untersuchung der linken als auch der rechten Niere sollten die Organe auch mit Querschnitten untersucht werden.

Zusätzlich oder bei schlechter Darstellbarkeit kann die Untersuchung der Nieren auch in Bauchlage versucht werden. Durch ein unter das Abdomen gelegtes hartes Kissen oder eine Rolle wird die Lendenlordose verringert. Die größte Längsausdehnung der Nieren erhält man meist entsprechend dem Psoasverlauf in etwas schräg nach unten außen verlaufendem Längsschnitt. Querschnitte können weitere Informationen geben.

Untersuchung mit Compound-Scan-Geräten

Mit dieser Methode können Querschnitte durchgeführt werden, die den ganzen Körper umfassen. Bei der Leberuntersuchung beginnt man mit dem sog. „Sektor-Scan" (Abb. 2-20 b).

Der Schallkopf wird etwa in der Mitte unterhalb des Rippenbogens angesetzt und mit einer Schwenkbewegung in der Sagittalebene können Leber und Zwerchfell erfaßt werden. Diese Bewegungen werden in Intervallen von etwa 1 cm von der Mitte aus zur rechten Flanke hin wiederholt. Es erscheint dann auch die rechte Niere im Bild. Es kann gelegentlich schwierig sein, die Gallenblase zu lokalisieren.

Es erfolgen dann auch Querschnitte, die ebenfalls vom Xiphoid bis zur Appendixgegend in Abständen von 1 cm durchgeführt werden können. Für die Darstellung von Pankreas, Milz und Nieren kann die Untersuchungsrichtung ähnlich wie bei der Untersuchung mit dem Echtzeit-Gerät variiert werden.

6. Diagnostische Kriterien und Elementarphänomene bei der abdominellen Sonographie

Diagnostische Kriterien

Eine Übersicht über die diagnostischen Kriterien, die bei der Untersuchung der Abdominalorgane erfaßbar sind, gibt Tab. 6-1. Die Beurteilung von Form und Kontur der Organe ist vor allem bei solchen mit einer Bindegewebskapsel (Leber, Milz, Nieren) wichtig. Abweichungen von der normalen Kontur können bereits auf pathologische Prozesse hinweisen (5).

Tab. 6-1. Diagnostische Möglichkeiten bei der abdominellen Sonographie (5).

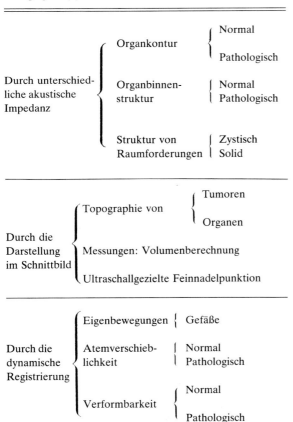

Jedes Organ hat ein charakteristisches sonographisches Echomuster, dessen Veränderung für bestimmte pathologische Prozesse spezifisch sein kann (4). Am leichtesten gelingt natürlich die Unterscheidung zwischen festen Geweben und Flüssigkeiten. Die sichere Unterscheidung dieser beiden Zustandsformen ist in bis zu 98% der Fälle möglich (1).

Sonographisch können natürlich auch die Topographie der Organe und pathologische Strukturen beurteilt werden. Die Lokalisation pathologischer Prozesse kann allerdings gelegentlich Schwierigkeiten bereiten, wenn ihre Organzugehörigkeit nicht eindeutig festgestellt werden kann oder für die Orientierung wichtige Strukturen (Gefäße) nicht eindeutig zu identifizieren sind.

Natürlich kann sonographisch auch die Größe der Organe bestimmt werden. Exakte volumetrische Bestimmungen sind an verschiedenen Zentren ausgearbeitet worden (s. Kap. über die einzelnen Organe!). Die genaue Lokalisierbarkeit von Organen und pathologischen Prozessen ist von Vorteil für die Feinnadelpunktion.

Der Vorteil von Geräten, die nach dem Echtzeit- oder Time-Motion-Prinzip arbeiten, liegt darin, daß die Beweglichkeit der untersuchten Organe registriert werden kann. Pulsationsbewegungen erlauben die Unterscheidung von Arterien und Venen. Aus den atemabhängigen Kaliberschwankungen der Vena cava können Rückschlüsse auf die Herzfunktion gezogen werden. Abnormale oder eingeschränkte Verschieblichkeit von Organen kann Hinweise auf pathologische Veränderungen geben. Hinweise auf Malignität ergeben sich, wenn normalerweise bewegliche Organe durch sonographisch sichtbare Prozesse fixiert sind.

6. Diagnostische Kriterien und Elementarphänomene

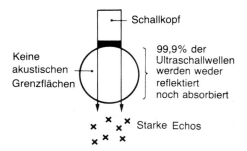

Abb. 6-1. Schematische Darstellung des Transmissionsphänomens.

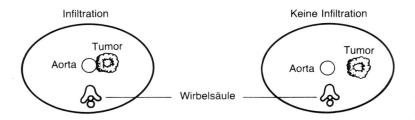

Abb. 6-2. Die gut abgrenzbare „Silhouette" des Tumors im rechten Bild spricht gegen ein Infiltration in die Aorta.

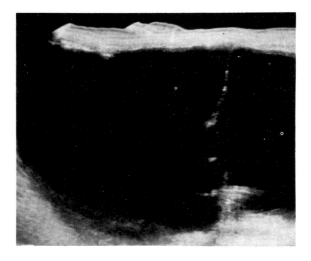 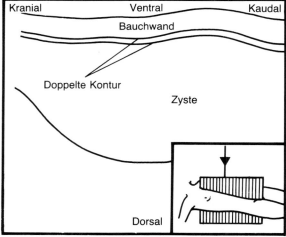

Abb. 6-3. Schema der doppelten Kontur, die von einer Kapsel umgebene Flüssigkeitsansammlungen aufweisen können. Das sonographische Bild zeigt eine große Ovarialzyste im Längsschnitt.

Die Sonographie kann natürlich nicht die Histologie ersetzen, doch gibt es Kriterien, die für Malignität sprechen. So kann bei manchen raumfordernden Prozessen aus der Kontur und dem Echomuster wie bei der makroskopischen Betrachtung solcher Knoten auf die Bösartigkeit geschlossen werden (3).

Sonographische Elementarphänomene

Es gibt einige sonographische Phänomene, die häufig sind und spezifische Aussagen erlauben.

Transmissionsphänomene

Darunter wird die Erscheinung verstanden, daß Schallwellen in Strukturen, die keine Grenzflächen enthalten, so z. B. in Flüssigkeiten, ohne Abschwächung fortgeleitet werden. Sie erzeugen dann hinter diesen Strukturen im Vergleich mit dem umgebenden Gewebe verstärkte Echos (Schallverstärkung, Rückwandechos) (Abb. 6-1).

Tab. 6-2. Sonographische Charakteristika zystischer, solider und gemischter Tumoren.

Zystische Tumoren (einfache Zyste):	Echofrei (auch bei großer Verstärkung) Glatt begrenzt Dorsale Schallverstärkung positiv
Solide Tumoren (Karzinome):	Echoreich Glatt oder unscharf begrenzt Dorsale Schallverstärkung fast immer negativ
Gemischte Tumoren (Abszesse):	Echofrei bei niedriger Verstärkung Echoreich bei großer Verstärkung Dorsale Schallverstärkung positiv Glatt begrenzt

Schallschatten

Hinter Materie mit hoher akustischer Impedanz gegenüber dem umgebenden Medium (Gallenblasenkonkremente, Knochen im Muskel, etc.) treten „dunkle" Zonen auf. Sie kommen dadurch zustande, daß der größte Teil der Schallwellen an diesen Strukturen reflektiert wird (dorsale Schallauslöschung).

Begrenzung raumfordernder Prozesse

Tumoröse Strukturen, die unregelmäßig oder gar unscharf begrenzt sind (Krebsfüßchen), sind dringend verdächtig, auch bösartig zu sein. Benigne Tumoren, wie beispielsweise Lipome, weisen meist eine glatte Begrenzung auf. Dies bedeutet jedoch nicht, daß glatt begrenzte Prozesse immer gutartig sind.

Sonographische Silhouette

Ähnlich wie in der Radiologie kann auch in der Sonographie die von anderen Strukturen gut abgrenzbare Silhouete einer Läsion Hinweise auf ihre Dignität geben (2). So kann beispielsweise aus der guten Abgrenzbarkeit einer tumorösen Struktur von einem Gefäß geschlossen werden, daß keine Infiltration besteht (Abb. 6-2).

Zeichen der Doppelkontur

Abgekapselte Flüssigkeitsansammlungen in relativ schmalen Räumen (Empyeme, Hämatome zwischen Milz und Bauchwand, etc.) erzeugen sonographisch eine doppelte Echolinie. Sie entspricht der Wand des benachbarten Organs und der Kapsel der Flüssigkeitsansammlung. Eine Unterbrechung der inneren Kontur kann den Verdacht auf die Ruptur eines abgekapselten Prozesses bzw. auch eines Hämatoms (z. B. Milzhämatom) aufkommen lassen (Abb. 6-3).

48 6. Diagnostische Kriterien und Elementarphänomene

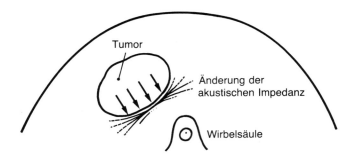

Abb. 6-4. Schema des Kompressionszeichens.

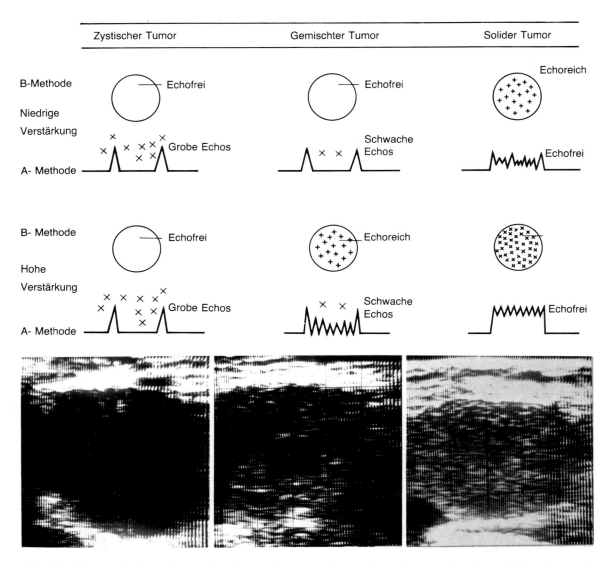

Abb. 6-5. Schematische Darstellung und entsprechende sonographische Bilder erkennbarer Strukturen. Links: Zyste (echofrei); Mitte: Tumor mit zystischen Anteilen (Ovarialkarzinom); Rechts: Solider Tumor (Uterusmyom).

Kompressionszeichen

Gewebe kann durch benachbarte Tumoren komprimiert werden und dadurch eine Änderung seiner akustischen Impedanz zeigen. Es entstehen so grobe Echos (Abb. 6-4, Tab. 6-2).

In Tab. 6-2 wird eine Übersicht über die Grundtypen der sonographisch erkennbaren Gewebestruktur gegeben. Sie lassen sich unter Berücksichtigung dieser Kriterien in den meisten Fällen unterscheiden. Die gemischten Strukturen weisen nur bei hohen Intensitäten Echos auf. Bei niedriger Echointensität scheinen sie echofrei (Beispiele s. Abb. 6-5).

Literatur

(1) BIRNHOLZ, J. C.: Sonic differentiation of cyst and homogeneous solid masses. Radiology *108:* 699 (1973).
(2) FREIMANIS, A. K., M. W. ASHER: Development of diagnostic criteria in Echographic study of abdominal lesions. Amer. J. Roentgenol. *108:* 747 (1970).
(3) RETTENMAIER, G.: Sonografischer Oberbauchstatus. Internist *17:* 549 (1976).
(4) SCHNEEKLOTH, G., TH. FRANK, G. ALBERS: Anwendungsmöglichkeiten des Ultraschallecholotverfahrens für Abdomen und Schilddrüsse. Internist. Prax. *16:* 783 (1976).
(5) WEITZEL, D., H. STOPKUCHEN, G. ALZEN: Diagnostik mit Ultraschallschnittbildern in der Pädiatrie. Electromedica *3:* 101 (1973).

7. Sonographie der Leber

Einführung

Es ist bekannt, daß auch schwere chronische Leberschäden nur diskrete klinische und laborchemische Zeichen verursachen können. Die indirekten Untersuchungsmethoden wie Röntgen und Szintigraphie haben in bezug auf die Beurteilung des Zustandes der Leber nur geringe Aussagekraft oder sind mit einer hohen Fehlerquote belastet. Laparoskopie und Biopsie ermöglichen zwar eine exakte morphologische Diagnostik, sind aber invasive Methoden.

Durch die Einführung der Sonographie wurde es möglich, die Leber ohne Vorbereitung und Belästigung des Patienten zu beurteilen und umschriebene oder schwere diffuse Veränderungen zu erkennen.

Indikationen für die Sonographie der Leber

Hauptindikationen für eine sonographische Leberuntersuchung sind (1):
- Bestimmung der Lebergröße.
- Ikterus ungeklärter Genese.
- Tastbarer Tumor im rechten Oberbauch.

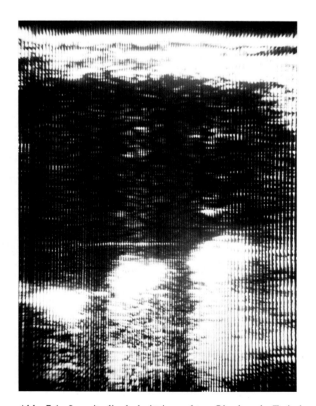
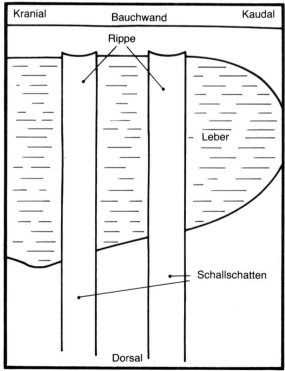

Abb. 7-1. Longitudinalschnitt im rechten Oberbauch. Zwischen den Schallschatten der Rippen ist Leberparenchym sichtbar.

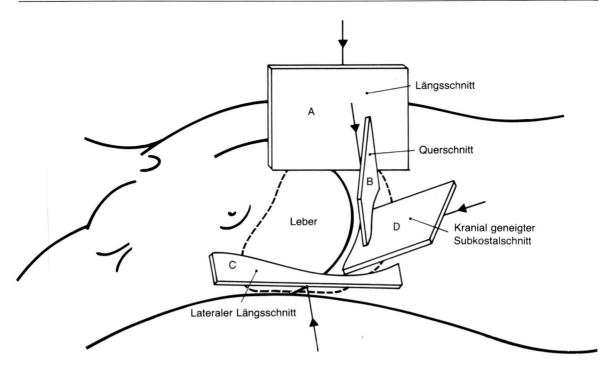

Abb. 7-2. Schematische Darstellung repräsentativer Schnittebenen für die Untersuchung der Leber.

- Ausschluß eines raumfordernden Prozesses in der Leber.
- Verdacht auf schweren diffusen Leberparenchymschaden.
- Ultraschallgezielte Feinnadelpunktion.
- Aszites.

Schwierigkeiten bei der Untersuchung der Leber

Da die Leber, insbesondere der rechte Lappen, die Zwerchfellkuppel ausfüllt und so bereits im Thoraxraum liegt, wird sie von den Rippen, teilweise auch von Lunge überlagert. Erschwerend kann sich auswirken, daß sie bei Meteorismus und Adipositas auch mit ihrem kaudalen Rand oberhalb des Rippenbogens steht. Auch ein Chilaiditi-Syndrom, bei dem das Kolon zwischen Leber und Zwerchfell liegt, kann die Beurteilung sehr erschweren.

Grundsätzlich kann die Leber mit der A- und B-Methode untersucht werden (2, 3). Mit dem A-Scan können die kranialen Teile der Leber besser beurteilt werden, weil die Untersuchung aus einem Interkostalraum in beliebiger Richtung erfolgen kann. Eine Beurteilung der Gewebestruktur ist mit diesem Verfahren jedoch nicht möglich (2). Mit dem B-Scan ist dies gegeben; die komplette Untersuchung, vor allem des rechten Leberlappens kann mit dieser Methode jedoch schwierig sein (Abb. 7-1). Im allgemeinen wird der Erfahrene durch verschiedene Schnittrichtungen, vor allem auch von subkostal, die Leber als Ganzes gut beurteilen können.

Untersuchungstechnik mit der Echtzeit-Methode

Für die Untersuchung der Leber empfiehlt es sich, nach der Systematik von RETTENMAIER (4) vorzugehen:
Subkostale Schnitte:
 Längsschnitte,
 Querschnitte,
 Kranial geneigte Schnitte.
Interkostale Schnitte:
 Längsschnitte,
 Parallelschnitte (zu den Rippen).

Subkostale Untersuchung

Durch die Untersuchung der Leber mit Aufsetzen des Schallkopfes unterhalb des Rippenbogens wird den durch die Rippen verursachten Schwierigkeiten ausgewichen. Der Patient liegt in Rückenlage und die den Rippenbogen unterragenden Anteile der Leber werden erst im Längsschnitt untersucht. Besonders der im Epigastrium gelegene Anteil des linken Leberlappens kann dann mit Querschnitten beurteilt werden. Schließlich wird der Schallkopf unterhalb des rechten Rippenbogens zum kranial geneigten Subkostalschnitt angesetzt (Abb. 7-2). Der subkostal gelegene Anteil der Leber kann vergrößert werden, wenn man den Patienten einatmen und/oder den Bauch vorwölben läßt.

Längsschnitte

Die Ebene A in Abb. 7-2 repräsentiert einen typischen Längsschnitt. Der Schallkopf wird im Epigastrium etwa in der Mittellinie in Längsrichtung aufgesetzt und dann nach lateral verschoben. Die Leber erscheint als Dreieck mit der Basis zur linken Bildseite, also kranial (Abb. 7-3). Zum oberen Bildrand hin liegt die Ventralfläche der Leber, unten die Dorsalfläche.

Etwa 2 cm links von der Mittellinie läßt sich so die größte Ausdehnung des linken Leberlappens darstellen. Darunter ist die Aorta sichtbar, die schräg von dorsal nach ventral verläuft. In dieser Position können auch die Hauptäste der Aorta in diesem Bereich (Truncus coeliacus, Arteria mesenterica superior) gesehen werden. Ventral der Aorta, praktisch parallel zu ihr verlaufend, stellt sich meist die Vena mesenterica superior dar. Etwa 2 cm rechts der Mittellinie erscheint hinter der Leber die Vena cava inferior. Sie verläuft im Gegensatz zur Aorta mehr horizontal. Bei etwas mehr von lateral einstrahlendem Schallkopf läßt sich ventral der Vena cava in einem echoreichen Bezirk die in die Leber eindringende Pfortader als echofreier Punkt darstellen. Ventral und meist etwas medial am unteren Leberrand erscheint dann die Gallenblase.

Zusammenfassend lassen sich bei der Längsschnittuntersuchung der Leber folgende Strukturen erkennen:

Linker Leberlappen:
 Das Dreieck des linken Leberlappens.

Die Aorta, die schräg von dorsal kranial nach ventral kaudal zieht. Sie soll normalerweise echofrei und glatt begrenzt sein. Die Abgänge der großen Arterien sind bei guten Untersuchungsbedingungen sichtbar.

Die Pulsationen der Aorta können erkannt werden.

Ventral der Aorta verläuft die Vena mesenterica superior als echofreies Band.

Der Zusammenfluß dieser Vene mit der Milzvene wird durch eine keulenförmige Auftreibung an ihrem kranialen Ende repräsentiert.

Die Wirbelsäule liegt dorsal der Aorta. Meist sind die Auftreibungen der Bandscheiben erkennbar.

Luft im Magen mit entsprechendem Schallschatten.

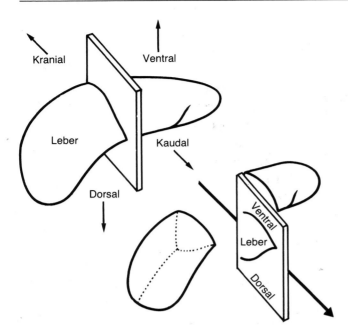
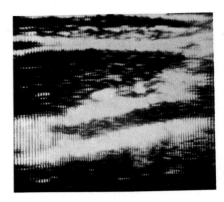

Abb. 7-3. „Entstehung" eines sonographischen Längsschnittbildes der Leber.

Das Pankreaskorpus zwischen Aorta und Dorsalfläche der Leber (Abb. 7-4 bis 7-7).

Rechter Leberlappen:
Das Dreieck des rechten Leberlappens.

Der Lobus caudatus, der manchmal die Vena cava imprimiert.

Die extrahepatische Pfortader, die je nach Schnittrichtung (Abb. 7-4) als echofreier runder oder ovaler Bezirk ventral der Vena cava inferior unter dem rechten Leberlappen erscheint.

Die intrahepatische Pfortader, die gelegentlich U-förmig verläuft.

Die Lebervenen, die als echofreie Bänder ohne Bindegewebssaum unter Volumenzunahme vom Leberhilus weg verlaufen. Bei guten Untersuchungsbedingungen bzw. bei Lebervenenstauung lassen sich ihre Einmündungen in die Vena cava registrieren.

Die Vena cava ist als horizontal verlaufendes echofreies Band an den atemabhängigen Kaliberschwankungen erkennbar.

Die Gallenblase stellt sich als runder oder ovaler echofreier Bezirk unter der dorsalen Fläche des rechten Leberlappens mit Schallverstärkung dar.

Der Pankreaskopf liegt meist zwischen Vena cava und dorsaler Leberfläche. Die Vena lienalis bzw. die Pfortader ist meist quer getroffen, dorsal und kranial vom Pankreaskopf sichtbar.

Der normale Ductus choledochus ist häufig sichtbar. Ein dilatierter Ductus choledochus kann im allgemeinen als echofreies Band ventral der Vena cava inferior und der Pfortader dargestellt werden.

Bei extrahepatischem Gallengangsverschluß sind die intrahepatischen Gallenwege als echofreie Gefäße mit Kaliberzunahme zum Leberhilus hin zu sehen. Sie weisen wie die Lebervenen keinen reflexreichen Saum auf, haben aber weniger einen glatt geschwungenen als einen „knorrigen" Verlauf.

Luft in Duodenum überlagert mit ihrem Schallschatten oft den Pankreaskopf.

Der rechte Vorhof mit der Einmündung der Vena cava kann bei vielen Patienten gesehen werden.

Das Zwerchfell zeigt grobe Echos, die als helles Band die Leber nach kranial begrenzen (Abb. 7-8 bis 7-13).

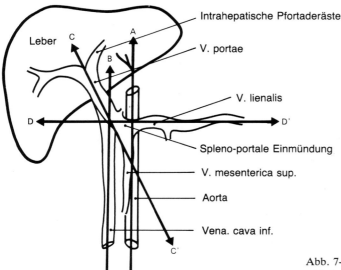

Abb. 7-4. Schema des Leberhilus mit der Projektion verschiedener Schnittebenen.

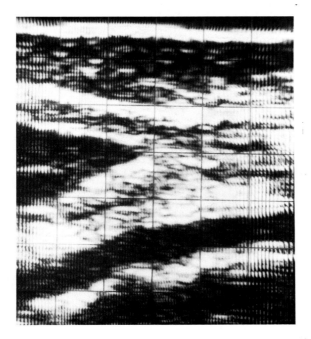

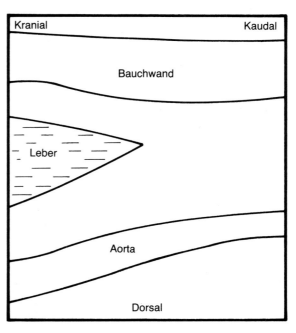

Abb. 7-5. Longitudinalschnitt durch den Oberbauch, der Ebene A von Abb. 7-2 entsprechend. Der linke Leberlappen erscheint als Keil, die Aorta als nach kaudal ventral ziehendes Band.

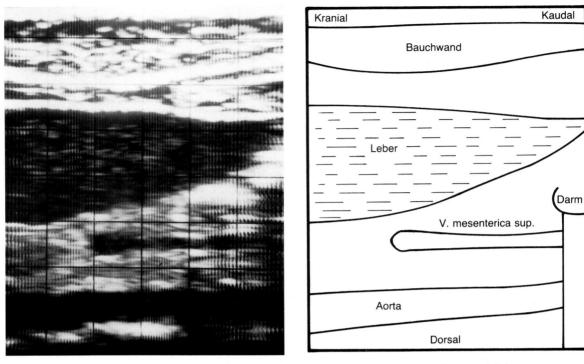

Abb. 7-6. Etwa gleiche Schnittebene wie in Abb. 7-5. Ventral der Aorta ist die V. mesenterica sup. sichtbar.

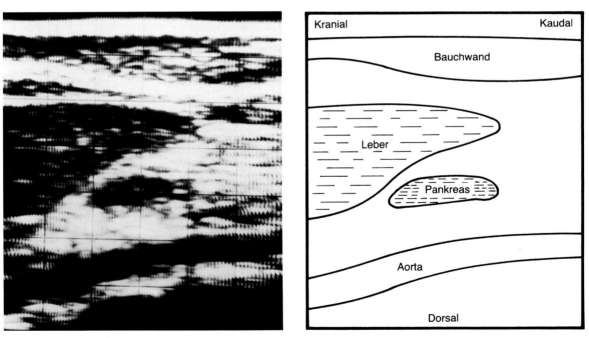

Abb. 7-7. Auf dem Longitudinalschnitt durch den Oberbauch in der Ebene der Aorta ist zwischen ihr und dem linken Leberlappen das Pankreas im Querschnitt sichtbar.

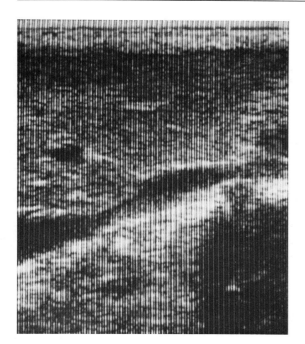 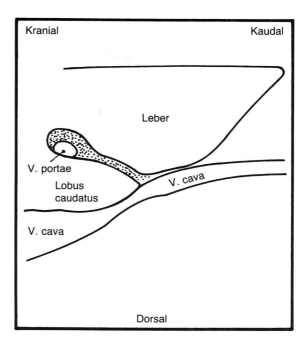

Abb. 7-8. Rechter Leberlappen im Longitudinalschnitt. Die quergeschnittene Pfortader ist im Leberhilus als echofreier Punkt sichtbar. Der dorsal davon erscheinende Lobus caudatus imprimiert die V. cava.

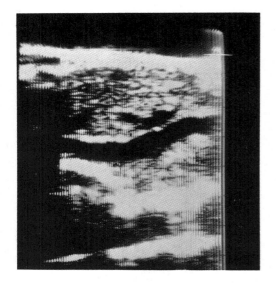 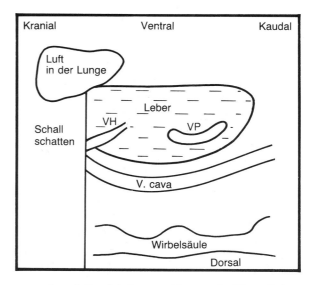

Abb. 7-9. Longitudinalschnitt durch den rechten Oberbauch etwas von lateral. Der Schnitt entspricht etwa der Ebene B der Abb. 7-4. Die V. portae (VP) erscheint bogenförmig, weil sie schräg angeschnitten ist. Im kranialen Anteil der Leber ist eine kaliberstarke Vena hepatica (VH) sichtbar, die in Richtung der längs geschnittenen V. cava zieht.

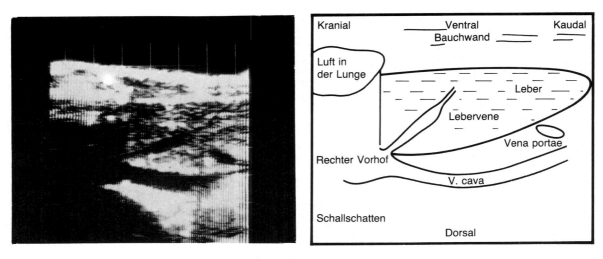

Abb. 7-10. Etwa gleiche Schnittebene wie in Abb. 7-10. Es sind die Pfortader, eine Lebervene und die V. cava getroffen.

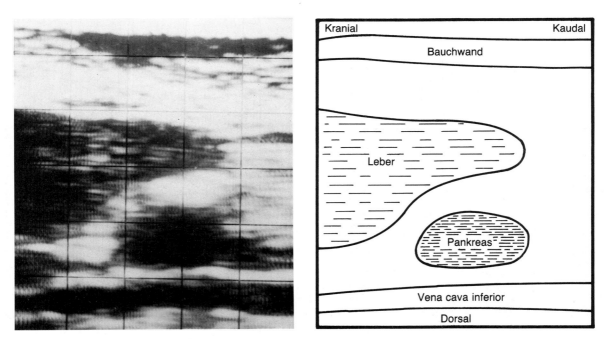

Abb. 7-11. Schnittebene B der Abb. 7-4. Vergrößerter Pankreaskopf, der eine konkave Impression des rechten Leberlappens hervorruft.

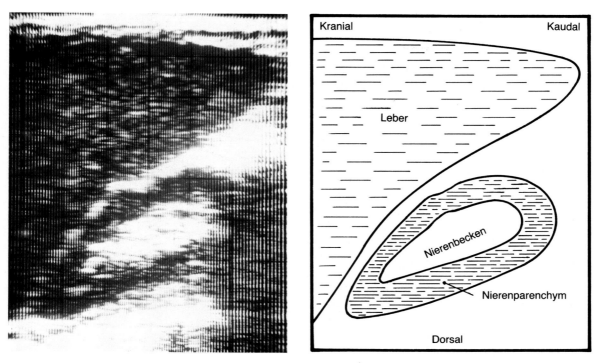

Abb. 7-12. Lateraler Longitudinalschnitt durch den rechten Oberbauch. Dorsal der Leber erscheint die rechte Niere.

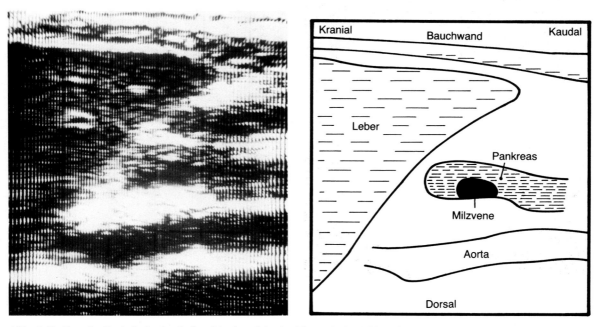

Abb. 7-13. Longitudinalschnitt durch den Oberbauch in der Ebene A der Abb. 7-4. Zwischen Aorta und linkem Leberlappen erscheint das quer geschnittene Pankreaskorpus. An der Dorsalfläche des Pankreas ist die quer geschnittene Milzvene sichtbar.

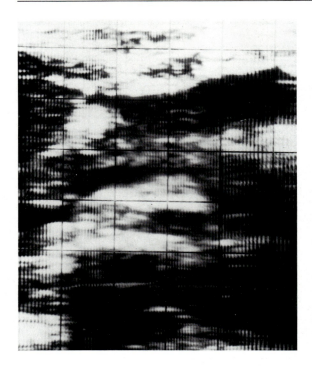
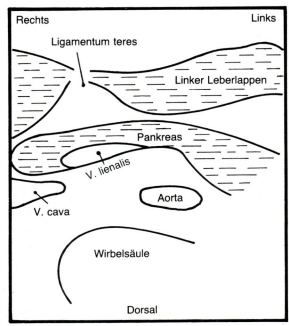
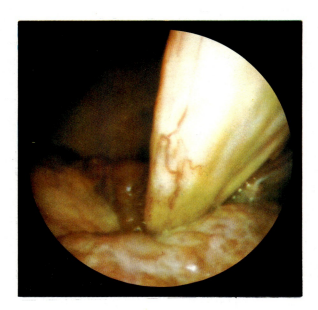

Abb. 7-14. Querschnitt durch den Oberbauch von kranial, so daß die Leber in der Ebene D der Abb. 7-4 getroffen ist. Die durch das Lig. teres markierte Grenze zwischen dem rechten und linken Leberlappen ist sichtbar. Links: laparoskopisches Bild der Ligg. teres und falciforme.

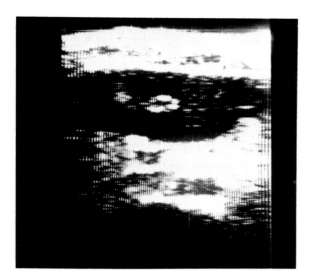 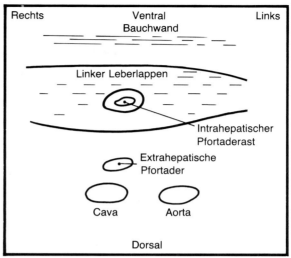

Abb. 7-15. Querschnitt durch den Oberbauch etwa in Ebene D der Abb. 7-4. Das runde Echo mit dem zentralen echofreien Areal im linken Leberlappen entspricht dem linken Hauptast der Pfortader mit den ihn umgebenden bindegewebigen Strukturen

Querschnitte

Die Ebene B in Abb. 7-2 stellt einen repräsentativen Querschnitt dar. Der Schallkopf wird in kranio-kaudaler Richtung verschoben, um die so sichtbaren Teile der Leber zu beurteilen. Diese Schnittrichtung erlaubt eine Beurteilung der Kontur der Leberoberfläche und des Winkels, den die Ventral- und Dorsalflächen des linken Leberlappens bilden. Das Ligamentum falciforme, das die beiden Leberlappen trennt, ist im allgemeinen als reflektierendes Band erkennbar (Abb. 7-14). Bei weiter nach kaudal reichendem linken Leberlappen können mit diesem Schnitt auch das Pankreas, die Aorta und die Vena cava beurteilt werden (Abb. 7-15).

Longitudinalschnitt von lateral

Diese Schnittebene ist in Abb. 7-2 als Ebene C dargestellt. Der Schallkopf wird in Längsrichtung auf die rechte Flanke aufgesetzt (Abb. 5-3, S. 40). Mit diesem Schnitt werden der rechte Leberlappen und die Leberkuppel von lateral her untersucht. Das Leberparenchym erscheint zwischen den „Fenstern" der Rippenschatten (Abb. 7-1). Durch Einatmen läßt sich ein größerer Anteil der Leber aus dem Thoraxraum herausbringen. Außerdem können die in Ruhe durch die Rippenschatten verdeckten Leberbezirke durch die Verschiebung bei der Atmung beurteilt werden. Die Gallenblase läßt sich in dieser Schnittebene meist besser darstellen als bei der Längsschnittuntersuchung von ventral her. Auch die rechte Niere kann in diesem Schnitt beurteilt werden. Gelegentlich verbessert sich ihre Abgrenzbarkeit bei Einatmung, weil der Schall durch die tiefertretende Leber besser geleitet wird.

Die kranialen Abschnitte der Leber können vergleichsweise schlecht beurteilt werden, weil sie schon vom Lungengewebe des Zwerchfellrippenwinkels überlagert sind. Dies gilt natürlich nicht bei Patienten mit Pleuraerguß, weil hier der Schall gut geleitet wird. Die Ausbeute in dem lateralen Longitudinalschnitt wird verbessert, wenn der Patient – am besten auf einem Kissen – etwas in Linksseitenlage gebracht wird.

Kranial geneigter Subkostalschnitt

Dieser Schnitt ist in Abb. 7-2 als Ebene D dargestellt. Die Neigung des Schallkopfes beträgt etwa 45° (s. Abb. 5-4, S. 41). Wie bei einem reinen Querschnitt entspricht der linke Bildrand der rechten Seite des Patienten und der rechte Bildrand der linken. Die kranialen und dorsalen zwerchfellnahen Anteile der Leber können beurteilt werden.

Auch hier sollen die mit dieser Schnittführung erkennbaren Strukturen stichwortartig zusammengefaßt werden:

Das Zwerchfell stellt sich als konkaves Band grober Echos dar, das die Leberkuppel begrenzt. Die Beurteilung der Atembewegungen des Zwerchfells ist möglich.

Der Leberhilus ist mit der Pfortader und ihren Verzweigungen, insbesondere in einen rechten und linken Hauptast sichtbar. Die Pfortader und ihre Äste sind im Gegensatz zu den Lebervenen und intrahepatischen Gallengängen von einem hellen, reflektierenden Saum umgeben. Das Kaliber der Pfortaderäste nimmt im Gegensatz zu den Lebervenen zur Peripherie hin, also meist kranialwärts ab.

Der dilatierte Ductus choledochus stellt sich als echofreier runder Bezirk ventral der Pfortader dar (65).

Die Gallenblase erscheint in Blickrichtung links kranial vom Leberhilus, meist von links oben nach rechts unten verlaufend.

Die intrahepatischen Gallenwege sind sichtbar, wenn sie dilatiert sind, und stellen sich als Ansammlung punktförmiger und streifiger echofreier Bezirke dar.

Die Vena cava inferior erscheint als echofreier Bezirk im posterosuperioren Anteil des rechten Leberlappens.

Die strahlenförmige Einmündung der Lebervenen in die kraniale Vena cava inferior kann sich darstellen.

Die Leber kann in verschiedene Zonen eingeteilt werden:
eine dorsale inferiore,
eine dorsale superiore, die auch den Lobus caudatus enthält,
eine mittlere Zone mit der Gallenblase und dem Lobus quadratus der Leber sowie dem linken Leberlappen.

Das Herz (die rechten Herzhöhlen) kann man bei schlanken Patienten als gut schalleitende, pulsierende Struktur, z. T. mit den Klappen sehen.
(Abb. 7-16 bis 7-22).

Untersuchung mit Interkostalschnitten

Diese Schnitte entsprechen den schon subkostal beschriebenen Längsschnitten im Bereich der Rippen (Abb. 7-23 bis 7-25).

Untersuchungstechnik mit der Echtzeit-Methode

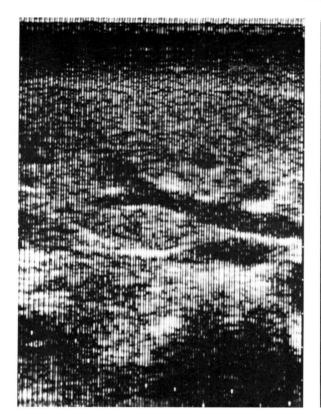
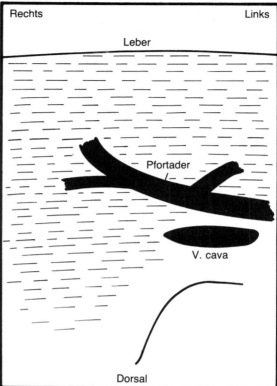

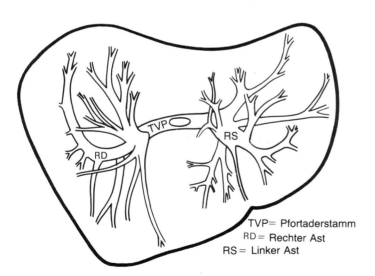

Abb. 7-16. Leberhilus im kranial geneigten Subkostalschnitt. Ventral der V. cava ist die Aufzweigung der V. portae sichtbar. Daneben Schema der Pfortaderaufzweigung.

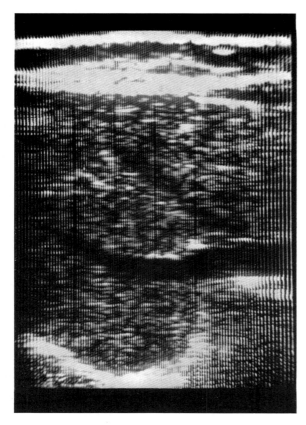
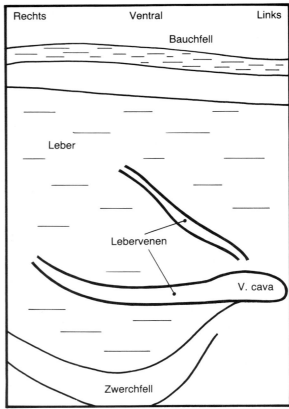
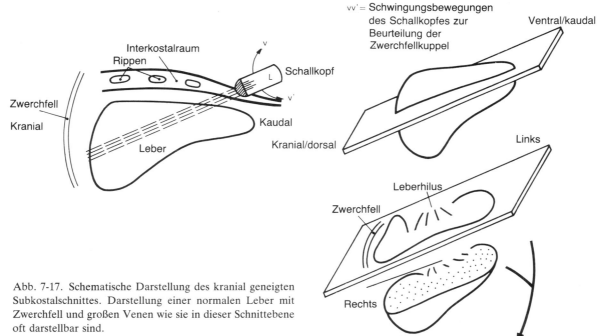

Abb. 7-17. Schematische Darstellung des kranial geneigten Subkostalschnittes. Darstellung einer normalen Leber mit Zwerchfell und großen Venen wie sie in dieser Schnittebene oft darstellbar sind.

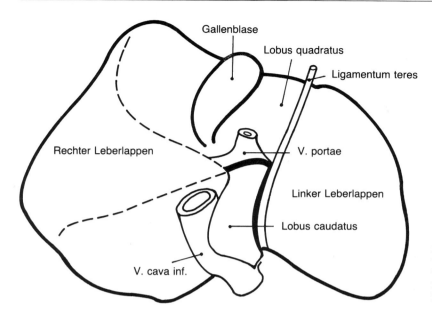

Abb. 7-18. Schema des Reliefs der Dorsalfläche der Leber. In Subkostalschnitten lassen sich meist mehrere der dargestellten anatomischen Einzelheiten identifizieren.

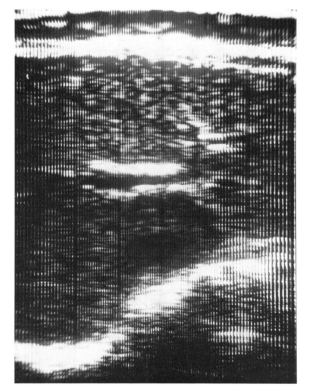 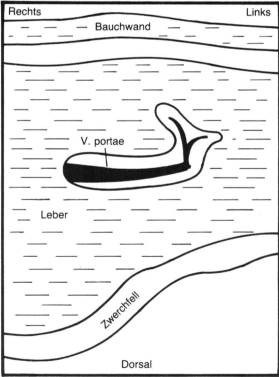

Abb. 7-19. Normale Leber im subkostalen Schrägschnitt. Der Leberhilus mit Pfortader ist quer getroffen.

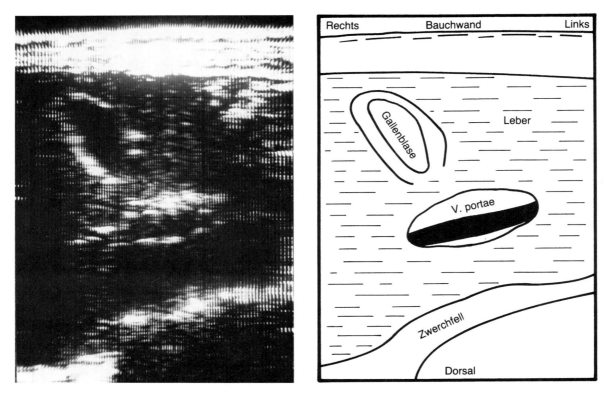

Abb. 7-20. Leberpforte im subkostalen Schrägschnitt. Die Gallenblase stellt sich latero-ventral des Leberhilus dar.

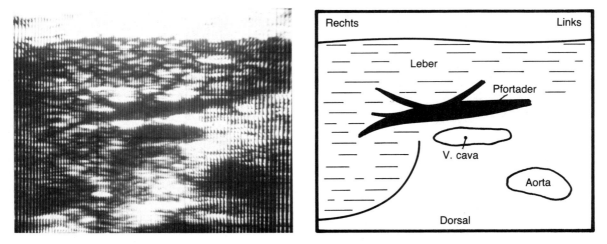

Abb. 7-21. Leberhilus mit Aufzweigung der Pfortader im subkostalen Schrägschnitt.

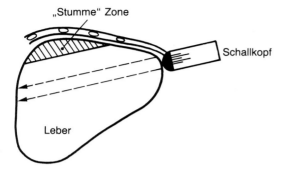

Abb. 7-22. Bei Anwendung des subkostalen Schrägschnittes ergibt sich eine „stumme" Zone im kranio-ventralen Bereich der Leber. Sie kann mit Interkostalschnitten untersucht werden.

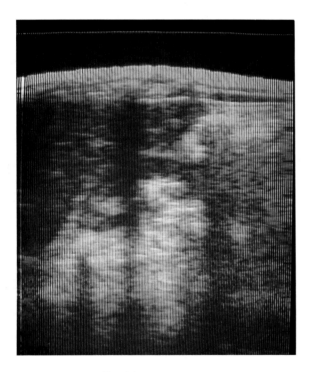

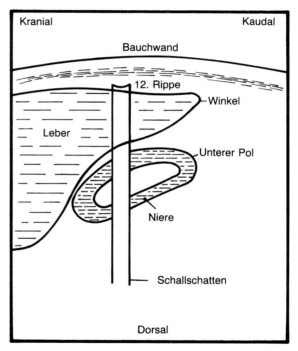

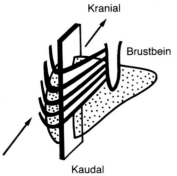

Abb. 7-23. Bild des rechten Leberlappens und der rechten Niere in einem interkostalen Längsschnitt mit dem entsprechenden Schema.

7. Sonographie der Leber

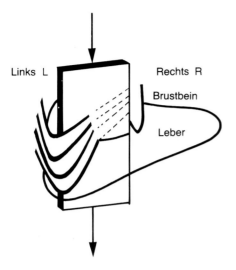

Abb. 7-24. Schema eines interkostalen Querschnittes. Der Schallkopf wird quer zur Körperlängsachse auf den Thorax aufgesetzt. Da die Rippen dabei schräg geschnitten werden, ergeben sich großflächige Schallschatten, so daß mit diesen Schnitten nicht sehr viel Information gewonnen werden kann.

Untersuchung mit der Compound-Scan-Methode

Die Leberuntersuchung mit der Compound-Scan-Methode (s. S. 22) ist prinzipiell zeitaufwendiger, weil immer wieder neue Schnitte aufgebaut werden müssen. Nach Einführung der Grauabstufung durch KOSSOF (7) erreicht die Auflösung dieser Geräte wenige Millimeter. Auch hier wird die Untersuchung mit Längs- und Querschnitten durchgeführt.

Längsschnitte

Der Schallkopf wird im Epigastrium aufgesetzt und mit einer Schwenkbewegung von kranial nach kaudal geführt. Man erhält so einen Schnitt durch einen Sektor der Leber (Sektor-Scan) (8). Die Leber stellt sich als Keil dar. Da

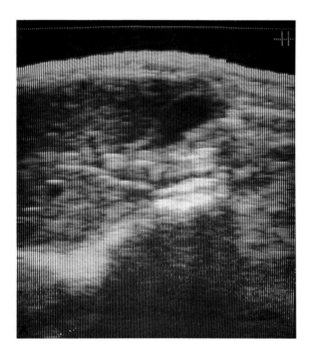
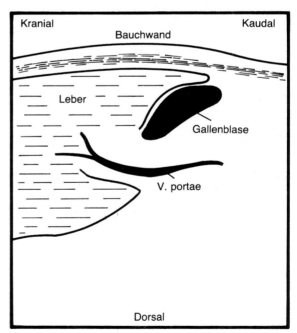

Abb. 7-25. Longitudinalschnitt des rechten Oberbauchs etwas von lateral. Die Pfortader ist längs geschnitten. Die Gallenblase stellt sich ventral der Pfortader dorsal und kranial des Leberrandes dar. (Durch geringfügige Drehung des Schallkopfes in Interkostalrichtung wurde den Rippenschatten ausgewichen.)

man mit dieser Technik keiner breiten Aufsetzfläche für den Schallkopf bedarf, stören die Rippen wenig, und es gibt praktisch keine „blinden" Zonen (Abb. 7-26).

Derartige Sektoren der Leber können durch Schnitte in Abständen von etwa 1 cm durch Weiterführen des Schallkopfes nach lateral erzeugt werden. Der Schallkopf wird dann auch in den Interkostalräumen aufgesetzt. Zwerchfellbewegungen können beurteilt werden, indem man Schnitte in In- und Exspirationsstellung anfertigt.

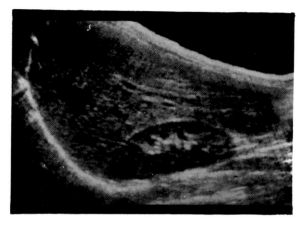 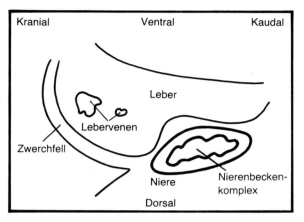

Abb. 7-26. Longitudinalschnitt im rechten Oberbauch mit einem Compound-Scan-Gerät. Der Schallkopf wird in einem Interkostalraum aufgesetzt und durch eine Schwenkbewegung kann ein großer Bezirk untersucht werden, ohne daß die Rippen stören.

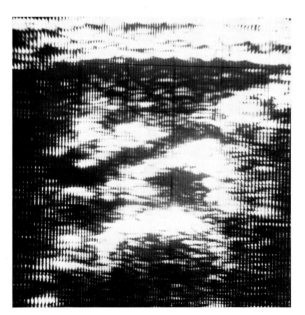 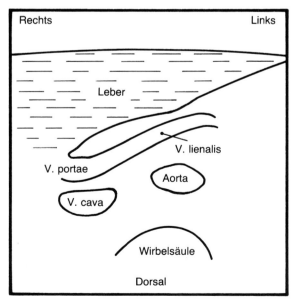

Abb. 7-27. Querschnitt durch den Oberbauch mit Darstellung der großen Gefäße (Echtzeitgerät).

Querschnitte

Mit dem Compound-Scan können komplette Körperquerschnitte erzeugt werden. Es kann so die Beziehung der Leber zu benachbarten Strukturen beurteilt werden. Da die Atembewegungen bei Querschnitten stärker stören als bei Längsschnitten, soll bei der Untersuchung mit Querschnitten der Atem angehalten werden (Abb. 7-27).

Grundlegende Befunde bei der Lebersonographie

Bei der Untersuchung der Leber mit verschiedenen Schnitten kann man folgende Parameter beurteilen:

Größe

Die Längsausdehnung der Leber wird in der MCL gemessen. Der kaudale Leberrand kann genau markiert werden. Wegen der Unschärfe durch Luftüberlagerung im sonographischen Bild wird die Leberkupel besser perkutiert. Die Längsausdehnung der Leber in der MCL sollte 12 cm nicht überschreiten. Bei entsprechender Tiefenausdehnung sind größere Werte sichere Anzeichen für eine Hepatomegalie, und es lassen sich so auch Größenveränderungen durch Kontrolluntersuchungen erfassen (Abb. 7-28 u. 7-29). Bei schlanken Menschen kann die Leber recht steil stehen, so daß trotz normaler Lebergröße die Ausdehnung in der rechten MCL 12 cm überschreitet.

Kontur

Es soll immer versucht werden, trotz möglicher Schwierigkeiten mit Luftüberlagerung durch die Lunge die kranialen Anteile der Leber zu beurteilen. Normalerweise paßt sie sich in ihrer Kontur der Zwerchfellkuppel an. Ihre Kontur kann jedoch auch in diesem Bereich durch raumfordernde Prozesse unregelmäßig werden.

Kaudal müssen die ventrale und dorsale Fläche der Leber beurteilt werden. Sie sind meist gerade oder leicht konvex, die Dorsalfäche gelegentlich auch konkav. Bei Vorliegen von Leberzirrhose oder von Metastasen kann sie unregelmäßig werden (Abb. 7-30). Die Dorsalkontur der Leber kann eine konkave Impression durch ein vergrößertes Pankreas aufweisen (Abb. 7-11 u. 9–14).

Winkel des Leberrandes

Der normale Winkel des Leberrandes beträgt ungefähr 30°. Bei Fettleber oder Leberzirrhose wird er stumpfer (Abb. 7-29 u. 7-31). In einer eigenen Auswertung von 20 Patienten mit histologisch gesicherter Fettleber fanden wir, daß der Winkel bei mäßiger Fettleber größer als 50°, bei schwerer Fettleber größer als 80° war. Natürlich wird der Leberwinkel auch durch tumoröse Prozesse oder zirrhotischen Umbau verändert. In letzterem Falle kann die Kontur eine sog. „Hunde-" oder „Delphin-Kopfform" annehmen (Abb. 7-32).

Charakteristik der Binnenechos

Größe der Einzelechos:

Fein: bei normaler Leber, leichter Fettleber oder chronischer Hepatitis.
Mittelgrob: charakteristisch für die mäßige Fettleber.
Grob: bei schwerer Fettleber bzw. Zirrhose.

Echoverteilung:

Regelmäßig: bei normaler Leber, Fettleber aller Grade und diffuser Infiltration der Leber.
Unregelmäßig: bei Leberzirrhose, Lebermetastasen und granulomatösen Prozessen.

Mittlerer Echoabstand:

Groß: in der normalen Leber.
Mittel: bei chronischer Hepatitis.
Klein: bei Fettleber, Zirrhose und Infiltration der Leber.

Verringerung oder Fehlen von Echos:

Diffus: bei Stauungsleber und diffuser Infiltration (z. B. Melanom).
Umschrieben: bei Zysten, Lymphomen und Abszessen.

Pfortader mit ihren Ästen

Je nach Ausdehnung der von einem hellen Saum umgebenen Pfortaderäste ist folgende Unterscheidung zu treffen:

Bis in die Peripherie beurteilbar: normale Leber.

Nur zentral beurteilbar oder überhaupt nicht sichtbar: diffuser Leberparenchymschaden, insbesondere Fettleber und Zirrhose.

Lebervenen

Die sonographischen Charakteristika der Lebervenen seien noch einmal zusammengefaßt:
Keine umgebenden Echos.
Kaliberzunahme beim Valsalva-Versuch.
Kaliberzunahme Richtung Vena cava, also vom Hilus weg.
Erweiterte Lebervenen bei Staugsleber und Budd-Chiari-Syndrom durch Obstruktion der Vena cava.

Intrahepatische Gallenwege

Sie sind meist nur bei Aufstau zu sehen. Auch sie weisen keinen Echosaum auf. Sie nehmen zum Leberhilus hin an Kaliber zu. Charakteristisch ist ihr unregelmäßiger, knorriger Verlauf.

Leberarterien

Sie sind so kaliberschwach, daß sie selten gesehen werden können. Aneurysmen der Leberarterien sind beschrieben (46).

Die Prüfung der Leberkonsistenz und Verformbarkeit unter Ultraschallsicht kann wichtige Aufschlüsse, vor allem in bezug auf Bindegewebseinlagerungen im Sinne der Fibrose bis zur Unterstützung der Diagnose einer Leberzirrhose bei entsprechenden Kontur- und Strukturkriterien geben. Es kann die Druckschmerzhaftigkeit der Leber geprüft werden, was beispielsweise bei Stauungsleber ein wichtiger Hinweis ist.

Abschwächungsphänomen in der Leber

Die Schallwellen werden beim Durchdringen der Leber abgeschwächt, so daß die Echointensität nach dorsal abnimmt. Diese Schallabschwächung wird normalerweise durch den Tiefenausgleich kompensiert. Vor allem bei der Diagnose der Leberzirrhose bietet die Schallabschwächung ein gutes diagnostisches Kriterium. Sie ist verwertbar, wenn die dorsalen Anteile der Leber weniger kräftige Echos aufzuweisen scheinen, ohne daß der Tiefenausgleich vermindert wurde. Der Effekt kann jedoch auch bei chronischer Hepatitis und Leberfibrose auftreten.

Schallverstärkung

Auch innerhalb der Leber können hinter zystischen Prozessen oder soliden Tumoren wie Lymphomen Schallverstärkungen auftreten (s. auch S. 74 Abb. 7-33).

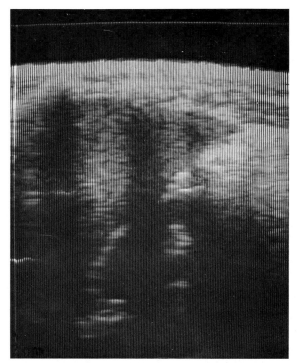 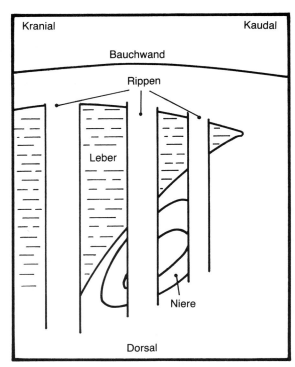

Abb. 7-28. Bei einer normalen Leber ist der Leberrand im Longitudinalschnitt spitzwinklig (Ca. 30°).

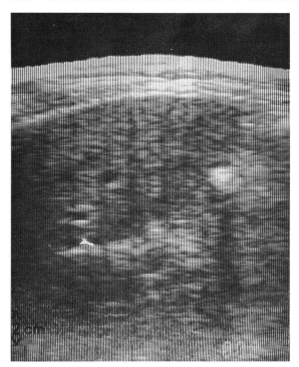 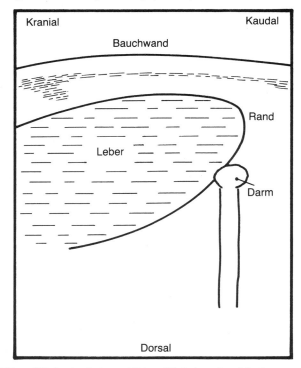

Abb. 7-29. Bei Hepatomegalie wird der von der Ventral- und Dorsalfläche der Leber gebildete Winkel größer. Die Kontur kann bikonvex werden. An den Formänderungen sind meist auch Umbauvorgänge in der Leber beteiligt (z. B. Zirrhose).

Grundlegende Befunde bei der Lebersonographie

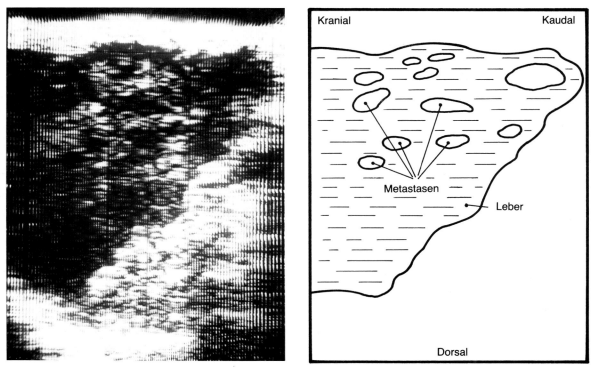

Abb. 7-30. Unregelmäßige Leberoberfläche bei Metastasenleber.

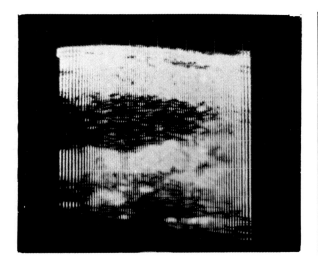 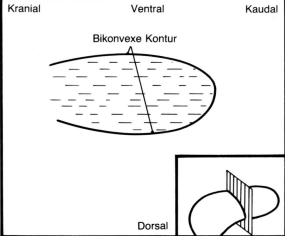

Abb. 7-31. Leber im Longitudinalschnitt mit bikonvexer Kontur.

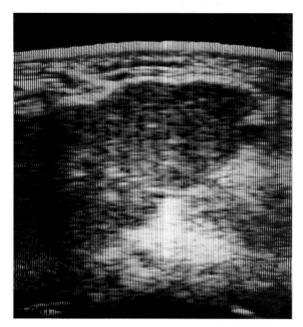 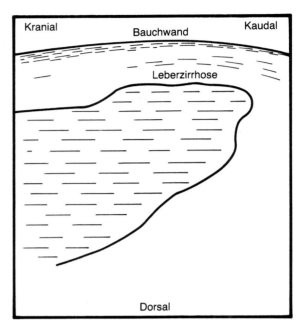

Abb. 7-32. Longitudinalschnitt durch den rechten Leberlappen bei Leberzirrhose. Die gewellte Oberfläche läßt auf den knotigen Umbau schließen. Der Leberrand ist deformiert.

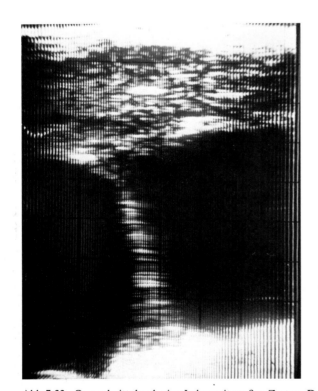 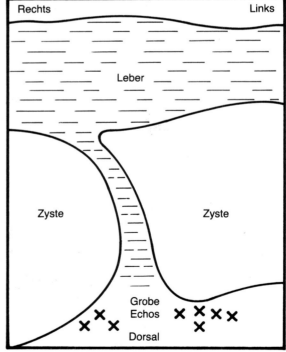

Abb. 7-33. Querschnitt durch eine Leber mit großen Zysten. Deutliche „Schallverstärkung" hinter den Zysten.

Sonographisches Bild der normalen Leber

Die normale Leber weist folgende Charakteristika auf (10):
- Feine und schwache Echos.
- Der Abstand zwischen den Echos ist groß und zwischen ihne bleiben echofreie Bezirke.
- Die Echos sind regelmäßig verteilt.
- Die Pfortaderäste können bis in die Leberperipherie verfolgt werden.
- Die die Pfortaderäste umgebenden Echos sind kräftiger als die Parenchymechos (Abb. 7-15).
- Es gibt keine verstärkte Abschwächung des Schalls beim Durchtritt durch die Leber. Bezirke mit Schallverstärkung fehlen.

Entstehung der Echos im Leberparenchym

Der Abstand der echogenen Strukturen muß groß genug sein, um von der Auflösungsfähigkeit des Gerätes erfaßt zu werden. Diese Auflösung hängt u. a. von Wellenlänge, Frequenz und Dauer der Ultraschallimpulse ab. Da die Leberzellen nur eine Größe zwischen 20 und 40 µm besitzen, reicht die Auflösung der Geräte nicht aus, in ihnen erzeugte Echos zu erfassen.

Die Leberläppchen mit einem mittleren Durchmesser von 1 mm könnten von den Geräten erfaßt werden. Wenn dies der Fall wäre, müßte jedoch der Abstand zwischen den Echos in der normalen Leber viel kleiner sein. Deswegen ist es unwahrscheinlich, daß die Leberechos durch die Begrenzung der Leberläppchen erzeugt werden. Es wäre auch möglich, daß die Echos am Bindegewebe, das allerdings in der normalen Leber nur in geringer Menge vorhanden ist, erzeugt werden. Die Ergebnisse von Tierversuchen sprechen dagegen. Auch lassen sich ja in der normalen Leber durch Vermehrung der Schallintensität grobe Echos erzeugen, wie sie bei Leberzirrhose vorliegen. Es ist somit unwahrscheinlich, daß bei der Leberzirrhose die Echos am Fasergerüst entstehen.

Nach den modernen Erkenntnissen besteht das Leberläppchen ja nicht aus gleichmäßig radiär angeordneten Zellbalken, sondern aus Lamellen, die völlig unregelmäßig von den Gefäßen tunnelartig durchsetzt werden (12). Wahrscheinlich entstehen die Echos an den Grenzflächen zwischen den Lamellen und den terminalen Gefäßen (11). Die größeren Gefäße erzeugen eigenständige Echos. Für diese Annahme spricht, daß das Reflexmuster der normalen Leber unabhängig von der Schallrichtung immer gleich ist (Abb. 7-34). Dafür, daß die Gefäßstruktur etwas mit den Leberechos zu tun hat, spricht auch, daß der Lobus caudatus echoärmer ist als die übrigen Leberbezirke. Er ist gefäßreicher, so daß weniger Grenzflächen vorhanden sind, die einen genügend großen Abstand haben, um mit den Ultraschallgeräten erfaßt zu werden. Das gleiche gilt für das echoärmere Bild der Leber bei Stauungsleber. Schließlich spricht für die Erzeugung der Echos an den Grenzflächen zwischen Leberlamellen und terminalen Gefäßen die Tatsache, daß die Echoabstände in der Leichenleber geringer sind als beim Lebenden. Durch die Blutleere der Leber sind die Leberlamellen näher zusammengerückt (1).

Die sonographische Darstellung der Leberkontur beruht darauf, daß die akustische Impedanz der Leberkapsel sich von der des benachbarten Gewebes unterscheidet. Das vom Normalen abweichende Echomuster bei verschiedenen Leberkrankheiten kommt dadurch zustande, daß die Leberarchitektur und damit das Verhältnis zwischen Leberzellamellen und Blutgefäßen gestört wird.

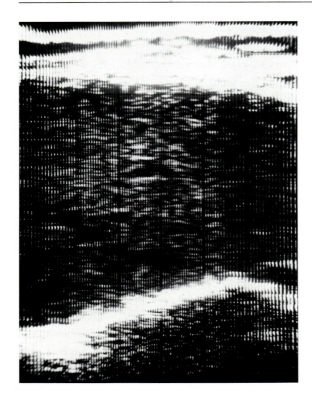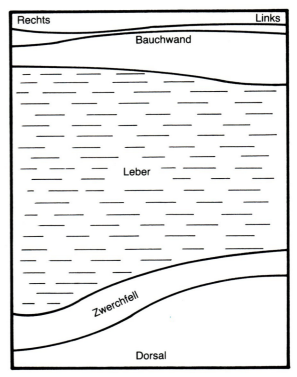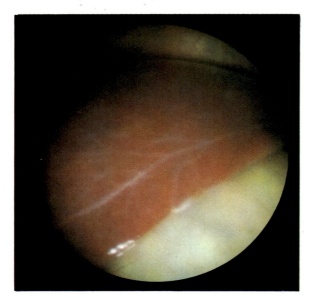

Abb. 7-34. Querschnitt durch den rechten Lappen einer normalen Leber. Laparoskopisches Bild einer normalen Leber.

Sonographie bei diffusen Leberparenchymschäden

Grundsätzlich sind bei diffusen Leberparenchymschäden folgende Veränderungen zu erwarten:
- Lebervergrößerung.
- Stumpfer Leberwinkel.
- Bikonvexe Kontur der Ventral- und Dorsalfläche.

Im allgemeinen ist es möglich, das Vorliegen einer schweren Leberparenchymschädigung aufgrund der Echostruktur der Leber zu vermuten. Eine Differentialdiagnose der verschiedenen Leberkrankheiten gelingt nur in speziellen Fällen.

Zirrhose

Die sonografischen Zeichen bei Leberzirrhose lassen sich in direkte und indirekte einteilen.

Direkte Zeichen

Echos: Die Echos sind vermehrt, auch wenn niedrige Verstärkung verwendet wird. Sie sind grob und bei der mikronodulären Zirrhose regelmäßig verteilt, weil es sich um eine diffuse Leberparenchymschädigung handelt (17). Bei der makronodulären Zirrhose können sie unregelmäßig verteilt sein.

Echoabstand: Kleiner als in der normalen Leber.

Leberrand: Er ist meistens stumpfwinkelig deformiert und hat die Form des Delphin- oder Hundekopfes (Abb. 7-32). Die Pfortaderäste sind entweder nur zentral oder überhaupt nicht zu beurteilen.

Das Abschwächungsphänomen ist besonders bei fortgeschrittener Zirrhose deutlich positiv. Die Echoarmut in der Tiefe, die auch etwas ungleichmäßig sein kann, darf nicht dazu verleiten, die Diagnose einer tumorösen Umwandlung im Sinne von Hepatomen zu stellen (9) (Abb. 7-35 u. 7-36).

Palpation: Wichtige Hinweise bringt die Palpation der Leber unter sonographischer Sicht. Die mangelnde Verformbarkeit der Leber spricht zusammen mit anderen Kriterien für das Vorliegen dieser Krankheit.

Konturen: Bei grobknotiger Leberzirrhose ist die Leberkontur höckrig.

Indirekte Zeichen

Aszites: Da er ohne akustische Grenzflächen ist, stellt er sich als an die Leber angrenzende echofreie Bezirke dar (Abb. 7-37).

Portale Hypertension: Bei sonographischen Zeichen der Leberzirrhose kann der Nachweis einer vergrößerten Milz mit groben Binnenechos als Folge einer portalen Hypertension die Diagnose bestätigen. Es wurde in ausführlichen Untersuchungen von KOGA et al. (18) nachgewiesen, daß die sonographische Schnittfläche der Milz bei Patienten mit Leberzirrhose durchschnittlich 4,5mal größer ist als bei normalen Personen (Abb. 7-38). Auch besteht bei portaler Hypertension eine positive Korrelation zwischen dem Kaliber von Pfortader und Milzvene (19) (Tab. 7-1). Das Vorliegen einer portalen Hypertension kann angenommen werden, wenn der Durchmesser der Milzvene größer als 10 mm und der der Pfortader größer als 15 mm ist (Abb. 7-39). Eine spezielle Indikation fand die sonographische Bestimmung des Kalibers der Portalgefäße bei der Überwachung von Arbeitern, die lebertoxischen Substanzen, vor allem Vinylchlorid, ausgesetzt waren (57).

Bei schweren Fällen portaler Hypertension kann gelegentlich die wiedereröffnete Nabelvene dargestellt werden. Im Längsschnitt zeigt sie sich als geschlängeltes, echofreies Band ohne Pulsationen ventral der Pfortader (20).

7. Sonographie der Leber

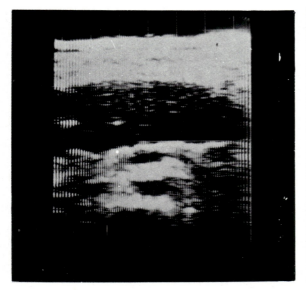
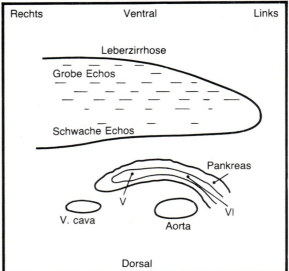
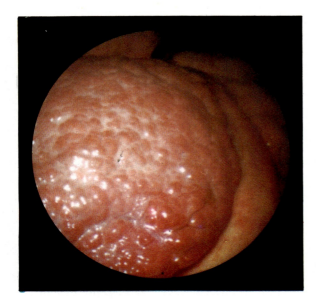

Abb. 7-35. Querschnitt durch den linken Leberlappen bei Zirrhose. Deutliche Schallabschwächung nach dorsal hin. Nebenstehend das laparoskopische Bild dieser Leber. (V = Ursprung der Vena portae; Vl = Vena lienalis.)

Tab. 7-1. Durchmesser (in mm) der Milzvene und der Pfortader bei verschiedenen Zuständen (19).

	Normal		Alkoholiker ohne Zirrhose		Patienten mit Zirrhose	
	V. lienalis	V. portae	V. lienalis	V. portae	V. lienalis	V. Portae
Max. Durchmesser A-P	10	15	12	17	10	19
Mittl. Durchmesser	6,3	10,3	7,5	11,7	8,5	12,8

Sonographie bei diffusen Leberparenchymschäden

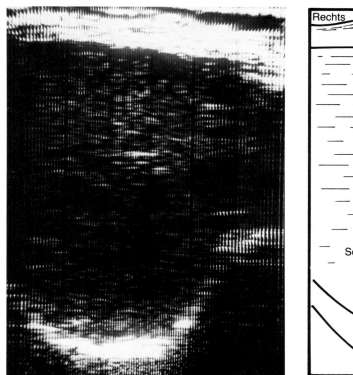 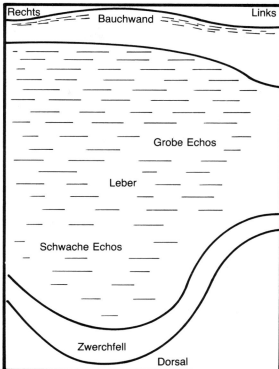

Abb. 7-36. Subkostaler Schrägschnitt bei Leberzirrhose. Schallabschwächung in den dorsalen Partien.

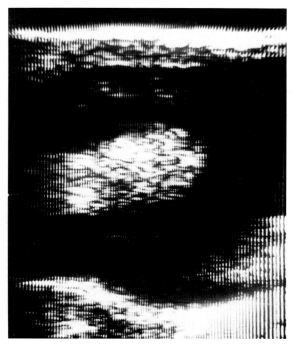 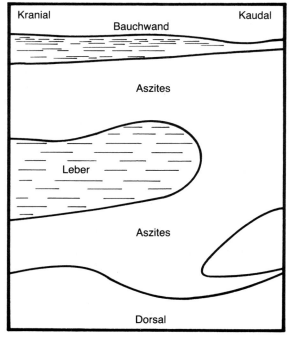

Abb. 7-37. Longitudinalschnitt durch den rechten Oberbauch. Die deutlich zirrhotisch veränderte Leber „schwimmt" in echofreiem Aszites.

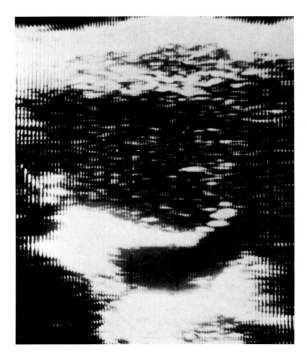 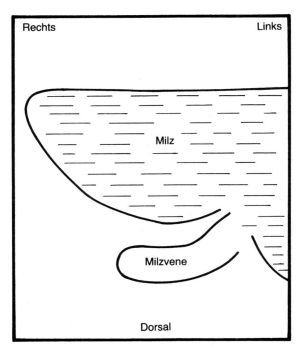

Abb. 7-38 Vergrößerte Milz bei portaler Hypertension. Die deutlich dilatierte Milzvene ist im Milzhilus zu sehen.

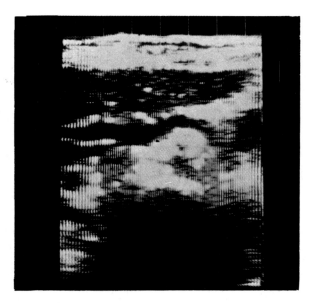 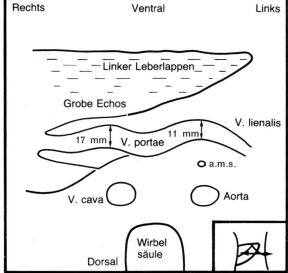

Abb. 7-39. Querschnitt durch den linken Leberlappen mit den Gefäßen dorsal davon. Der Durchmesser der Pfortader ist als Folge von portaler Hypertension auf 17 mm vergößert. Auch das Kaliber der Milzvene liegt mit 11 mm über der Norm (a.m.s. = arteria mesenterica superior).

Sonographische Differentialdiagnose

Die Regeneratknoten bei Leberzirrhose können sich als echoarme Bezirke darstellen und so Metastasen imitieren. Natürlich kann es sich bei einem größeren echoarmen Bezirk in einer Zirrhoseleber auch um ein primäres Hepatom handeln. In diesen Fällen kann die ultraschallgezielte Feinnadelpunktion weiterhelfen.

Entstehung der Echos in der zirrhotischen Leber

Auch bei der Leberzirrhose entstehen die Echos möglicherweise an den Grenzflächen zwischen den Leberzellamellen und den kleinen Gefäßen. Der Umbau der normalen Leberarchitektur verändert jedoch die akustische Impedanz, so daß gröbere Echos entstehen. Es konnte gezeigt werden, daß bei fortgeschrittenen atrophischen Zirrhosen eine Verminderung der Binnenechos auftritt, obwohl bei diesen Fällen ausgesprochene Faservermehrung besteht. Im rarefizieten Leberparenchym erfolgt eine Verminderung der akustischen Grenzflächen (11). Somit ist die charakteristische Echostruktur der Leberzirrhose durch die Zerstörung der Architektur durch die Regeneratknoten und nicht durch die Fibrose bedingt.

Fettleber

Die Fettleber weist folgende sonographische Charakteristika auf:
- Stumpfer Leberrand mit einem Winkel von größer als 45° (Abb. 7-40).
- Bikonvexe Kontur im Längsschnitt.
- Durchschnittlich kleiner Abstand zwischen den Echos (Abb. 7-40).
- Mittelgroße Binnenechos, deren Größe etwa den im Zwerchfell erzeugten entspricht (9). Die Binnenechos sind regelmäßig verteilt (Abb. 7-41).
- Die Pfortader ist nur zentral oder überhaupt nicht darstellbar.
- Kein Abschwächungsphänomen.
- Bei der Palpation unter sonographischer Sicht ist die Leber weich und verformbar.

Hilfreich und unabhängig von der Einstellung des Gerätes ist auch der Vergleich mit der Echostruktur von Gallenblase und rechter Niere. Die völlige Echofreiheit der Gallenblase zeigt, daß die Echovermehrung in der Leber nicht durch eine hohe Verstärkereinstellung des Gerätes bedingt ist. Das gleiche gilt für die rechte Niere, deren Parenchym im Vergleich zur „hellen" Leber echoarm („dunkel") erscheint.

Insgesamt stellt sich die Fettleber sonographisch „hell oder weißhell" dar im Gegensatz zur „dunkelgrauen" normalen Leber.

Entstehung der Echos in der Fettleber

Bei der leichten Fettleber gleicht die Echostruktur noch der Normalleber, weil die Leberzellen noch nicht so vergrößert sind, daß mehr akustische Grenzflächen entstehen.

Bei der mäßigen Fettleber bewirkt die Vergrößerung der Leberzellen ein Auseinanderweichen der akustischen Grenzflächen, so daß die zusätzlichen Echos durch das Auflösungsvermögen des Gerätes erkannt werden können.

Durch die Fetteinlagerung in die Zellen werden die akustischen Grenzflächen weiter voneinander entfernt, so daß mehr Echos mit dem Auflösungsvermögen der Geräte erfaßt werden können. Dies ist natürlich um so mehr der Fall, je ausgeprägter die Fetteinlagerung ist.

Die Echovermehrung der Fettleber tritt jedoch nicht bei anderen Formen der Hepatomegalie auf. So ist beispielsweise bei der Stauungsleber, der extramedullären Hämatopoese und bei der diffusen Infiltration der Leber die Organvergrößerung nicht durch eine Größenzunahme

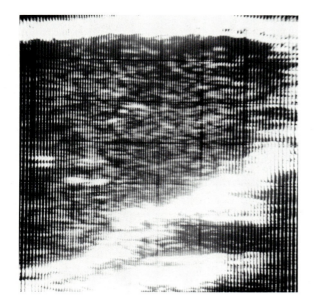
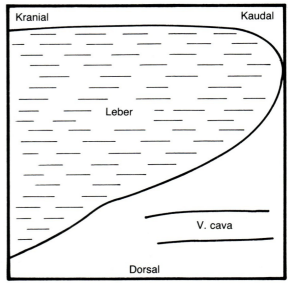
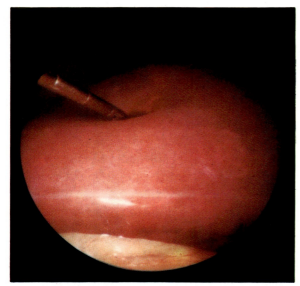

Abb. 7-40. Longitudinalschnitt durch den rechten Leberlappen bei schwerer Fettleber. Die Echos sind mittelgrob und haben mittleren bis kleinen Abstand. Die Leberkontur ist glatt und angedeutet bikonvex. Der Leberrand ist abgerundet. Keine Schallabschwächung nach dorsal.

der Hepatozyten bedingt. Die Leberzellamellen vergrößern sich somit nicht und die Grenzflächen mit den durchdringenden Gefäßen werden nicht auseinandergetrieben. Im Gegenteil bewirkt natürlich der Flüssigkeitsreichtum wie bei der Stauungsleber eher eine Rarefizierung der Grenzflächen.

Typisch ist auch, daß in der Fettleber die intrahepatischen Gefäße praktisch nicht dargestellt werden können, weil sie durch die groben Parenchymechos überdeckt werden. In der gesunden Leber sind die Pfortaderäste abgrenzbar, weil das sie umgebende Bindegewebe den Schall stärker reflektiert als das Parenchym.

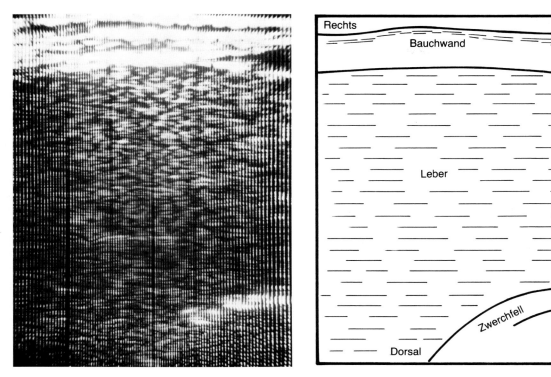

Abb. 7-41. Subkostaler Schrägschnitt einer Fettleber. Die Echos ähneln denen des Zwerchfells, so daß sich dieses kaum abhebt.

Extramedulläre Hämatopoese

Bei diesem Zustand kann ein ähnliches Bild wie bei der Leberzirrhose auftreten, jedoch ohne Abschwächungsphänomen. Die Echos entstehen an den akustischen Grenzflächen zwischen den Blutbildungsherden und dem Leberparenchym (Abb. 7-42). Es tritt kein Abschwächungsphänomen auf, weil wegen der geringen Dichte das blutbildende Zellmaterial eine gute Schalleitung erlaubt und eine Fibrose im Gegensatz zur Leberzirrhose fehlt (17). Ähnliche Bilder können bei Speicherkrankheiten auftreten (24).

Diffuse Infiltration der Leber (Karzinomatose)

Weil die Sonographie die erste Methode war, mit der das Leberparenchym ohne direkte Inspektion dargestellt werden konnte, wurde der Nachweis von Lebermetastasen als eine der Hauptindikationen angesehen. Inzwischen hat sich gezeigt, daß gerade kleine Metastasen, die sich in ihrer Dichte nur wenig vom Parenchym der normalen Leber unterscheiden, der sonographischen Aufdeckung entgehen können (Abb. 7-43). Die Untersuchung muß daher sehr sorgfältig durchgeführt werden. Um möglichst alle Leberareale zu erfassen, müssen alle oben dargestellten Schnitte angewandt werden. Im allgemeinen sind nur Metastasen erkennbar, die einen Durchmesser von mehr als 1,5 cm aufweisen. Es lassen sich zwei Formen der Metastasierung in der Leber unterscheiden: die miliare und die knotige Form. Letztere wird im Abschnitt über raumfordernde Leberprozesse abgehandelt.

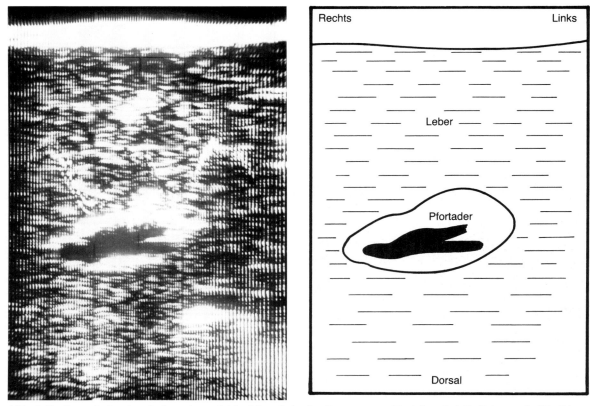

Abb. 7-42. Querschnitt einer Leber mit myeloider Metaplasie. Im Gegensatz zur Fettleber sind die Echos grob. Die Pfortader zeigt sich dilatiert.

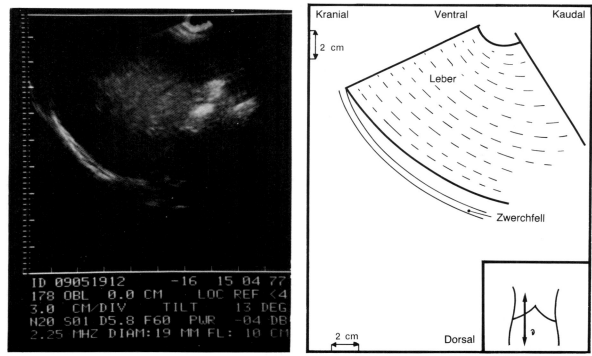

Abb. 7-43. Längsschnitt durch den rechten Oberbauch mit einem Compound-Scan-Gerät. Die Leber erwies sich histologisch diffus lymphomatös infiltriert (Burkitt-Lymphom). Sonographisch unauffällige Struktur – im Gegensatz zum Fall der Abb. 7-42.

Miliare Lebermetastasierung

Bei dieser Form der Metastasierung weist die Leber meist eine gleichförmige Struktur auf, die der der normalen Leber ähnlich ist. Wegen der diffusen Infiltration gibt es keine Inhomogenitäten der akustischen Grenzflächen (9). Außer einer Vergrößerung der Leber finden sich somit keine Hinweise auf die Metastasierung.

Chronische Hepatitis

Die Zeichen, die auf eine chronische Hepatitis hinweisen können, sind sehr diskret. Die Parenchymechos sind fein und der Abstand zwischen den Echos ist gleichmäßig wie bei der normalen Leber. Hinweis auf eine chronische Hepatitis kann eine starke Schallabschwächung sein, die Ausmaße wie bei der Leberzirrhose erreichen

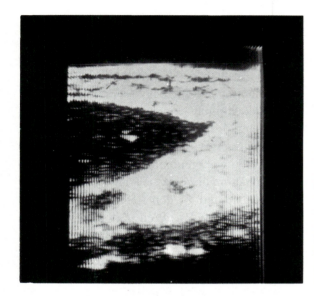

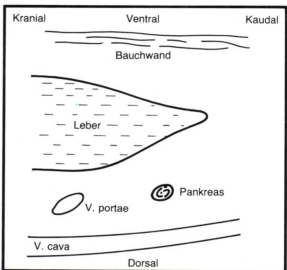

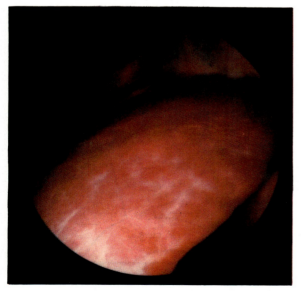

Abb. 7-44. Longitudinalschnitt durch den rechten Leberlappen bei chronischer Hepatitis. Die Kontur ist glatt, der Leberrand ist spitzwinklig, die Echos sind fein. Die bikonvexe Kontur könnte Hinweis auf das Vorliegen der Leberkrankheit sein. Laparoskopisches Bild des selben Falles.

kann. Im allgemeinen ist diese Erscheinung jedoch nicht so auffallend, daß man die sonographische Diagnose einer chronischen Hepatitis mit einiger Sicherheit stellen könnte (Abb. 7-44).

Stauungsleber

Die Stauungsleber ist charakteristischerweise vergrößert. Das Parenchym ist echoarm, erscheint also dunkel (Abb. 7-45). Damit entspricht der Aspekt dem des Lobus caudatus der normalen Leber. Das Schallabschwächungszeichen fehlt, weil die Leber wegen der starken Blutfülle den Schall gut leitet. Die Lebervenen stellen sich erweitert dar. Auch die Vena cava ist erweitert und reagiert mit ihrem Lumen nicht oder nur wenig beim Valsalva-Versuch. Der Leberrand ist abgerundet. Differentialdiagnostisch muß an eine entzündliche Infiltration bei akuter Hepatitis und an eine diffuse Hämangiomatose gedacht werden (23).

Sonographische Kriterien bei diffusen Hepatopathien

Will man eine sonographische Differentialdiagnose der diffusen Hepatopathien versuchen, so müssen Ausmaß der Reflexibilität und des Abschwächungsphänomens berücksichtigt werden. Die Reflexibilität entspricht dem „integralen Leuchten", d. h. dem Eindruck, den die Summe aller Echos hervorruft. Sie wird subjektiv als Helligkeit wahrgenommen. Das Abschwächungsphänomen zeigt sich in einer Abnahme der Reflexibilität zu den tiefen Leberschichten hin (13) (Tab. 7-2). Weil mit zunehmendem Schweregrad einer chronischen Leberkrankheit auch die Transaminasen ansteigen können, läßt sich die Größe der Echos posititv und der Abstand zwischen ihnen negativ mit den Transaminasenwerten korrelieren (Tab. 7-3).

Tab. 7-2. Reflexibilität und Schallschwächung bei den wichtigsten diffusen Hepatopathien. [Nach (11).]

	Reflexibilität	Schallschwächung
Normal und Fettleber 1. Grades	Sehr gering ±	Sehr gering ±
Fettleber 2. Grades	Mittel ++	Gering +
Fettleber 3. Grades	Stark +++	Sehr gering ±
Chronische Hepatitis	Sehr gering +	Groß ++
Zirrhose	Stark +++	Groß ++

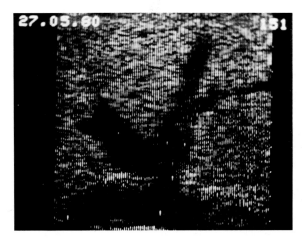
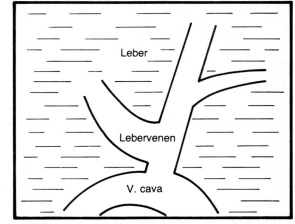

Abb. 7-45. Subkostaler Schrägschnitt einer Stauungsleber. Dilatierte Lebervenen.

Tab. 7-3. Beziehung (in %) zwischen Echogröße, Echoabstand und Transaminasenwerten. [Nach (10).]

Transaminasen	Echogröße			Echoabstand		
	Fein	Mittelgrob	Grob	Groß	Mittelgroß	Klein
Normalwerte	49,3%	35,1%	15,6%	73,0%	21,0%	6,0%
Erhöhte Werte	22,0%	33,3%	44,7%	26,9%	43,5%	29,6%

Sonographie umschriebener Leberprozesse

Metastasen

Bei guten Untersuchungsbedingungen können von einem erfahrenen Untersucher Lebermetastasen von mehr als 1,5 cm Durchmesser, im allgemeinen aber auf jeden Fall ab 2 cm Durchmesser nachgewiesen werden (16, 36, 37). Für Metastasenlebern sind folgende Befunde charakteristisch:

Hepatomegalie mit unregelmäßiger Kontur (Abb. 7-30).
Harte Konsistenz der Leber bei Betastung unter sonographischer Kontrolle. Wird ein Knoten isoliert palpiert, so kann dies schmerzhaft sein.
Die Echostruktur der Tumorknoten ist variabel. Es gibt zwei Grundtypen:

Echoreiche Knoten: Die Echos in den Metastasen sind fein bis mittelgrob. Sie entstehen an den Grenzflächen von nekrotischen Zellbezirken (Abb. 7-46 u. 7-47) oder – wie beispielsweise bei Metastasen des Kolonkarzinoms – an vom Tumor produziertem Muzin (67). Sie haben dann meist eine heterogene Struktur. Derartige Metastasen sollen bevorzugt von Darmtumoren (27, 28), aber auch von Bronchialkarzinomen (Ausnahme: das kleinzellige Karzinom) und auch von Teratomen des Hodens stammen.

Echoarme Knoten: Sie sind akustisch homogen und echoarm (29). Der Grund dafür ist, daß die Tumorstruktur dem benachbarten Parenchym ähnelt (14). Dies soll vor allem auf Metastasen von Karzinoiden, kleinzelligen Lungenkarzinomen, Mammakarzinomen und von Lymphomen zutreffen (9, 30). Auch Metastasen von Pankreaskarzinomen sollen echoarm erscheinen (67).

Lebermetastasen grenzen sich meist unscharf von der Umgebung ab und zeigen gelegentlich Ausläufer („Krebsfüßchen"), die Ausdruck der malignen Infiltration sind. Das die Metastasen umgebende Leberparenchym kann gröbere Echos als noch nicht infiltriertes Parenchym aufweisen. Dies ist durch reaktive Veränderungen in diesem Gewebe mit Gefäßeinsprossung und daraus folgender Änderung der akustischen Impedanz bedingt (15, 16, 31). Echoärmere Knoten heben sich in einer Fettleber besser ab als in der normalen Leber, weil der „Kontrast" zur echoreichen Fettleber groß ist. Um so schwieriger kann die Abgrenzung echoarmer Knoten in der normalen Leber sein (26). Metastasen bei Leberzirrhose sind oft schwer zu erkennen, weil schon die Zirrhose allein ein unregelmäßiges Echomuster der Leber verursacht (35).

Tumoröse Knoten an der Leberoberfläche dürfen nicht mit den Pseudometastasen verwechselt werden, die durch das Kompressionsphänomen entstehen (s. S. 31). Diese „Pseudometastasen" müssen bei der Verschiebung der Leber durch die Atmung verschwinden.

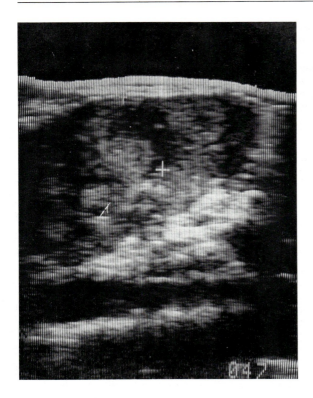
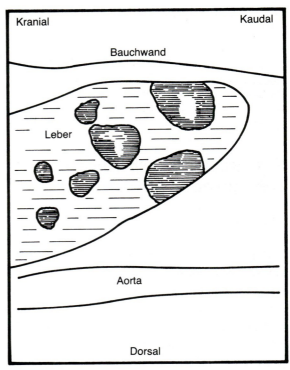
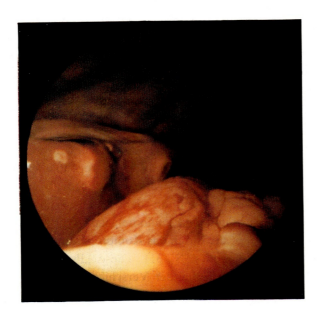

Abb. 7-46. Longitudinalschnitt durch den mittleren Oberbauch bei Metastasenleber. Es handelt sich um Metastasen eines Karzinoids, die sich hier echoreich darstellen. Nebenstehend das entsprechende laparoskopische Bild.

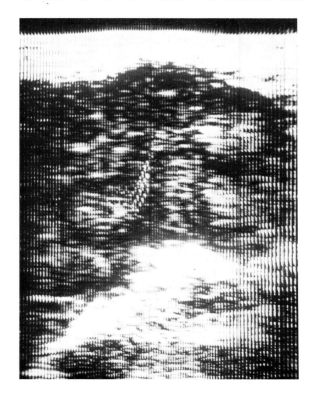 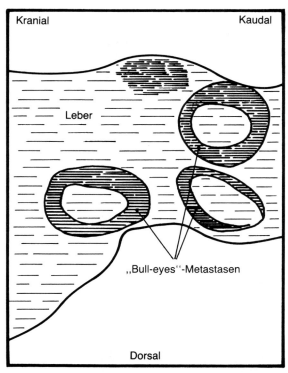

Abb. 7-47. „Bull-eyes"-Metastasen. Durch unterschiedliche Durchblutung des Tumorgewebes und der umgebenden Strukturen, Nekrosen usw. können sich die Metastasen als echoarme Ringe mit stark reflektierendem Zentrum darstellen.

Metastasen können unter Ultraschallsicht mit der Feinnadel punktiert werden (38). Falls kein für die Führung der Punktionsnadel durchbohrter Schallkopf zur Verfügung steht, wird die Lokalisation des Knotens auf der Haut markiert. Die Tiefe, in die mit der Nadel eingedrungen werden muß, wird am Bildschirm abgemessen und auf der Nadel durch einen Reiter eingestellt (32). Es werden meistens Punktionsnadeln mit einem Durchmesser von weniger als 1 mm benutzt. Bei größerer Eindringtiefe empfiehlt sich die Verwendung dünnerer Nadeln. RETTENMAIER (16) erhielt bei 52 Punktionen tumoröser Prozesse in der Leber in 51 Fällen einen positiven Befund. Komplikationen traten nicht auf.

Ein positives Ergebnis der Feinnadelpunktion kann die Laparoskopie überflüssig machen. Der fehlende Nachweis von Tumorzellen schließt Metastasen nicht aus.

Die Beeinflussung von Lebermetastasen durch Chemotherapie kann ebenfalls sonographisch verfolgt werden (33). Sie ist darin der Szintigraphie überlegen, deren Aussagekraft ja auch von der Funktion der Leberzellen abhängt. Bei gutem Ansprechen der Chemotherapie verringert sich die Größe der Metastasen und ihre Struktur gleicht sich der des normalen Lebergewebes an. Zu Beginn der Therapie kann es zu Nekrosen in den Knoten kommen und so eine Verschlechterung des Befundes vorgetäuscht werden.

Differentialdiagnose umschriebener Leberprozesse

Zwei Zustände können im allgemeinen nicht von Lebermetastasen abgegrenzt werden: Lebergranulome und die fokale noduläre Hyperplasie der Leber (34). Während bei diesen Prozessen die Leber meist nicht vergrößert ist, können Metastasenlebern sehr groß sein. Die ultraschallgezielte Feinnadelpunktion und die klinischen Kriterien müssen weiterhelfen.

Aussagekraft der Sonographie bei Lebermetastasen

Bei 2000 Fällen mit Verdacht auf Lebermetastasen konnte TAYLOR (9) 90% der Metastasen erkennen. Bei den falsch-positiven Diagnosen handelte es sich um diffuse Hepatopathien, an die Leber angrenzende extrahepatische Tumoren und Adhäsionen nach chirurgischen Eingriffen.

Primäre maligne Tumoren der Leber

Die Karzinome der Leber stellen sich sonographisch als unregelmäßig begrenzte, bei Palpation schmerzhafte Bezirke dar, die gelegentlich grobe zentrale Echos aufweisen. Letzere entsprechen zentralen Nekrosen und Blutungen (27) (Abb. 7-48). Bei großen Prozessen kann der Eindruck entstehen als handele es sich um eine Hepatomegalie mit echoarmer Struktur (58).

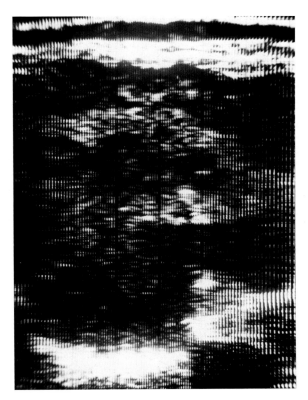
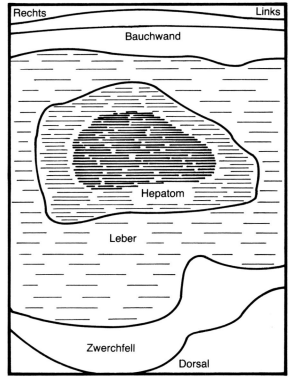

Abb. 7-48. Subkostaler Schrägschnitt durch eine Leber mit einem zentralen primären Leberkarzinom. Der echoreiche Tumor ist unregelmäßig begrenzt und hat ein echoarmes Zentrum.

Differentialdiagnostisch müssen Leberzysten abgegrenzt werden, wenn der Tumor durch Nekrose echoarm erscheint. Als Unterscheidungsmerkmal kann herangezogen werden, daß dorsal im allgemeinen keine Schallverstärkung auftritt. Auch sind die Tumoren im Gegensatz zu Zysten meist unregelmäßig begrenzt. Schwieriger ist die Differentialdiagnose gegenüber Abszessen. Auch ältere Hämatome können primären Lebertumoren ähnlich sein. Leberkarzinome in zirrhotischen Lebern sind im allgemeinen gut erkennbar, weil die Struktur der Zirrhoseleber echoreicher ist. In Hepatomen können gelegentlich Verkalkungen auftreten (70).

Gutartige Lebertumoren

Hämangiome in der Leber zeigen sich als ein Konvolut schmaler, gut begrenzter echoarmer Bezirke (71). Diese können gelegentlich mit Zysten verwechselt werden. Sonographisch läßt sich auch eine Größenzunahme von Hämangiomen in der Leber kontrollieren (71).

Leberadenome weisen im allgemeinen eine ähnliche Struktur wie das normale Leberparenchym auf (9, 71). Im Gegensatz zu Zysten ist eine dorsale Schallverstärkung nicht nachweisbar.

Abszesse

Abszesse stellen sich echoarm dar, weisen jedoch um so mehr grobe Echos auf als nekrotisches Gewebe in ihnen enthalten ist. Danach richtet sich auch das Ausmaß der dorsalen Schallverstärkung. Leberabszesse lassen sich sonographisch in etwa 80 bis 90% der Fälle nachweisen. In vielen Arbeiten wird auf die gute Darstellbarkeit von Leberabszessen sowohl mit der

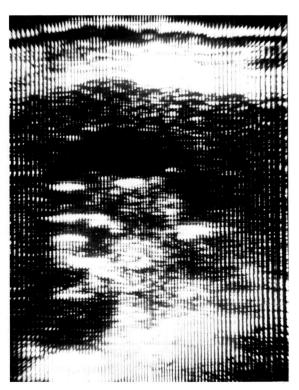 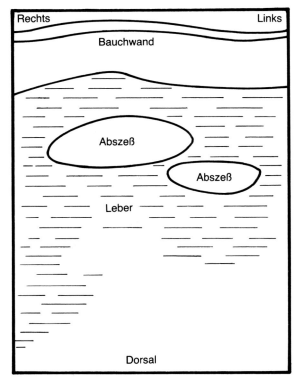

Abb. 7-49. Subkostaler Schrägschnitt durch eine Leber mit Abszessen.

A- als auch mit der B-Bild-Methode hingewiesen (16, 25, 39, 47).

Differentialdiagnostisch muß an nekrotisierende oder gut vaskularisierte Tumoren gedacht werden. Im allgemeinen sind sie jedoch unregelmäßig begrenzt und zeigen keine dorsale Schallverstärkung. Die Differentialdiagnose gegenüber einem Hämangiom kann sehr schwer sein.

Ein Vorteil der Sonographie liegt auch darin, daß Abszesse genau lokalisiert werden können. Sehr wichtig ist die Abgrenzung intrahepatischer von subphrenischen Abszessen (Abb. 7-49). Bei subphrenischen Abszessen kann eine Verminderung der Zwerchfellbeweglichkeit nachgewiesen werden (40). Bei Verdacht auf einen subphrenischen Abszeß sollten Subkostal- und Interkostalschnitte angewandt werden.

Eine Sonderform des Abszesses stellt der Abmöbenabszeß dar (41, 69). Die Sonographie ist die Untersuchungsmethode der Wahl bei Verdacht auf das Vorliegen von Amöbenabszessen. Da bei dieser Abszeßform kein Eiter vorliegt, sondern der Abszeßinhalt aus verflüssigten Leberzellen besteht, ähnelt ihre Struktur mehr einer Zyste. Die Begrenzung ist jedoch unregelmäßig, weil die proteolytischen Enzyme der Entamoeba histolytica das umgebende Gewebe andauen. Gerade auch bei Amöbenabszessen eignet sich die Sonographie hervorragend zur Therapiekontrolle.

Zystenleber

Bei der Zystenleber bestehen drei sonographischen Kardinalbefunde:

Echofreie runde oder ovale Bezirke, die den Zysten entsprechen, mit den sonographischen Charakteristika flüssigkeitsgefüllter Räume (Abb. 7-50) (21, 22).

Lebervergrößerung und unregelmäßige Leberkontur.

Die sonographische Diagnose der Zystenleber kann sehr wichtig sein, um Komplikationen bei perkutaner Leberbiopsie zu vermeiden. Wird eine Zystenleber diagnostiziert, so muß bei der Untersuchung von Nieren, Pankreas und Milz besonders auf das Vorliegen von Zysten geachtet werden (Abb. 7-50).

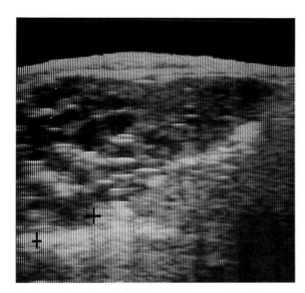
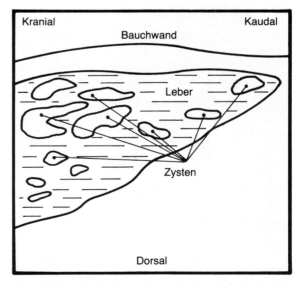

Abb. 7-50 Longitudinalschnitt durch den rechten Lappen einer Zystenleber. Die Zysten stellen sich als echofreie Bezirke dar. Hinter den größeren besteht dorsale Schallverstärkung.

Beim Nachweis zystischer Veränderungen in der Leber muß differentialdiagnostisch an einen nekrotischen Lebertumor gedacht werden. Diese flüssigkeitsgefüllten Räume haben jedoch meist eine unregelmäßige Kontur, es können noch Echos gesehen werden, die durch Gewebsreste bedingt sind, und es besteht meist keine dorsale Schallverstärkung.

Bei einer „Zyste" im Hilusbereich kommt differentialdiagnostisch ein Aneurysma der Arteria hepatica in Frage (46).

Echinokokkus-Zysten

Echinokokkus-Zysten sind von anderen zystischen Leberprozessen nicht ohne weiteres zu unterscheiden. Sie zeigen ebenso völlige Echofreiheit, glatte Begrenzung und dorsale Schallverstärkung (Abb. 7-51). Oft lassen sich aber auch Tochterzysten nachweisen, die sich dann als Echos in der Primärzyste darstellen. Auf jeden Fall ist die Sonographie bei Verdacht auf eine Echinokokkus-Zyste in der Leber primär die Untersuchungsmethode der Wahl (42).

Bei Verdacht auf das Vorliegen einer Echinokokkus-Erkrankung müssen alle intraabdominellen Organe nach Zysten abgesucht werden. Von HACKELOER (43) wurde eine Echinokokkus-Zyste im Uterus beschrieben. Bei der Patientin waren keine zystischen Veränderungen in der Leber nachweisbar.

Sonographisch lassen sich Rezidive von operierten Echinokokkus-Zysten erkennen.

Der Echinococcus alveolaris, der ja häufig Verkalkungen der Tochterzysten aufweist, kann wegen des Echoreichtums mit einem malignen Tumor verwechselt werden (26).

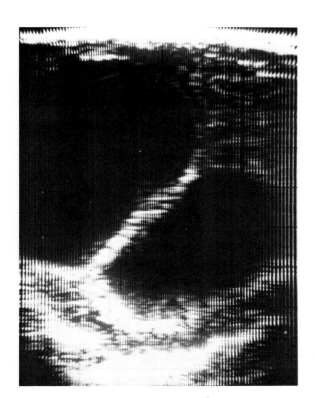
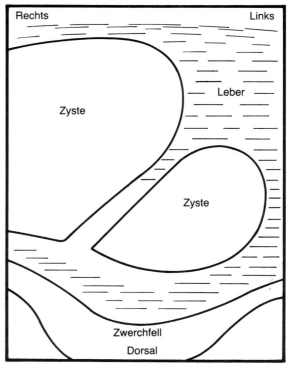

Abb. 7-51. Subkostaler Schrägschnitt durch eine Leber mit Echinokokkuszysten.

Leberhämatome

Hämatome in der Leber stellen sich sonographisch im frischen Zustand echofrei dar. Werden sie organisiert, treten Echos auf. Auch in diesem Fall kann die Differentialdiagnose zu Tumoren schwierig sein (45). Hier müssen der klinische Befund und die Punktion weiterhelfen. Im allgemeinen lassen sich Leberhämatome am besten in Interkostalschnitten darstellen (7, 53).

Verkalkungen in der Leber

Beim Nachweis von Verkalkungen in der Leber muß an folgende Krankheiten gedacht werden: Echinokokkus, Granulomatosen, Tumoren (68), aber auch an Melioidosis (1), Carolische Krankheit usw. (Abb. 7-52). Kalzifikationen können sonographisch als helle Reflexe mit dem typischen dorsalen Schallschatten erkannt werden, sofern der Durchmesser größer als 1 cm ist.

Granulomatöse Leberkrankheiten

Bei der diffusen Durchsetzung des Lebergewebes mit Granulomen kann die Leberstruktur vergröbert erscheinen. Erreichen die Granulome eine Größe von mehr als 15 mm, so sind sie als unregelmäßig verteilte echoarme Bezirke im Leberparenchym sichtbar (Abb. 7-53).

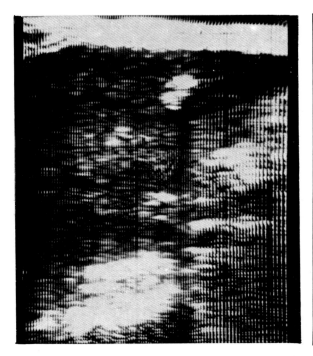
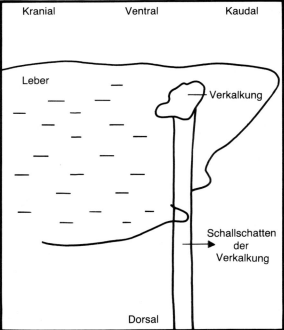

Abb. 7-52. Longitudinalschnitt durch den rechten Leberlappen. Das grobe Echo von etwa 1 cm Durchmesser entspricht einer Verkalkung.

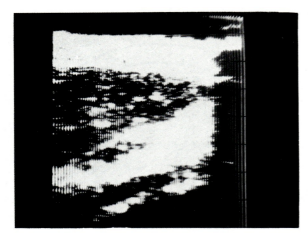 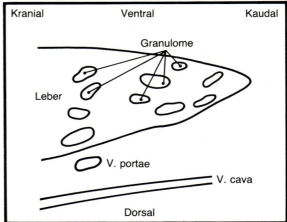

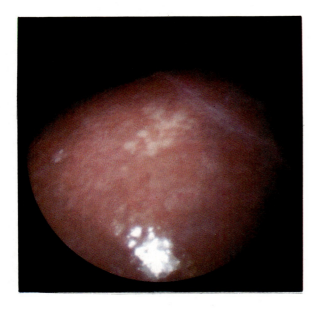

Abb. 7-53. Longitudinalschnitt durch den rechten Leberlappen bei granulomatöser Hepatitis. Die ungewöhnlich großen Graunulome stellen sich als echoarme Bezirke ohne dorsale Schallverstärkung dar. Im laparoskopischen Bild deuten sich die granulomatösen Veränderungen an der Oberfläche nur an.

Aszites

Die Erkennung großer Aszitesmengen im Abdomen ist leicht, weil der Aszites sich als echofreier Bezirk zwischen Bauchwand und den intraabdominellen Organen darstellt. Kleine Aszitesansammlungen fallen oft nur als echofreie Bezirke in Winkeln des Peritonealraumes etwa unterhalb des Leberrandes etc. auf. Sonographisch kann Aszites im allgemeinen nachgewiesen werden, wenn mehr als 100–300 ml vorhanden sind (50).

Bei Mengen ab 800 ml ist die Leber im allgemeinen von einem echofreien Flüssigkeitsband

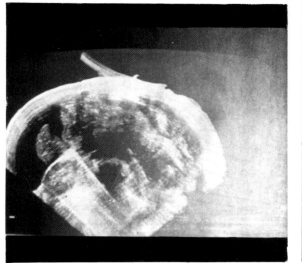 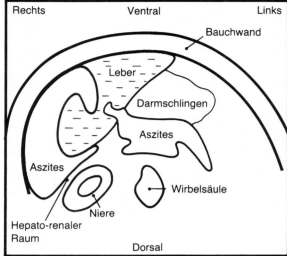

Abb. 7-54. Querschnitt in Höhe des Epigastriums (Compound-Scan-Gerät). Es besteht Aszites bei Peritonealkarzinose, der die Organe auseinanderdrängt und die Leber von der Bauchwand „abhebt".

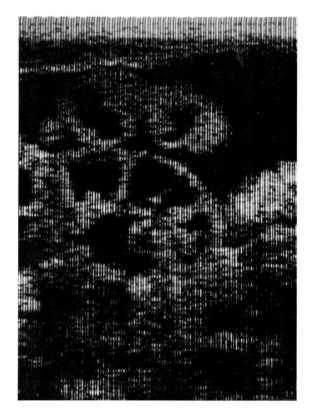 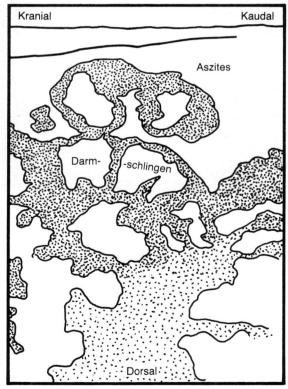

Abb. 7-55. In Aszites „schwimmende" Darmschlingen bei portaler Hypertension.

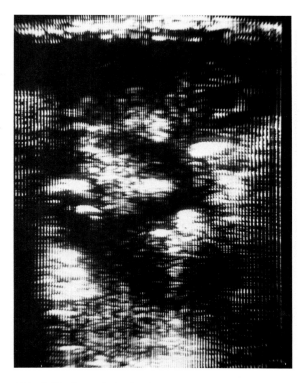 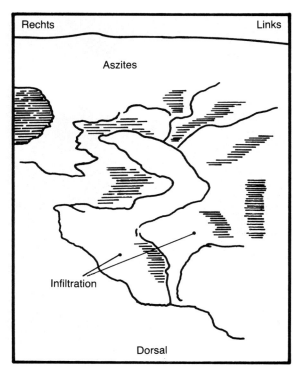

Abb. 7-56. Querschnitt durch den Oberbauch bei Peritonealkarzinose. Die infiltrierten Darmschlingen stellen sich als unregelmäßige echoreiche Bezirke im echofreien Aszites dar.

umgeben (63). Der Grund dafür ist, daß in Rückenlage das Leberbett den tiefsten Bezirk der Peritonealhöhle darstellt (7-54).

Charakteristisch beim Vorliegen von Aszites ist auch, daß die Darmschlingen als echoreiche Bezirke in ihm schwimmen (Abb. 7-55 u. 7-56). Sie bewegen sich mit Lageveränderung des Patienten (52).

Aszites kann im allgemeinen durch laterale Längsschnitte beurteilt werden. Bei zu starkem Druck des Applikators kann er dem Nachweis entgehen (51). Der sonographische Aszitesnachweis erleichtert die Diagnose vor allem bei adipösen Patienten, bei denen der klinische Nachweis oft schwierig ist. Außerdem kann gerade bei diesen Patienten sonographisch geprüft werden, welche Nadellänge für die Aszitespunktion notwendig ist.

Sonographische Differentialdiagnose von Aszites

Folgende Prozesse können mit Aszites verwechselt werden:

Große Ovarialzysten: Die Ovarialzysten sind im Gegensatz zu Aszites, in dem Darmschlingen schwimmen können, meist echofrei. Allerdings sind häufig Septen zu sehen, die sich als reflektierende Bänder sonographisch darstellen. Bei mit Aszites prall gefülltem Abdomen können auch große echofreie Bezirke entstehen. Dann

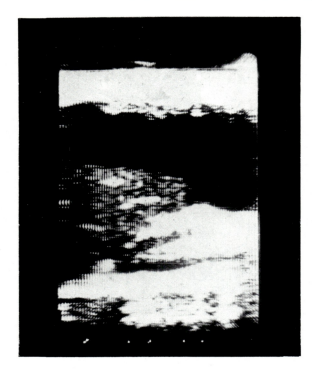
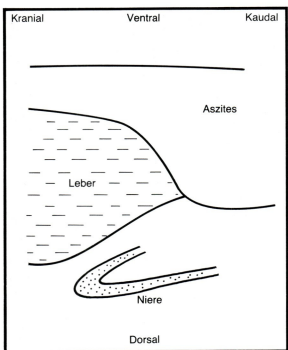
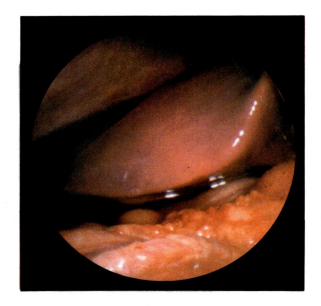

Abb. 7-57. Longitudinalschnitt durch den rechten Oberbauch. Der echofreie Aszites zwischen Abdominalwand und Leber verursacht dorsale Schallverstärkung, die die Struktur der Leber echoreich erscheinen läßt. Die rechte Niere läßt sich wegen der Schallverstärkung schlecht beurteilen. Das laparoskopische Bild läßt den Aszites und die karzinomatöse Infiltration des Peritoneums erkennen.

ist aber auch die Leber durch Aszites von der Bauchwand getrennt, was bei Ovarialzysten nicht der Fall ist.

Mesenterialzysten: Sie sind auch meist echofrei, können aber gelappt sein und zeigen häufig Wandkalzifikationen. In den Zysten können durch Blutgerinnsel Echos entstehen (49).

Subkutanes Fett: Diese Differentialdiagnose war bei der Verwendung der älteren „bi-stabilen" Compound-Scan-Geräte besonders wichtig. Das echoarme subperitoneale Fett kann von Aszites dadurch unterschieden werden, daß bei Verstärkung der Intensität Echos auftreten (17). Außerdem verändert sich die Dicke des echofreien Bandes des Aszites im Gegensatz zum subperitonealen Fett bei Wechsel der Körperlage.

Neben der Diagnose des Aszites an sich kann sonographisch oft die Ursache dafür erkannt werden (Leberzirrhose, Tumoren des Darmtraktes, Ovarialtumoren etc.). Auf das Vorhandensein einer Peritonealkarzinose kann nur aufgrund des Tumornachweises und des Vorhandenseins von Aszites geschlossen werden (51). Eine maligne Infiltration des Mesenteriums kann vorliegen, wenn die im Aszites schwimmenden Darmschlingen keine Peristaltik zeigen (35) (Abb. 7-55, 7-57).

Ultraschallgezielte Leberpunktion

Der Hauptvorteil der ultraschallgezielten Feinnadelpunktion der Leber liegt darin, daß auch Prozesse in der Tiefe gezielt anpunktiert werden können (32). Die Punktionsstelle kann auf der Haut markiert werden. Die notwendige Eindringtiefe wird am Schirm abgemessen. Das Kaliber der Nadel liegt meist unter 1 mm. Bei größerer Eindringtiefe werden dünnere Nadeln verwendet. Die intrahepatische Phase der Punktion muß in Apnoe durchlaufen werden und soll 5 sec nicht überschreiten. In jüngster Zeit werden in zunehmendem Maße auch bei der Punktion mit Echtzeit-Geräten durchbohrte Schallköpfe eingesetzt (Abb. 7-58 u. 7-59). Mit diesen Schallköpfen ist die Punktion auch schräg zur Hautoberfläche möglich (38, 46).

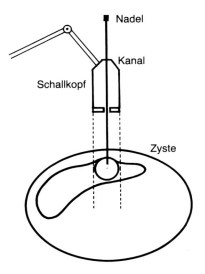

Abb. 7-58. Schematische Darstellung der Punktion einer Lebermetastase mit Hilfe des durchbohrten Schallkopfes eines Compound-Scan-Gerätes.

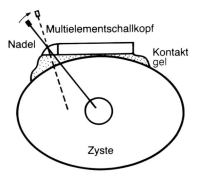

Abb. 7-59. Schematische Darstellung der Punktion einer Zyste bei Anwendung eines Multielementgerätes mit Vorrichtung für die gezielte Feinnadelpunktion.

Das Risiko der ultraschallgezielten Leberpunktion ist gering, weil ja Gallenblase und Darmschlingen lokalisiert werden können und so deren Punktion vermieden werden kann. Eine weitere Anwendung für die ultraschallgezielte Punktion ist die transhepatische perkutane Portographie. Die Pfortader kann sonographisch gut lokalisiert und dann anpunktiert werden (54).

Das Treffen eines tumorösen Prozesses in der Leber bei der perkutanen Biopsie nach Menghini (12) ist mehr oder weniger zufällig. Die Treffsicherheit schwankt daher zwischen 20 und 91%. Mit der ultraschallgezielten Feinnadelbiopsie ergibt sich bei Lebermetastasen je nach Autor eine Treffsicherheit von 80 bis 85% (32) oder gar 98% (16).

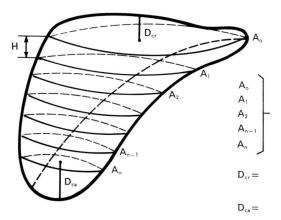

Abb. 7-60. Darstellung der Meßgrößen, die für die Berechnung des Lebervolumens notwendig sind. H = Abstand zwischen den Schnittebenen, die durch die Leber gelegt werden.

Vergleich der Aussagekraft der Lebersonographie mit anderen Techniken

Die diagnostische Aussagekraft des Compound-Scan ohne „Grey-Scale" betrug bei Lebermetastasen 46% und lag damit unter der der Szintigraphie, für die 70 bis 90% angegeben wurden. Seit Einführung der Grey-Scale-Technik können unter günstigen Bedingungen Metastasen von weniger als 1 cm Durchmesser erkannt werden (60). So wird der Prozentsatz der erkannten Metastasen mit bis zu 92% angegeben und dürfte die Aussagekraft der Szintigraphie zumindest erreichen. Trotzdem kann, vor allem mit Echtzeit-Geräten, die Erkennung von Lebermetastasen sehr schwierig sein und dürfte im allgemeinen in nicht mehr als 80% der Fälle gelingen. Ein Vorteil gegenüber der Szintigraphie ist die Möglichkeit der sonographischen Differentialdiagnose zwischen Zysten und soliden Tumoren. Mit der Einführung der Computertomographie dürfte die Bedeutung der Szintigraphie, die zunächst der Sonographie gleichwertig erschien (59, 61, 62), weiter abnehmen. Grundsätzlich steht die Aussagekraft der Sonographie bei der Diagnose von raumfordernden Prozessen in der Leber der der Computertomographie nicht nach (56). Doch hat die Computertomographie den Vorteil, daß ihre Aussagekraft nicht durch schlechte Untersuchungsbedingungen beeinträchtigt wird.

Bestimmung des Lebervolumens

Das Lebervolumen wird durch Anlegen von Längs- oder Schrägschnitten bestimmt (53). In Rückenlage des Patienten werden von der Leberkuppel bis zum rechten Leberrand Schnitte in Abständen von 1 bis 2 cm Durchmesser durchgeführt. Auf der Haut werden die Ober- und Untergrenze der Leber markiert (Abb. 7-60). Die Fläche jeden Querschnittes wird planimetriert. Das Volumen der Zone zwischen dem Schnitt A_o und dem kranialen Pol der Leber berechnet sich aus:

$V_{cr} = 0{,}67 \times D_{cr} \times A_o \quad V_{cr}$ = kraniales Volumen.

Das Volumen des Bezirkes zwischen A_n und dem unteren Pol berechnet sich aus:

$V_{ca} = 0{,}67 \times D_{ca} \times A_n$ V_{ca} = kaudales Volumen.

Das Volumen zwischen A_o und A_n wird mit folgender Formel berechnet:

$$V_{A_o - A_n} = \frac{H}{3}(A_o + k_1 A_1 + k_2 A_2 + \ldots k_{n-1} A_{n-1} + A_n).$$

k sind Konstanten. Für mehr als 5 ungleiche Schnitte ist k:

$k_1 = 4; k_2 = 2; k_3 = 2; \ldots k_{n-1} = 4$.

Das Gesamtvolumen berechnet sich dann:

$V_{total} = (V_{cr} + V_{ca} + V_{A_o - A_n})$.

Die Sicherheit der Methode liegt bei 95%. Eine Anwendung wurde von RASMUSSEN et al. (64) beschrieben. Sie konnten eine Verminderung des Lebervolumens nach portaler Dekompression nachweisen.

Literatur

(1) SCHNEEKLOTH, G., TH. FRANK, G. ALBERS: Ultraschalltomographie abdomineller Organe und der Schilddrüse im Gray-Scale Bild. Enke, Stuttgart 1977.
(2) MOUNTFORD, R. A., A. E. READ, P. N. WELLS: Quantitative analysis of the ultrasonic liver scan. Gut 12: 862 (1971).
(3) WELLS, P. N., C. F. MCCARTY, F. G. M. ROSS, A. E. READ: Comparison of A scan and compound scan ultrasonography on the diagnosis of liver disease. Brit. J. Radiol. 43: 818 (1969).
(4) RETTENMAIER, G.: Technik und Kriterien der Ultraschallschnittbilduntersuchung der Leber. Electromédica 3: 87 (1971).
(5) SANDERS, R. C., M. R. CONRAD, R. I. WHITE: Normal and abnormal upper abdominal venous structures as seen by ultrasound. Amer. J. Roentgenol. 128: 657 (1977).
(6) RETTENMAIER, G.: Sonotopographie, 5 Sonographie-Grundkurs. Böblingen, Nov. 1977.
(7) KOSSOF, G.: Improved techniques in ultrasonic cross sectional echography. Ultrasonics 10: 221 (1972).
(8) TAYLOR, K. J. W., C. R. HILL: Scanning techniques in gray-scale ultrasonography. Brit. J. Radiol. 48: 918 (1975).
(9) TAYLOR, K. J. W., D. A. CARPENTER, C. R. HILL: Gray-scale ultrasound imaging. The anatomy and pathology of the liver. Radiology 119: 415 (1976).
(10) RETTENMAIER, G.: Quantitative criteria of intrahepatic echo patterns correlated with structural alterations. 2. Weltkongreß für Ultraschall in der Medizin. Rotterdam, Juni 1973.
(11) RETTENMAIER, G.: Lebersonographie. Quantitative Auswertung bei diffusen Leberkrankheiten. Thieme, Stuttgart 1977.
(12) SHERLOCK, S.: Diseases of the Liver and Biliary System. 4. Aufl. Blackwell, Oxford 1968.
(13) MCDICKEN, W. N.: Diagnostic Ultrasonic. Principles and use of instruments. Crosby Lockwood Staples, London 1976.
(14) HOLM, H. H.: Ultrasonic scanning in the diagnosis of space occupying lesions of the upper abdomen. Brit. J. Radiol. 44: 24 (1971).
(15) RETTENMAIER, G., L. DEMLING: Ultraschallreflexion bei Hepatopathien. In: GREGOR, O., O. RIEDEL (Hrsg.): Modern Gastroenterology. Schattauer, Stuttgart 1969.
(16) RETTENMAIER, G.: Sonografischer Oberbauchstatus. Aussagefähigkeit und Indikationen der Ultraschall-Schnittbilduntersuchung des Oberbauchs. Internist 17: 549 (1976).
(17) HÉBERT, G., C. L. GÉLINAS: Hepatic Echography. Amer. J. Roentgenol. 125: 51 (1975).
(18) KOGA, T., Y. MORIKOWA: Ultrasonographic determination of the splenic size and its clinical usefulness in various liver disease. Radiology 115: 157 (1975).
(19) DOUST, B. D., D. J. PEARCE: Grey-scale ultrasonic properties of the normal and inflamed pancreas. Radiology 120: 653 (1976).
(20) WEILL, F.: Ultrasonic visualization of the umbilical vein. Radiology 120: 159 (1976).
(21) MCCARTHY, C. F., P. N. WELLS, F. G. ROSS, A. E. READ: The use of ultrasound in the diagnosis of cystic lesions of the liver and upper abdomen and in the detection of ascites. Gut 10: 904 (1969).
(22) IGAWA, K., T. MIYAGAISHI: The use of scintillation and ultrasonic scanning to disclose polycystic kidneys and liver. J. Urol. 108: 685 (1972).
(23) WALLS, W. J., F. F. ROBERTS, A. W. TEMPLETON: B-scan diagnostic ultrasound in the pediatric patient. Amer. J. Radiol. 120: 431 (1973).
(24) SEITZ, K. H.: Erfahrungen bei der Ultraschall-Anwendung im klinischen Bereich und deren Bewertung. Symposium „Ultraschall in der Klinischen Diagnostik und Therapie". DFVLR Köln, 1977.
(25) LUTZ, H., R. PETZOLDT: Dynamische Ultraschalluntersuchung der Oberbauchorgane. Klinik-Arzt 6: 386 (1977).

(26) VOGT, W., W. MATLOK, K. H. SEITZ: Echinokokkus der Leber. In: KRATOCHWIL, REINHOLD (Hrsg.): Ultraschalldiagnostik '77. Wien. Thieme, Stuttgart 1978.

(27) MELKI, G.: Ultrasonic pattern of tumors of the liver. J. Clin. Ultrasound 1: 306 (1973).

(28) LOMONACO, A., P. KLEINE, S. HALPERN: Nuclear Medicine and Ultrasound: correlation in diagnosis of liver and biliary tract. Sem. Nucl. Med. 5 (1975).

(29) TAYLOR, K. S., D. A. CARPENTER, V. R. MCCREADY: Grey-scale echography in the diagnosis of intrahepatic disease. J. Clin. Ultrasound 1: 284 (1973).

(30) GOSINK, B., G. R. LEOPOLD: Abdominal Echography. Sem. Roentgenol. 10 (1975).

(31) RETTENMAIER, G.: Ultraschall zur Differentialdiagnostik bei umschriebenen Leberprozessen und beim Verschlußsyndrom. Therapiewoche 20: 1837 (1970).

(32) LUTZ, H., S. WEIDENHILLER, G. RETTENMAIER: Ultraschallgezielte Feinnadelbiopsie der Leber. Schweiz. Med. Wschr. 103: 1030 (1973).

(33) GILBY, E. D., K. J. W. TAYLOR: Ultrasound monitoring of hepatic metastases during chemotherapy. Brit. Med. J. 1: 371 (1975).

(34) SÖRENSEN, T. I., O. ALMERSJÖ: Focal nodular hyperplasia of the liver. Scand. J. Gastroenterol. 11: 97 (1976).

(35) LUTZ, H.: Ultraschalldiagnostik in der Gastoenterologie. Dtsch. Ärztebl. 4: 175 (1976).

(36) ENGELHART, G. J., U. W. BLAUENSTEIN: Ultraschalldiagnostik am Oberbauch. Schattauer, Stuttgart 1971.

(37) LUTZ, H., D. KATTERLE, R. PETZOLDT: Ultraschalldiagnostik von Lebermetastasen. Leber-Magen-Darm 5: 223 (1975).

(38) RASMUSSEN, S. N., H. H. HOLM, J. K. KRISTENSEN: Ultrasonically guided liver biopsy. Brit. med. J. 2: 500 (1975).

(39) HAWICKHORST, E., H. ELLRECHT: Differentialdiagnostische Schwierigkeiten bei der abdominellen Ultraschalluntersuchung. Z. Allg. Med. 53: 277 (1977).

(40) HABER, K., W. M. ASHER, A. K. FREIMANIS: Echographic evaluation of diaphragmatic motion in intra-abdominal diseases. Radiology 114: 141 (1975).

(41) MATTHEWS, A. W., K. R. GOUGH, E. R. DAVIES: The use of combined ultrasonic and isotopic scanning in the diagnosis of amoebic liver disease. Gut 14: 50 (1973).

(42) KING, D. L.: Ultrasonography of echinococcal cyst. J. clin. Ultrasound 1: 64 (1973).

(43) HACKELÖER, B. J.: Klärung gynäkologischer Fragestellungen mit Hilfe der Ultraschalldiagnostik. Ultraschalldiagnostik für die Praxis. 29 DKD-Fortbildungstagung. Wiesbaden, Juni 1977.

(44) THOMPSON, W. M., D. P. CHISHOLM, R. TANK: Plain Film roentgenographic findings in alveolar hydatid disease echinococcus multilocularis. Amer. J. Roentgenol. 116: 345 (1972).

(45) LUTZ, H., R. PETZOLDT: Ultraschalldiagnostik abdomineller und retroperitonealer Blutungen. Bruns' Beitr. Klin. Chir. 221: 292 (1974).

(46) FILLI, R. A., A. K. FREIMANIS: Thrombosed hepatic artery aneurysm. Report of a case demonstrated echographically. Radiology 97: 629 (1970).

(47) SCHNEEKLOTH, G., TH. FRANK, G. ALBERS: Anwendungsmöglichkeiten des Ultraschallecholotverfahrens für Abdomen und Schilddrüse. Internist. Praxis 16: 783 (1976).

(48) LUTZ, H., R. PETZOLDT: Diagnosis and differential diagnosis of circumscribed benign processes of the liver using ultrasound. 2. Europ. Kongreß für Ultraschall in der Medizin. München 1975.

(49) GORDON, M. J., T. E. SUNNER: Abdominal ultrasonography in a mesenteric cyst presenting as ascites. Gastroenterology 69: 761 (1974).

(50) GOLDBERG, B. B., G. GOLDMAN: Evaluation of ascites by ultrasound. Radiology. 95: 547 (1970).

(51) HÜNIG, R., J. KINSER: The diagnosis of ascites by ultrasonic tomography. Brit. J. Radiol. 46: 325 (1973).

(52) PROTO, A. V., E. J. LANE, J. P. MARANGOLA: A new concept of ascitic fluid distribution. Amer. J. Roentgenol. 126: 974 (1976).

(53) HOLM, H. H., J. K. KRISTENSEN, S. N. RASMUSSEN: Organ volume. In: Abdominal Ultrasound. Munksgaard, Copenhagen 1976.

(54) BURCHART, F., S. N. RASMUSSEN: Localization of the porta hepatis by ultrasonic scanning prior to percutaneous transhepatic portography. Brit. J. Radiol. 47: 598 (1974).

(55) CONN, H., R. SPENCER: Observer error in liver scans. Gastroenterology 62: 1085 (1972).

(56) BRYAN, P. J., W. M. DINN, Z. D. GROSSMAN: Correlation of computed tomography, gray scale ultrasonography and radionuclide imaging of the liver in detecting space-occupying processes. Radiology 124: 387 (1977).

(57) TAYLOR, K. J. W., D. M. WILLIAMS, P. H. SMITH, B. W. DUCK: Grey-scale ultrasonography for monitoring industrial exposure to hepatotoxic agents. Lancet 1: 1222 (1975).

(58) DOUST, B. D.: The use of ultrasound in the diagnosis of gastroenterological disease. Gastroenterology 70: 602 (1976).

(59) MCCARTHY, C. F., E. R. DAVIES, P. N. WELLS, F. G. ROSS: A comparison of ultrasonic and isotope scanning in the diagnosis of liver disease. Brit. J. Radiol. 43: 101 (1970).

(60) TAYLOR, K. J. W., V. R. MCCREADY: A clinical evaluation of grey-scale ultrasonography. Brit. J. Radio. 49: 244 (1976).

(61) TAYLOR, K. J. W., D. SULLIVAN, A. T. ROSENFIELD et al.: Grey-scale ultrasound and isotope scanning, complementary techniques for imaging the liver. Amer. J. Roentgenol. 128: 277 (1977).

(62) GARRET, W. J., G. KOSSOF, R. F. UREN, D. A. CARPENTER: Grey-scale ultrasonic investigations of focal defects on ^{99m}Tc Sulphur colloid liver scanning. Radiology 119: 425 (1976).

(63) TAYLOR, K. J. W., D. A. CARPENTER, V. R. MCCREADY: Ultrasound and scintigraphy in the differential diagnosis of obstructive jaundice. J. Clin. Ultrasound. 2: 105 (1976).

(64) RASMUSSEN, S. N., T. KARDEL, B. J. JÖRGENSEN: Liver volumen estimated by ultrasonic scanning before and after portal decompression surgery. Scand. J. Gastroent. *10:* 25 (1975).
(65) OLIVA, L., P. ALBERTIS, E. BIGGI, F. ROSSO: Echotomographische Aspekte der intrahepatischen Gefäß- und Gangstrukturen. Electromédica *2:* 52 (1977).
(66) GOLDBERG, B. D., H. H. POLLACK: Ultrasonic aspiration biopsy transducer. Radiology *108:* 667 (1973).
(67) SCHEIBLE, W., B. B. GOSINK, G. R. LEOPOLD: Gray scale echographic patterns of hepatic metastatic disease. Amer. J. Roentgenol. *129:* 983 (1977).
(68) KATRAGADDA, CH., H. GOLDSTEIN, B. GREEN: Grayscale ultrasonography of calcified liver metastases. Amer. J. Roentgenol. *129:* 591 (1977).
(69) VICARY, F. R., G. CUSIK, I. M. SCHIRLEY, R. BLACKWELL: Ultrasound and amoebic liver abscess. Brit. J. Surg. *64:* 113 (1977).
(70) ROCA, F. J.: Beurteilung intraparenchymatöser Kalzifikationen mit Ultraschall. Ultraschall in der Medizin. Dreiländertreffen. Böblingen, Mai 1980.
(71) HILL, C. R., V. R. MCCREADY, D. O. COSGROVE: Ultrasound in Tumour Diagnosis. Pitman Medical, London 1978.

8. Sonographie der Gallenblase und Gallenwege

Anatomie der Gallenwege und ihr sonographisches Bild

Die intrahepatischen Gallenwege fließen zum Ductus hepaticus des linken und rechten Leberlappens zusammen, die dann den Ductus hepaticus communis bilden. Im Nebenschluß liegt die Gallenblase, mit dem Gallengang, der ab hier Ductus choledochus heißt, durch den Ductus cysticus verbunden. Der normale Durchmesser des extrahepatischen Gallengangs beträgt 5 bis 7 mm. Der distale Teil des Ductus choledochus liegt dorsal der Pars descendens duodeni.

Die Gallenblase projiziert sich normalerweise auf den Schnittpunkt zwischen der MCL und dem Rippenbogen (Abb. 8-1). Ihre maximale Längsausdehnung beträgt im allgemeinen 7 bis 10 cm, der Durchmesser 2 bis 4 cm.

Die intrahepatischen Gallenwege sind sonographisch im Normalzustand im allgemeinen nicht zu erkennen. Dilatierte intrahepatische Gallengänge ergeben einen charakteristischen sonographischen Befund. Mit Compound-Scan-Geräten läßt sich auch der nicht dilatierte Ductus choledochus meist darstellen, auch mit den modernen Echtzeit-Geräten ist dies sehr oft möglich. Die Gallenblase kann mit Echtzeit-Geräten wegen der dynamischen Untersuchungsmöglichkeit meist schneller lokalisiert und mit all ihren möglichen Lage- und Formvarianten besser beurteilt werden.

Gallenblase

Indikationen für die Sonographie der Gallenblase

Es bestehen folgende spezielle Indikationen für die sonographische Untersuchung der Gallenblase:

a) *Kontraindikationen gegen die Röntgenuntersuchung (7)*
   Schwangerschaft.
   Kontrastmittelintoleranz.
   Notwendigkeit der Vermeidung von Jodanwendung.

b) *Negatives Cholezystogramm (1)*
   Steinverschluß des Ductus cysticus.
   Steingefüllte Gallenblase.
   Gallenblasenkarzinom.
   Kontrastmittelausscheidungstörung der Leber.
   Extrahepatische Cholestase.

c) *Schwierige röntgenologische Beurteilung der Gallenblase*
   Starke Luftüberlagerung.
   Schlechter Allgemeinzustand.
   Kontrastmittelüberlagerung.

Untersuchung mit Echtzeit-Geräten

Die Untersuchung erfolgt zunächst in Rückenlage. Der Schallkopf wird im rechten Oberbauch in Längsrichtung aufgesetzt. Es erfolgt dann eine

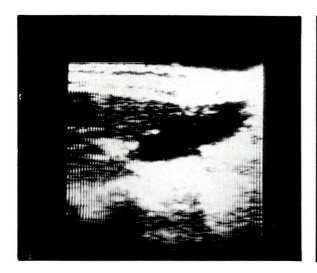
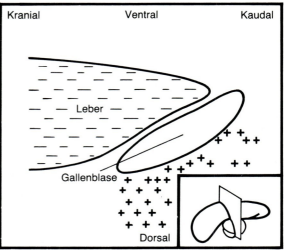
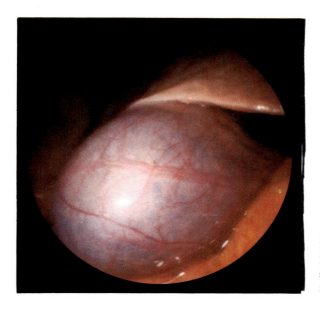

Abb. 8-1. Longitudinalschnitt durch den rechten Oberbauch. Die echofreie Gallenblase liegt kaudal und dorsal des Leberrandes. Dorsale Schallverstärkung. Links laparoskopisches Bild der Gallenblase, die unter dem Leberrand hervorragt.

Verschiebung nach lateral. Die Gallenblase erscheint birnenförmig an der dorsalen Leberfläche. Sie unterragt den Leberrand meist nicht mehr als 1,5 cm. Die Darstellung der Gallenblase kann durch tiefe Inspiration erleichtert werden, weil sie dann oft unter dem Rippenbogen hervortritt. Sie wird im allgemeinen auch wegen der direkten Überlagerung durch den Rippenbogen und auch das Kolon leichter von lateral gesehen. Gelegentlich läßt sie sich nur als echofreier Bezirk, der sich bei der Atmung zwischen den Rippen verschiebt, darstellen (Abb. 8-2).

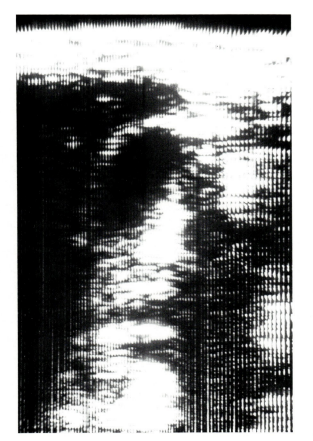 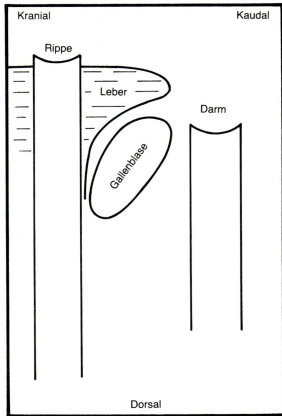

Abb. 8-2. Longitudinalschnitt durch den rechten Oberbauch: Es kann schwierig sein, die Gallenblase zwischen den Schallschatten der Rippen und des Intestinums aufzusuchen.

Die Gallenblase soll immer auch im kranial geneigten Subkostalschnitt gesucht und dargestellt werden, sie liegt dann vom Patienten aus gesehen als ein von rechts kranial schräg nach links dorsal ziehendes echofreies Oval lateral und ventral des Leberhilus (Abb. 7-18 u. 8-3).

Hilfreich für die Auffindung der Gallenblase und die Darstellung pathologischer Veränderungen kann es sein, den Patienten im Stehen zu untersuchen. Es tritt dann die Leber mit der Gallenblase häufig tiefer und die Lageänderung konkretmentverdächtiger Reflexe kann geprüft werden.

Untersuchung mit Compound-Scan-Geräten

Auch mit diesen Geräten wird der Patient zunächst in Rückenlage untersucht. Es werden von kranial nach kaudal Querschnitte im Abstand von etwa 1 cm gelegt. So kann man die Längsachse der Gallenblase abschätzen (Abb. 8-4). Parallel zu dieser Längsachse werden dann Längsschnitte in Abständen von 0,5 bis 1 cm durchgeführt. Bei der Untersuchung der Gallenblase mit Compound-Scan-Geräten ist es natürlich wichtig, daß der Patient während des Bildaufbaus den Atem anhält.

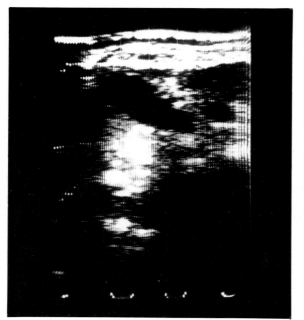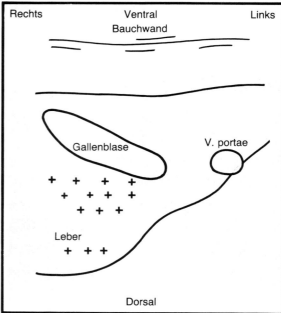

Abb. 8-3. Im subkostalen Schrägschnitt verläuft die Gallenblase mit ihrer Längsachse von medial-dorsal nach lateral-ventral (s. a. Abb. 7-20).

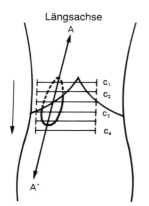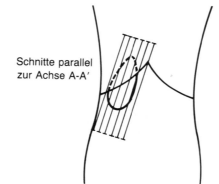

Abb. 8-4. Schema der Untersuchung der Gallenblase mit dem Compound-Scan-Gerät: Die Gallenblase wird durch Querschnitte im rechten Oberbauch aufgesucht (C_1, C_2, C_3 usw.). So läßt sich auch die Längsachse erkennen. Dann können noch einmal Schnitte parallel zur Längsachse geführt werden.

Sonographische Charakteristika der Gallenblase

Lokalisation: Die Gallenblase kann zum Teil weit lateral oder medial des Bezirkes liegen, in dem sie sich normalerweise darstellt (9). Sie unterragt den Leberrand selten um mehr als 1,5 cm (41).

Abgrenzung zur Leber: Die Gallenblase kann sich sehr gut von der Leber abheben oder auch nur mit verwaschenen Konturen in die Leber übergehen. Letzteres kann bei Fettleber der Fall sein (43), weil hier die Echos der Gallenblasenwand mit denen der Leber verschmelzen. Bei chronisch entzündlichen Prozessen der Gallenblasenwand, bei denen sie verdickt ist, kann sie als echoreiches Band um die Galleflüssigkeit herum erscheinen.

Größe: Der Querdurchmesser der normalen Gallenblase liegt zwischen 2,5 und 4 cm (14). Ein Querdurchmesser von mehr als 4 cm bei einem Längsdurchmesser größer als 10 cm spricht für einen Hydrops (Abb. 8-5 u. 8-6). Wenn der Durchmesser der Gallenblase kleiner als 2,5 cm ist, wie etwa bei der entzündlich geschrumpften Gallenblase, kann die Beurteilung sehr erschwert sein (6). Durch den hellen Reflex der kontrahierten oder narbig verdickten Wand kann eventuell noch vorhandene echofreie Gallenflüssigkeit nicht zur Darstellung kommen.

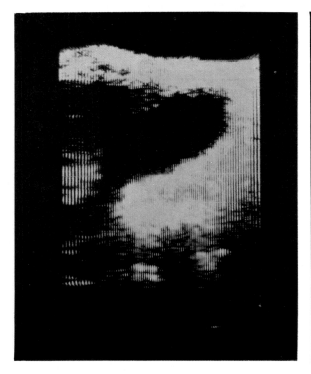 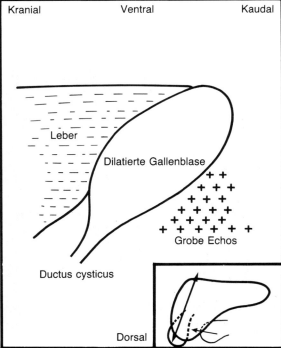

Abb. 8-5. Longitudinalschnitt durch den rechten Oberbauch mit einer dilatierten Gallenblase bei Pankreaskopftumor. Die Dilatation erstreckt sich auch in den Bereich des Ductus cysticus.

8. Sonographie der Gallenblase und Gallenwege

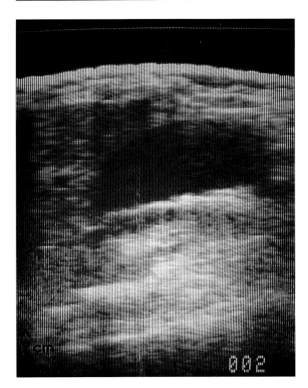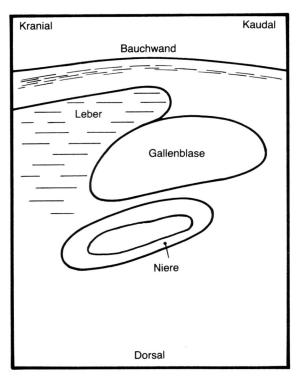

Abb. 8-6. Longitudinalschnitt durch den rechten Oberbauch. Der Querdurchmesser der Gallenblase überschreitet den oberen Normwert von 4 cm. Im vorliegenden Falle ist der Gallenblasenhydrops durch ein Pankreaskopfkarzinom bedingt.

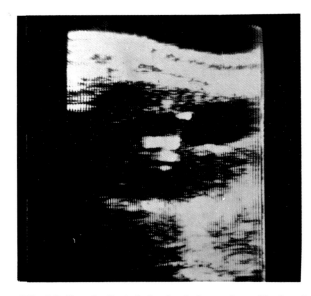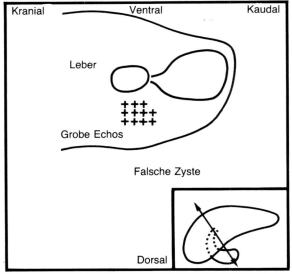

Abb. 8-7. Longitudinalschnitt durch den rechten Oberbauch. Es liegt eine Normvariante der Gallenblase in Form einer Jakobinermütze vor. Der kraniale Anteil der Gallenblase könnte mit einer Leberzyste verwechselt werden. Das Bild demonstriert die Notwendigkeit, bei der Untersuchung der Gallenblase die gesamte Region kontinuierlich abzusuchen.

Form: Die Gallenblase muß in mehreren Schnittebenen untersucht werden. Die Reflexe von durch Abknickung entstandenen Einziehungen der Wand können Konkremente vortäuschen. Durch die Untersuchung in mehreren Schnittebenen kann die Form beurteilt und die Natur der Reflexe geklärt werden (Abb. 8-7).

Die normale Gallenblase hat eine glatte Kontur. Dies trifft auch für die akute Cholezystitis mit Gallenblasenhydrops zu. Unregelmäßig ist die Kontur der Gallenblase bei chronischer Cholezystitis und beim Gallenblasenempyem (50).

Echomuster der Gallenblase: Innerhalb der Gallenblase zeigen sich normalerweise keine Echos, weil sie mit homogener Flüssigkeit angefüllt ist. Die Gallenblasenwand grenzt sich im allgemeinen als echoreicher Saum unterschiedlicher Dicke ab. Treten innerhalb der Gallenblase Echos auf, so kann es sich um Konkremente, neoplastische Prozesse inkl. lokalisierter Proliferationsprozesse der Wand oder Septenbildungen handeln.

Palpation: Bei der Untersuchung mit Echtzeit-Geräten kann die Gallenblase unter sonographischer Kontrolle palpiert und ihre Verformbarkeit und Beweglichkeit geprüft werden. Bei akuten Prozessen ist die Palpation ausgesprochen schmerzhaft. Bei chronischen Entzündungen ist die Beweglichkeit eingeschränkt. Durch die sonographische Einfingerpalpation läßt sich auch prüfen, ob ein lokalisierter Schmerz im Oberbauch von der Gallenblase oder einem anderen Organ (z. B. druckschmerzhafte Leber) verursacht wird.

Prüfung der Kontraktionsfähigkeit: Wie bei der Röntgenuntersuchung kann die Kontraktion der Gallenblase nach Reizmahlzeit auch sonographisch geprüft werden. Nach entsprechenden Reizen kontrahiert sie sich. Für wissenschaftliche Zwecke können intravenös injizierbare Substanzen (z. B. Cholezystokinin) verwendet werden.

Die normale Gallenblase

Zusammenfassend weist die normale Gallenblase folgende Kriterien auf: Sie hat eine glatte Kontur, ist echofrei, auch bei Anwendung hoher Intensitäten, liegt normalerweise an der dorsalen Fläche der Leber und stellt sich meist ventral des Leberhilus dar. Ihre Form ist je nach Schnittebene unterschiedlich, sie zeigt dorsale Schallverstärkungen und kontrahiert sich nach einer Reizmahlzeit (Abb. 8-1 bis 8-3).

Die sonographisch nicht darstellbare Gallenblase

Ist die Gallenblase sonographisch nicht darstellbar, so können folgende Zustände vorliegen:
- Agenesie (0,03 % aller Menschen) (53).
- Schrumpfung der Gallenblase auf einen Durchmesser von weniger als 2 cm bei chronischer Cholezystitis oder anderen sklerosierenden Prozessen.
- Überlagerung durch ein stark gasgefülltes Kolon.
- Schwierigkeiten, bei Patienten mit sehr dicken Bauchdecken ausreichende Schallintensität im Gallenblasenbereich zu erlangen.
- Kontraktion und Entleerung nach Reizmahlzeit.

Pathologie der Gallenblase

Akute Cholezystitis

Die akute Cholezystitis tritt häufig bei Verschluß des Ductus cysticus durch ein Konkrement auf. Röntgenologisch ist dann die Gallenblase nicht darstellbar, sonographisch erscheint sie meist vergrößert, mit glatter Begrenzung und dem Nachweis eines oder mehrerer Steine mit

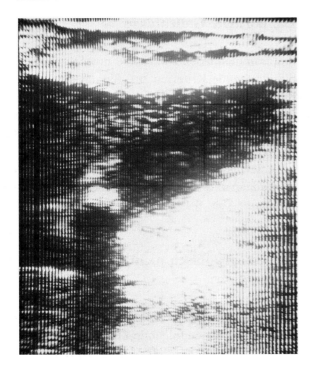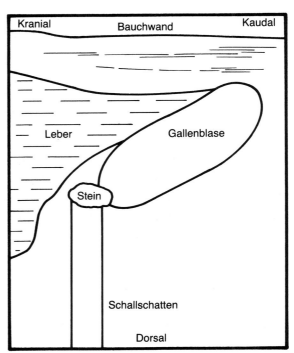

Abb. 8-8. Longitudinalschnitt durch den rechten Oberbauch bei akuter eitriger Cholezystitis. Im Infundibulum der vergrößerten Gallenblase ist ein Konkrement sichtbar. Die Echos in der Gallenblase werden durch den Eiter verursacht.

den entsprechenden Schallschatten. Bei Betastung ist sie schmerzhaft und wenig oder nicht komprimierbar. Nach einer Reizmahlzeit kontrahiert sie sich nicht. Die dorsale Schallverstärkung ist wegen der Größe der Gallenblase ausgeprägt und verhindert so gelegentlich die Darstellung der dorsal gelegenen Strukturen wie etwa der rechten Niere (Abb. 8-8).

Chronische Cholezystitis

Die Gallenblase ist klein, hat eine unregelmäßige Kontur und eine auf mehr als 5 mm verdickte Wand (51). Meist sind auch Gallensteine sichtbar. Die Kontraktionsfähigkeit der Gallenblase nach Reizmahlzeit ist ebenfalls aufgehoben (4, 38). Die Darstellung einer verdickten Gallenblasenwand ist keineswegs beweisend für eine chronische Cholezystitis.

Gallenblasenhydrops

Ein Gallenblasenhydrops ist anzunehmen, wenn das Organ länger als lo cm ist und der Durchmesser 4 cm überschreitet. Oft lassen sich ein Zystikusstein, tumoröse Veränderungen im Hilusbereich oder ein Pankreaskopftumor als Ursache nachweisen. Gelegentlich kann man einen beginnenden Aufstau der Gallenblase aus dem Übergang in eine mehr runde Form vermuten (49).

Cholezystolithiasis

a) *Mindestgröße der Gallensteine für die sonographische Darstellung*
Unter Idealbedingungen in vitro ergibt ein Konkrement von 2 mm Durchmesser ein erkennbares Echo, verursacht aber noch keinen Schallschatten (16). Die Darstellung auch

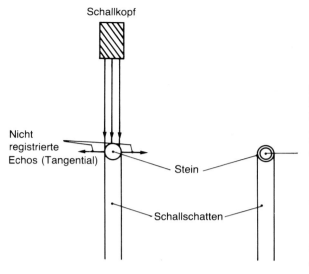

Abb. 8-9. Schema der sonographischen Steinabbildung. Die Schallwellen, die tangential auf ein Konkrement treffen, werden so gestreut, daß sie nicht vom Empfänger wieder aufgenommen werden können. Somit entspricht die Größe des Steinechos nicht der tatsächlichen Größe des Konkrements. Sie wird durch die Breite des Schallschattens wiedergegeben.

kleiner Steine (2–3 mm) ist mit hochauflösenden Compound-Scan-Geräten und den modernen Echtzeit-Geräten möglich. Die Erkennung von Gallensteinen hängt sehr von der Erfahrung des Untersuchers ab, der auch Andeutungen von Schallschatten beurteilen kann. Bei Steinen, deren Durchmesser größer als 7 mm ist, besteht keine Korrelation zwischen der Größe des Echos und der des Konkrements. Der Durchmesser des Schallschattens ist der Steingröße etwa proportional.

b) *Sonographisches Bild der Gallensteine*

Die Gallensteine erscheinen sonographisch als helle Reflex, die im Liegen fast immer der dorsalen Gallenblasenwand anliegen. Hilfreich bei der Diagnose von Gallensteinen kann der Nachweis ihrer Beweglichkeit bei Betastung der Gallenblase oder Lagewechsel sein. Wesentlich für die Gallensteindiagnostik ist der dorsale Schallschatten, der durch Reflexion an der Oberfläche des Konkrements und Absorption der Schallwellen in seinem Innern entsteht. Es gibt auch Steine, die keinen Schallschatten erzeugen (18). Es sind dies meist die wegen fehlender Verkalkung auch röntgenologisch nicht darstellbaren Konkremente. Bei Konkrement mit glatter Oberfläche können tangential auf das Konkrement treffende Strahlen so reflektiert und gestreut werden, daß sie den Ultraschallempfänger nicht mehr erreichen. Dies ist der Grund, warum tatsächliche Steingröße und Größe des Steinechos im Ultraschall sich nicht immer entsprechen (9, 18) (Abb. 8-9). Bei unregelmäßig begrenzten Steinen ist dieses Phänomen weniger auffällig. Befinden sich einzelne Steine in der Gallenblase, so kann teilweise zwischen ihnen echofreie Gallenflüssigkeit gesehen werden. (Abb. 8-10). Ist die Gallenblase mit Steinen angefüllt, so ist oft nur ein sichelförmiger Reflex mit dorsaler Schallauslöschung sichtbar. Er entsteht durch Reflexion des Schalles an der obersten Schicht der Steine. Die Unterscheidung einer derartig steingefüllten Gallenblase von luftgefülltem Darm kann gelegentlich schwierig sein (Abb. 8-11).

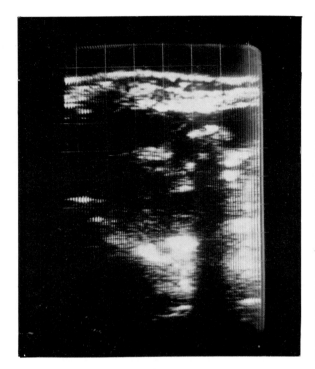 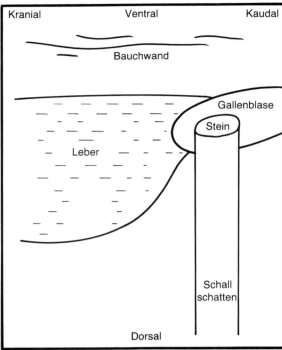

Abb. 8-10. Longitudinalschnitt durch den rechten Oberbauch. Konglomerat von mehreren Steinen, so daß der Reflex facettiert erscheint. Deutlicher, gut abgegrenzter Schallschatten.

c) *Sonographische Trefferquote bei der Darstellung von Gallensteinen*

Tab. 8-1 zeigt die Trefferquote verschiedener Autoren bei der sonographischen Darstellung von Gallensteinen. Röntgenologisch gelingt es in 89% der Fälle, Gallensteine nachzuweisen (6). Dabei muß berücksichtigt werden, daß es aus verschiedenen Gründen nicht gelingen kann, die Gallenblase mit Kontrastmittel zu füllen und so röntgenologisch darzustellen. Aufgrund neuerer Arbeiten dürfte die Tendenz dahin gehen, daß der größte Teil der Gallensteine sonographisch dargestellt werden kann (35) und die Röntgenuntersuchung bei zweifelhaften Befunden als Gegenprobe angewandt wird.

Tab. 8-1. Sonographische Trefferquote bei Cholezystolithiasis.

Autor	Trefferquote (%)
Compound-Scan	
Goldberg (6)	77,2
Doust (13)	84
Bruce (5)	80–90
Arnon (2)	90
Real-Time	
Lutz (44)	92,8
Braun (54)	99

d) *Sonographische Differentialdiagnose der Cholezystolithiasis*

Luft im Darm, der der Gallenblase anliegt bzw. sie sogar imprimiert, kann mit Gallenblasenkonkrementen verwechselt werden.

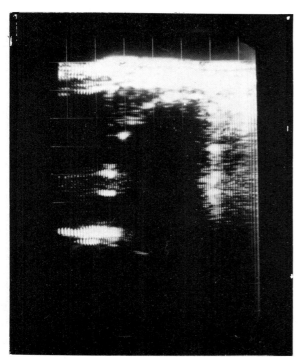 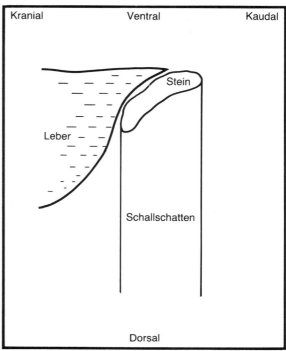

Abb. 8-11. Longitudinalschnitt durch den rechten Oberbauch. Von der steingefüllten Gallenblase stellt sich nur ein nach oben konvexer sichelförmiger Reflex dar. Die typische Lokalisation und die deutliche, scharf begrenzte dorsale Schallauslöschung sprechen für die Diagnose. Sie muß durch Demonstration des Befundes in mehreren Schnittebenen und fehlenden Nachweis einer normalen Gallenblase in der Region erhärtet werden.

Wichtig ist immer, zu prüfen, ob der einem Gallenblasenkonkrement zugeschriebene Reflex nicht doch außerhalb der Kontur der Gallenblase liegt. Sehr oft läßt sich die Differentialdiagnose zwischen Darmluft und Cholezystolithiasis durch die obligatorische Untersuchung der Gallenblase in verschiedenen Schnittebenen klären (41). Schließlich kann auch die Untersuchung in verschiedenen Körperpositionen, vor allem auch im Stehen, weiterhelfen (vgl. Abb. 8-12 u. 8-13). Die Darmluftechos sind durch die Peristaltik des Darms oft inkonstant. Der Schallschatten der Darmluft ist meist weniger scharf als der von Steinen (Abb. 8-14). Auch im Subkostalschnitt ist die Unterscheidung zwischen Gallenblasenkonkrementen und Kolonluft oft schwierig, insbesondere, wenn um den Stein herum kein echofreier Raum von Galleflüssigkeit sichtbar gemacht werden kann (Abb. 8-15). Wichtig ist auch, daß bei fraglichem Steinbefund immer versucht wird, die Konkremente und damit den Schallschatten durch Palpation zu verschieben (42).

Ein häufiger Befund ist, daß die klappenartigen Falten im Ductus cysticus (Plicae circulares) einen Schallschatten erzeugen (30). Daher ist ein Konkrement in diesem Bereich vor allem, wenn es fest sitzt, nur schwer zu diagnostizieren.

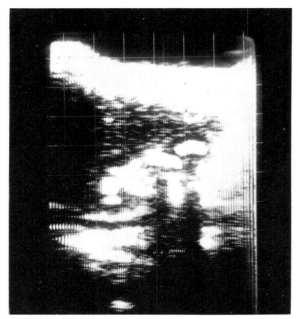
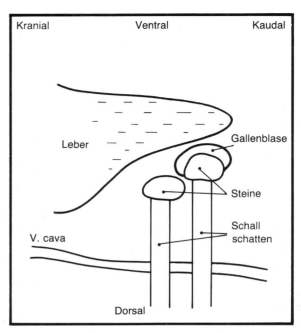

Abb. 8-12.

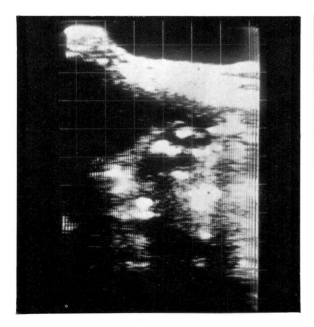
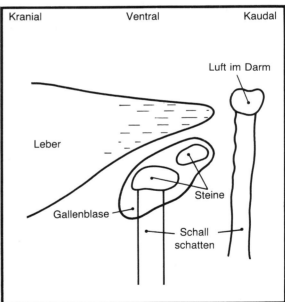

Abb. 8-12. und 8-13. Bei Reflexen im rechten Oberbauch kann die Differentialdiagnose zwischen Gallensteinen und Darmluft sehr schwierig sein. Ist der Reflex von echofreier Galleflüssigkeit umgeben, so ist die Diagnose eines Gallensteines meist richtig. Durch Betastung kann gelegentlich ein Konkrement von der Wand der Gallenblase in das Lumen hineinbewegt werden, so daß es sicher der Gallenblase zuzuordnen ist. In der Abb. 8-12 ist der linke Reflex wegen der fehlenden Zuordnung zur Gallenflüssigkeit nicht eindeutig als Stein anzusprechen. Durch Umlagerung, Palpation der Gallenblase und andere Schnittführung läßt er sich wie in Abb. 8-13 dargestellt eindeutig der Gallenblase zuordnen.

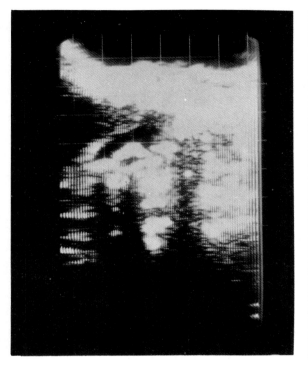 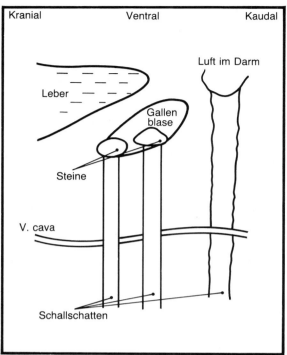

Abb. 8-14. Longitudinalschnitt durch den rechten Oberbauch. Mehrere Reflexe im rechten Oberbauch. Zwei von ihnen zeigen deutliche, scharf begrenzte dorsale Schallschatten und entsprechen auch von ihrer Beziehung zur noch sichtbaren Gallenflüssigkeit her Gallenblasenkonkrementen. Der Schallschatten der Darmluft zeigt Echos und ist weniger scharf begrenzt.

Porzellangallenblase

Eine Porzellangallenblase, die röntgenologisch sehr leicht erkannt werden kann, kann auch sonographisch diagnostiziert werden. Man sieht die Gallenblase von einem groben Reflexband umgeben, das durch den Kalk in der Gallenblasenwand bedingt ist (4, 19).

Gallenblasenkarzinom

Gallenblasentumoren, deren Durchmesser größer als 2 cm ist, stellen sich sonographisch als echodichte Strukturen innerhalb der echofreien Gallenblase dar. Sie weisen im Gegensatz zu den Gallensteinen keinen dorsalen Schallschatten auf (3) (Abb. 8-16).

Die sonographische Darstellung eines Gallenblasenkarzinoms ist schwierig. Im allgemeinen sind sie eher durch den Nachweis ihrer Infiltration in die Leber oder von Metastasen in der Leber zu vermuten (41).

Benigne Gallenblasentumoren

Die sonographische Diagnose polypöser Adenome, die meist kleiner als 2 cm sind, ist schwierig. Sie stellen sich als echoreicher Bezirk, meist mit Beziehungen zur Gallenblasenwand dar und weisen keinen Schallschatten auf (9). Sonographisch kann natürlich keine Unterscheidung zwischen benignen und malignen Tumoren erfolgen.

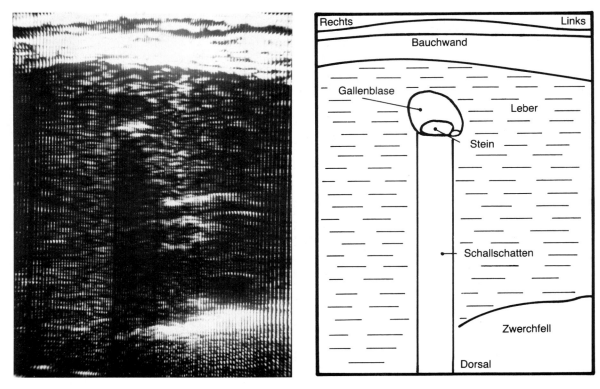

Abb. 8-15. Konkrement in geschrumpfter Gallenblase, die eben noch abgrenzbar ist.

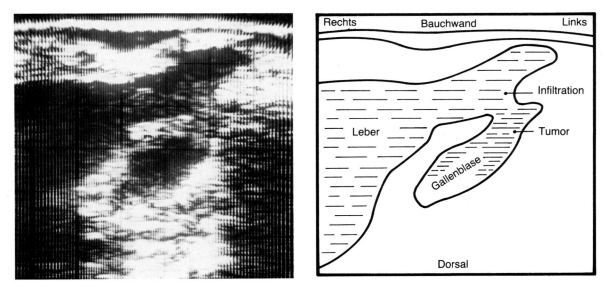

Abb. 8-16. Longitudinalschnitt durch den rechten Oberbauch. Gallenblasenkarzinom, das in die Leber infiltriert. Gallenflüssigkeit ist nur noch andeutungsweise sichtbar.

Gallenblase

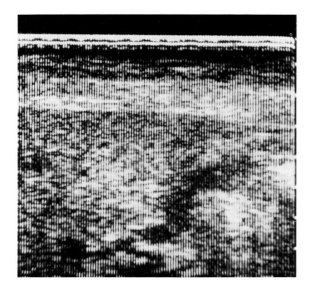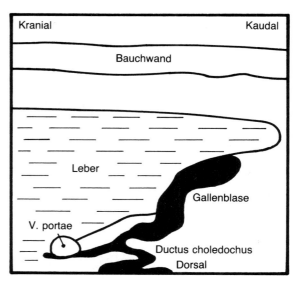

Abb. 8-17. Longitudinalschnitt durch den rechten Oberbauch. Darstellung der Einmündung des Ductus cysticus in den normal weiten Ductus choledochus. Gallenblase nicht dilatiert. Die Erhöhung der cholestaseanzeigenden Enzyme, die bei der Patientin vorlag, ist durch die deutliche Fettleber bedingt (laparoskopisch gesichert).

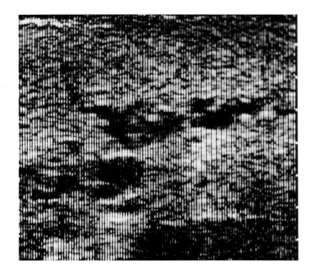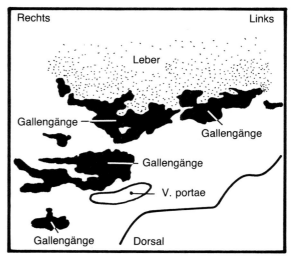

Abb. 8-18. Subkostaler Schrägschnitt durch den Leberhilus. Die erweiterten intrahepatischen Gallengänge bei Verschluß des Ductus choledochus stellen sich als unregelmäßig begrenzte echofreie Bezirke dar („Seenplatte").

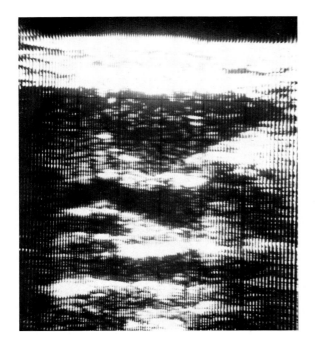
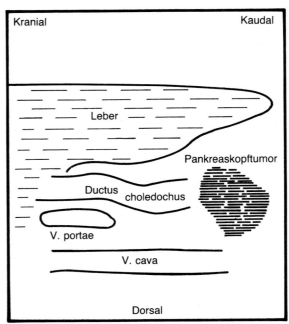

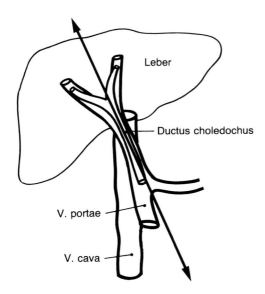

Abb. 8-19. Longitudinalschnitt durch den rechten Oberbauch. Der dilatierte Ductus choledochus stellt sich ventral von Pfortader und Vena cava dar. Schema der Schnittebene.

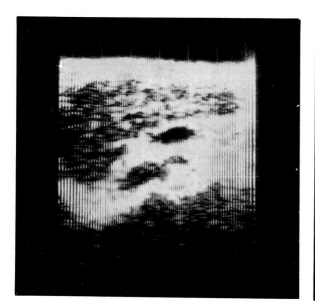
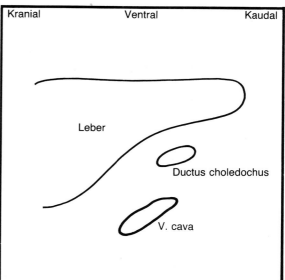
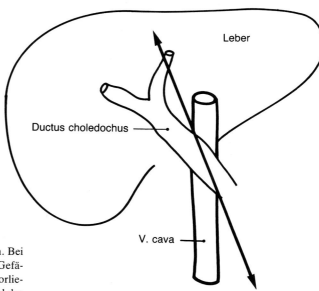

Abb. 8-20. Schrägschnitt durch den rechten Oberbauch. Bei entsprechender Schnittführung stellen sich die großen Gefäße im Oberbauch als echofreie ovale Bezirke dar. Im vorliegenden Bild ist der dilatierte Ductus choledochus ventral der Vena cava sichtbar. Im Schema ist die Untersuchungsebene markiert.

Gallenwege

Pathologie der Gallenwege

Die normalen intrahepatischen Gallenwege sind sonographisch selten nicht sichtbar. Der extrahepatische Gallengang kann auch mit modernen Echtzeitgeräten jetzt häufig dargestellt werden, selbst wenn er nicht dilatiert ist. Gelegentlich kann man den Ductus cysticus von der Gallenblase zum Ductus choledochus hin verfolgen (Abb. 8-17).

Intrahepatische Gallenwege

a) Dilatation der intrahepatischen Gallenwege durch extrahepatische Obstruktion
Dilatierte intrahepatische Gallenwege sind als knorrig-verzweigte, echofreie Bänder zu sehen, deren Lumen zum Leberhilus hin an Durchmesser zunimmt (Abb. 8-18). Im Subkostalschnitt stellen sie sich als multiple echofreie Bezirke dar, die den Leberhilus umgeben und in ihn hineinreichen.

b) Carolische Krankheit
Bei dieser Krankheit liegt eine angeborene kavernöse Ektasie der intrahepatischen Gallengänge vor. Die ektatischen Gallengänge können einen Durchmesser von 40 mm erreichen und sind so als unregelmäßig verteilte, verschieden große echofreie Bezirke in der Leber sichtbar. Sie können mit Metastasen verwechselt werden (45, 52). Bei der Form der Carolischen Krankheit, die mit portaler Fibrose vergesellschaftet ist, lassen sich sonographisch zusätzlich eine Hepatomegalie und die Zeichen der portalen Hypertension feststellen (22). In seltenen Fällen kann die Carolische Krankheit zusammen mit einer Choledochuszyste auftreten.

Extrahepatische Gallenwege

a) Kongenitale Dilatation mit Choledochuszysten
Häufiger als die Carolische Krankheit sind isolierte Choledochuszysten. Sie verursachen drei Symptome: Tastbarer Tumor im rechten Oberbauch, intermittierender Ikterus und rezidivierende Schmerzen im Oberbauch. Als Komplikationen sind Cholangitis und Ruptur beschrieben. Die Frühdiagnose ist sonographisch im allgemeinen leicht möglich (23, 25, 31, 32). Lage, Form und Größe der Zyste kann bestimmt werden. Sie ist im allgemeinen echofrei, und in ihr können gelegentlich vorhandene Konkremente sonographisch leicht nachgewiesen werden.

b) Erworbene Dilatation des Ductus choledochus
Den dilatierten Ductus choledochus kann man im allgemeinen sonographisch gut darstellen. Ursachen sind unter anderem Pankreatitis, Pankreaskopfkarzinome, stenosierende Papillitis und präpapilläre Konkremente. Im Längsschnitt erscheint der Ductus choledochus als echofreies Band ventral von Vena cava und Pfortader. Um sicher zu sein, daß es sich nicht um eine dieser beiden Strukturen handelt, sollte man versuchen, immer alle drei Gefäße gleichzeitig abzubilden (Abb. 8-19). Der dilatierte extrahepatische Gallengang kann sich gelegentlich recht plump, auch oval darstellen (Abb. 8-20 u. 8-21). Im Querschnitt ist der Ductus choledochus als runder echofreier Bezirk ventral der Pfortader sichtbar (Abb. 8-22).

c) Divertikel der Gallenwege
Sie erscheinen als zystische Strukturen im Leberhilus (Abb. 8-23).

Gallenwege

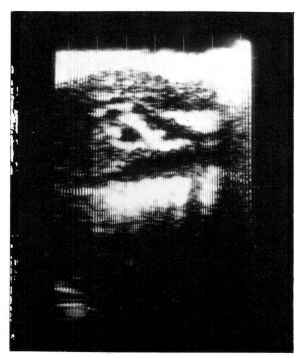
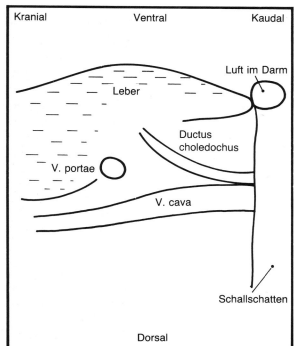
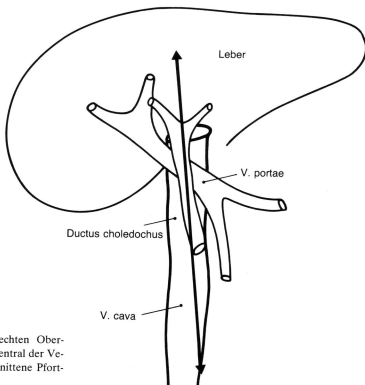

Abb. 8-21. Longitudinalschnitt durch den rechten Oberbauch. Der dilatierte Ductus choledochus ist ventral der Vena cava sichtbar. Dazwischen die schräggeschnittene Pfortader.

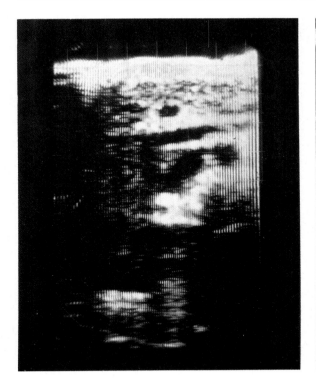
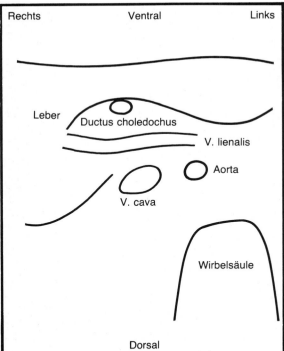

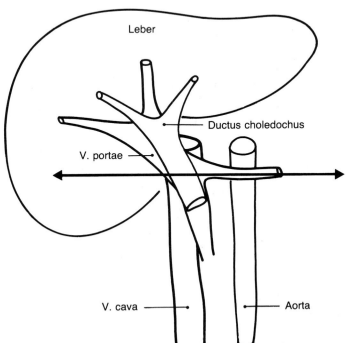

Abb. 8-22. Querschnitt durch den Oberbauch bei extrahepatischem Verschluß. Der quergeschnittene Ductus choledochus ist ventral der in die Pfortader übergehenden Milzvene sichtbar.

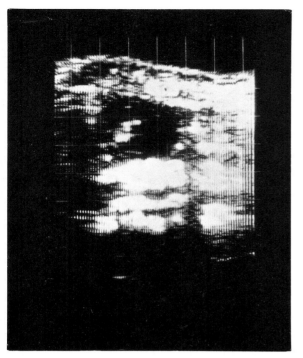 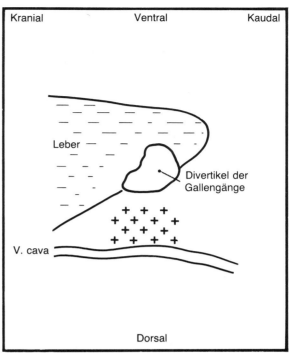

Abb. 8-23. Longitudinalschnitt durch den rechten Oberbauch. Bei dem zystischen Bezirk in der Nähe des Leberhilus handelt es sich um ein Divertikel der Gallenwege (Befund röntgenologisch bestätigt).

Cholestase

Die Sonographie der Gallenwege hat einen entscheidenden Fortschritt bei der Differentialdiagnose von intra- und extrahepatischer Cholestase gebracht. Die konventionellen Röntgenmethoden der Gallenwege versagen beim ikterischen Patienten. ERC und transhepatische Cholangiographie sind invasive Verfahren. Der sonographische Nachweis oder Ausschluß dilatierter Gallenwege reicht im allgemeinen aus, um die Differentialdiagnose konservativ zu behandelnder intrahepatischer und chirurgische Maßnahmen erfordernder extrahepatischer Cholestase zu klären (10, 12, 33, 36, 48, 49). Zusätzlich können sonographisch noch Anhaltspunkte über die Lokalisation des Verschlusses gewonnen werden:

a) Distale Obstruktion

In diesen Fällen sind Ductus choledochus, Gallenblase und intrahepatische Gallengänge dilatiert sichtbar. Als einziger Prozeß, der eine derartige Obstruktion verursachen kann, ist im allgemeinen sonographisch nur ein Pankreaskopftumor nachweisbar. Prozesse im Papillenbereich sind eventuell mit speziell fokussierten Schallköpfen nachweisbar (47). Mit den in der Routine verwendeten Geräten reicht der Nachweis der Dilatation des Ductus choledochus, der Gallenblase und intrahepatischer Gallenwege für die Diagnostik eines distalen Verschlusses aus (Abb. 8-18) (36).

Tab. 8-2. Befunde an den Gallenwegen bei den verschiedenen Verschlußlokalisationen.

	Gallenblase	Choledochus	Intrahepatische Gallenwege
Distaler Verschluß	Dilatiert	Dilatiert	Dilatiert
Proximaler Verschluß (proximal der Mündung des Ductus cysticus)	Normal	Normal	Dilatiert
Intrahepatische Cholestase	Normal	Normal	Normal

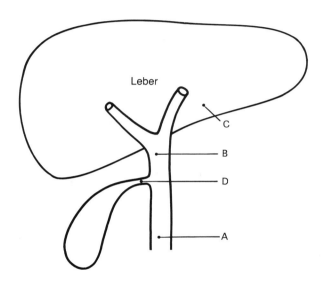

Abb. 8-24. Schema der Verschlußlokalisationen, die sonographisch bestimmt werden können.

b) Proximaler extrahepatischer Verschluß

In diesem Fall liegt der Verschluß proximal der Einmündung des Ductus cysticus. Er ist am häufigsten durch Gallenwegstumoren, Narbenstenosen oder Kompression von außen verursacht. Beim proximalen Verschluß sieht man dilatierte intrahepatische Gallengänge. Ductus choledochus und Gallenblase erscheinen normal. Falls die Obstruktion durch raumfordernde Prozesse bedingt ist, können diese gelegentlich sonographisch sichtbar gemacht werden, falls ihr Durchmesser größer als 2 cm ist.

c) Intrahepatische Cholestase

Ist bei Patienten mit den klinisch-chemischen Zeichen des Verschlußikterus sonographisch keine Dilatation von Gallenwegen nachweisbar, so spricht dies für eine intrahepatische Cholestase. In Tab. 8-2 sind die sonographischen Befunde bei den verschiedenen Formen der Cholestase dargestellt. Ein entsprechendes Schema zeigt Abb. 8-24. Das diagnostische Vorgehen unter Berücksichtigung des Ultraschallbefundes bei Patienten mit Cholestase zeigt Abb. 8-25 (10, 12).

Vergleich der Aussagekraft der Sonographie mit der anderer Untersuchungsmethoden bei der Differentialdiagnose des Verschlußikterus

Schnelles B-Bild

Mit dieser Methode wird eine diagnostische Sicherheit von über 95% erreicht (40, 41, 54).

Compound-Scan-Methode

Hier liegen die Ergebnisse nur gering niedriger (30, 33). Grund dafür kann sein, daß es gelegentlich Schwierigkeiten verursacht, den Ductus choledochus in seiner vollen Ausdehnung zu treffen.

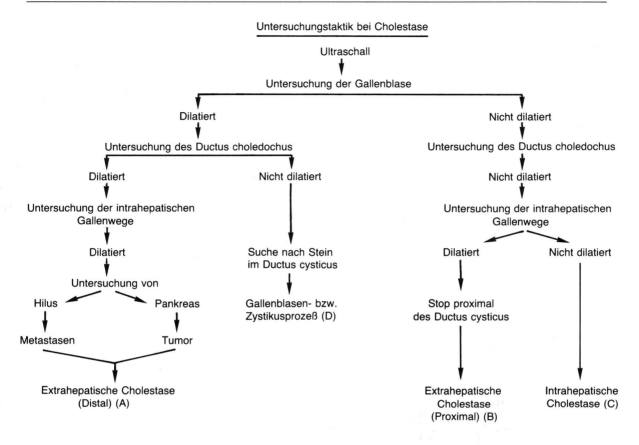

Abb. 8-25. Schema des Untersuchungsablaufs bei Cholestase unter Berücksichtigung des Ultraschallbefundes. Aus praktischen Gründen werden proximaler Ductus choledochus und intrahepatische Gallenwege als Einheit aufgefaßt. Die Großbuchstaben in Parenthese beziehen sich auf Abb. 8-24.

Vergleich mit der Computertomographie

Die Aussagekraft von Sonographie und Computertomographie bei der Differentialdiagnose des Ikterus wird für beide Methoden etwa gleich angegeben (55). In früheren Arbeiten wurde für die Computertomographie eine leichte Überlegenheit nachgewiesen (Tab. 8-3) (46). Mit den modernen Ultraschall-Geräten gelingt in einem hohen Prozentsatz der Fälle sogar die Darstellung des normalen Ductus choledochus, so daß jetzt die Sonographie bessere Ergebnisse zeitigen dürfte.

Tab. 8-3. Trefferquote (in %) von Computertomographie und Ultraschall bei dilatierten und normalen Gallenwegen (46). (Referenzmethoden: ERC, PTC, Operation.)

	Gallenwege	
	Dilatiert	Normal
Computertomographie	92%	87%
Ultraschall	85%	77%

Vergleich mit der ERC

Die Aussagekraft dieser Methode ist eher etwas geringer als die der Sonographie (29). Dies kann daran liegen, daß die Untersuchung nicht bei allen Patienten gelingt.

Vergleich mit der perkutanen transhepatischen Cholangiographie

Bei Patienten mit extrahepatischem Verschluß gelingt die transhepatische Cholangiographie in bis zu 100% der Fälle (34) und ist damit der Sonographie überlegen. Bei nicht dilatierten Gallengängen läßt die Methode jedoch nur in 67,5% der Fälle eine diagnostische Aussage zu. Sind sonographisch keine dilatierten Gallengänge nachweisbar, so kann eine extrahepatische Cholestase mit annähernd 100%iger Sicherheit ausgeschlossen werden. Bei fehlendem sonographischen Nachweis einer extrahepatischen Obstruktion ergibt sich daher keine Indikation für die transhepatische Cholangiographie.

Grundsätzlich ist also die Aussagekraft der beiden Techniken etwa gleich (27, 28). Weitere invasive Methoden wie etwa die transjuguläre Cholangiographie mit einer diagnostischen Sicherheit von 75–90% haben somit kaum noch Indikationen.

Literatur

(1) ZUHEIR, M.: Factors interfering with the opacification of a normal gallbladder. Gastrointestinal Radiol. *1:* 183 (1976).

(2) ARNOS, S., C. J. ROSENQUIST: Gray-scale cholecystosonography: an evaluation of accuracy. Amer. J. Radiol. *127:* 817 (1976).

(3) TABRISKY, J., R. R. LINDSTROM, H. W. HERMAN: Value of Gallbladder B-scan ultrasonography. Gastroenterology *68:* 1246 (1975).

(4) HUBLITZ, U. F., P. C. KAHN, L. A. SEIL: Cholecystosonography: an approach to the nonvisualized gallbladder. Radiology *103:* 645 (1972).

(5) BRUCE, D., M. B. DOUST: The use of ultrasound in the diagnosis of gastroenterological disease. Gastroenterology *70:* 602 (1976).

(6) GOLDBERG, B. B., K. HARRIS, W. BROOCKER: Ultrasonic and radiographic cholecystography. Radiology *111:* 405 (1974).

(7) SCHNEEKLOTH, G., TH. FRANK, G. ALBERS: Anwendungsmöglichkeiten des Ultraschallecholotverfahren für Abdomen und Schilddrüse. Internist. Praxis *16:* 783 (1976).

(8) HOLM, H. H., J. K. KRISTENSEN, S. N. RASMUSSEN: Abdominal Ultrasound. Munksgaard, Kopenhagen (1975).

(9) RETTENMAIER, G.: 5 Sonographie-Grundkurs. Böblingen. Nov. 1977.

(10) SEITZ, K. H., G. RETTENMAIER: Sonographische Differentialdiagnose beim Verschlußikterus. Ultraschalldiagnostik 76. Heidelberg 1976.

(11) TRILLER, J.: Gray-scale Ultraschalldiagnostik der Leber und Gallenwege. Radiologe *16:* 328 (1976).

(12) RETTENMAIER, G.: Sonographie bei Cholestase. IV Internationales Leber-Symposium. Basel 1976.

(13) DOUST, B. D., N. F. MAKLAD: Ultrasonic B-mode examination of the gallblader. Radiology *110:* 643 (1974).

(14) BOCKUS, H. L.: Gastroenterology. 2. Aufl. Saunders, Philadelphia 1965.

(15) REDMAN, H. C., S. R. REUTER: The angiographic evaluation of gallbladder dilatation. Radiology *97:* 367 (1970).

(16) EHLER, R., H. LUTZ, H. MAGERL: Experimentelle Untersuchung zur Gallensteindiagnostik mit Ultraschall. Ultraschalldiagnostik 76. Heidelberg 1976.

(17) LUTZ, H.: Ultraschalldiagnostik in der Gastroenterologie. Fortschr. Med. *93:* 339 (1975).

(18) RETTENMAIER, G.: Ultraschall zur Differentialdiagnose bei umschriebenen Leberprozessen und beim Verschlußsyndrom. Therapiewoche *20:* 18 (1970).

(19) ENGELHART, G. J., U. W. BLAUENSTEIN: Ultraschalldiagnostik am Oberbauch. Schattauer, Stuttgart, New York 1972.

(20) MURRAY, L., I. H. WILLIAMS: Caroli's disease. Brit. Med. J. *5976:* 380 (1972).

(21) CAROLI, J.: Disease of the intrahepatic biliary tree. Clin. Gastroent. *2:* 147 (1973).

(22) SIEDEK, M., C. KÄUFER, W. CLEMENS, O. STADELMANN: Kongenitale intrahepatische Gallengangszysten. Leber-Magen-Darm *4:* 242 (1974).

(23) WEITZEL, D., J. D. BECK: Ultraschalltomographie: eine risikolose und schonende Methode zum Nachweis der angeborenen Choledochuszyste. Klin. Pädiat. *186:* 460 (1974).

(24) NÜESCH, H. J., P. HAHNSLOSER, I. FUMAGALLI, P. DEYHLE: ERCP: Methode der Wahl zur Diagnose der Choledochuszyste. Dtsch. Med. Wschr. *98:* 2069 (1973).

(25) HUCHZERMEYER, H., P. OTTO, E. SEIFERT: Wertigkeit verschiedener diagnostischer Methoden bei kongenitalen Dilatationen der Gallenwege. Leber-Magen-Darm. *6:* 350 (1976).

(26) ELWYN, E.: Cholangiography in the jaundiced patient. Gut *17:* 801 (1976).
(27) SHIRABE, H., J. ARIYAMA, A. KUROSAVA: Experience with a new technique for percutaneous transhepatic cholangiography. Gastroenterology *68:* 909 (1975).
(28) ELIAS, E., A. N. HAMYLIN, S. JAIN, R. G. LONG: A randomised trial of percutaneous transhepatic cholangiography with the Chiba needle versus endoscopic retrograde cholangiography for bile duct visualization in jaundice. Gastroenterology *71:* 439 (1976).
(29) BILBAO, H. K., C. T. DOTTER, T. G. LEE, R. M. KATON: Complications of endoscopic retrograde cholangiopancreatography (ERCP). A study of 10 000 cases. Gastroenterology *70:* 314 (1976).
(30) TAYLOR, K. J. W., D. A. CARPENTER, V. R. MCCREADY: Ultrasound and scintigraphy in the differential diagnosis of obstructive jaundice. J. clin. Ultrasound. *2:* 105 (1974).
(31) FILLY, R. A., E. N. CARLSEN: Choledochal cyst: report of a case with specific ultrasonographic findings. J. clin. Ultrasound *4:* 7 (1976).
(32) PIYACHON, C., M. POSHYACHINDA, V. DHITARVAT: Hepatoscintigraphy, arteriography and ultrasonography in preoperative diagnosis of choledochal cyst. Amer. J. Roentgenol. *127:* 520 (1976).
(33) MITCHELL, C. J., L. A. BERGER, H. P. JOHNSON: Greyscale ultrasonography in the assessment of patients with suspected biliary obstruction. Gut *17:* 814 (1976).
(34) GOLDSTEIN, L. I., W. F. SAMPLE, B. M. KADELL, M. WEINNER: Grey-scale ultrasonography and thin needle cholangiography in the evaluation of the jaundiced patient. Gastroenterology *71:* 908 (1976).
(35) BAR-MEIR, S., G. R. RAMSKY, C. E. ALTERBURY: Comparison of intravenous cholangiography and ultrasonography in the detection of gallstones in cirrhotic patients. Gastroenterology *71:* 895 (1976).
(36) FROMMHOLD, H., D. KOISCHWITZ: Ultraschalluntersuchungen bei obstruktiven biliären Erkrankungen. Dtsch. med. Wschr. *102:* 63 (1977).
(37) CARLSEN, E. N.: Liver, gallbladder and spleen. Radiol. Clin. Amer. 13 (1975).
(38) LEOPOLD, G. R., J. SOKOLOFF: Ultrasonic scanning in the diagnosis of biliary disease. Surg. Clin. Amer. 53 (1973).
(39) SEITZ, H.: Untersuchungen mit Ultraschall in der Inneren Medizin. Ultraschalldiagnostik für die Praxis. 29. DKD Fortbildungstagung. Wiesbaden 1977.
(40) KREMER, H., W. SCHIERL, N. ZÖLLNER: Sonographische Diagnose bei Verschlußikterus. Eine Auswertung von 111 Fällen. 83. Tagung der Deutschen Gesellschaft für Innere Medizin. Wiesbaden 1977.
(41) RETTENMAIER, G.: Sonografischer Oberbauchstatus. Aussagefähigkeit und Indikationen der Ultraschall-Schnittbilduntersuchung des Oberbauchs. Internist *17:* 549 (1976).
(42) HAWICKHORST, E., H. ELLRECHT: Differentialdiagnostische Schwierigkeiten bei der Abdominellen Ultraschallbefundung. Z. für Allg. Med. *53:* 277 (1977).
(43) RETTENMAIER, G.: Lebersonographie. Quantitative Auswertung bei diffusen Leberkrankheiten. Thieme, Stuttgart 1977.
(44) LUTZ, H., R. SEIDL, R. PETZOLDT, H. F. FUCHS: Gallensteindiagnostik mit Ultraschall. Dtsch. med. Wschr. *1000:* 1329 (1975).
(45) TAYLOR, K. J. W., D. A. CARPENTER, C. R. HILL: Grey-scale ultrasound imaging. The anatomy and pathology of the liver. Radiology *119:* 415 (1976).
(46) GOLDBERG, H. I., M. KOROBKIN, R. FILLY, A. A. MOSS: Comparison of CT body scans and ultrasonograms in the research for biliary ductal dilatation in patients with jaundice. Gastroenterology *72:* 1063 (1977).
(47) REID, H. H.: Visualization of the bile duct using focused ultrasound. Radiology *118:* 155 (1976).
(48) GOLDBERG, B. B.: Ultrasonic cholangiography. Greyscale B-scan evaluation of the common bile duct. Radiology *118:* 401 (1976).
(49) VICARY, F. R., G. CUSIK, I. M. SHIRLEY, R. J. BLACKWELL: Ultrasound and jaundice. Gut *18:* 161 (1977).
(50) LUTZ, H.: Ultraschalldiagnostik in der Inneren Medizin. Springer, Berlin, Heidelberg, New York, 1978.
(51) MARCHAL, G., D. CROLLA, A. L. BAERT: Gallbladder wall thickening: a new sign of Gallbladder disease visualized by grey-scale cholecystosonography. J. Clin. Ultrasound. *6:* 177 (1978).
(52) BASS, E., M. R. FUNSTON, M. I. SCHAFF: Caroli's disease: an ultrasonic diagnosis. Brit. J. Radiol. *50:* 366 (1977).
(53) MONROE, S. E., F. J. RAGEN: Congenital absence of the gallbladder. Cah. Med. *85:* 422 (1956).
(54) BRAUN, B., W. SCHWERK: Ultraschalldiagnostik der Cholelithiasis. Ein Vergleich mit röntgenologischen Untersuchungsverfahren. Dtsch. Med. Wschr. *103:* 1101 (1978).
(55) GEBAUER, A., U. SCHERER: Differentialindikation für die Computertomographie und die Ultraschalluntersuchung. Internist *19:* 568 (1978).

9. Sonographie des Pankreas

Allgemeines

Die klinische Diagnose von Pankreaskrankheiten ist außerordentlich schwierig. Die Symptome sind sehr oft unspezifisch. Besonders Tumore können sehr lange symptomlos bleiben. Auch die Untersuchung der Pankreasfermente im Serum läßt oft im Stich. Durch die konventionelle Radiologie ließ sich nur bei der chronischen kalzifizierenden Pankratitis eine eindeutige Diagnose stellen. Der Nachweis von Vergrößerungen des Pankreaskopfes mittels der hypotonen Duodenographie (23, 24) ist unspezifisch und nur positiv, wenn die krankhaften Veränderungen den Pankreaskopf mit einbeziehen. Die Pankreasszintigraphie hat eine sehr große Fehlerbreite und erfordert die Anwendung außerordentlich hoher Radioaktivität. So war es bis vor wenigen Jahren nur durch aufwendige (z. B. Sekretin-Pankrozymin-Test) oder invasive Methoden (Angiographie, ERCP) möglich, zuverlässige Aussagen über das Pankreas zu bekommen.

Mit der Einführung der Sonographie und der Computertomographie stehen jetzt zwei Verfahren zur Verfügung, die eine sehr gute morphologische Diagnostik erlauben, ohne invasiv zu sein. Die Sonographie hat den Vorteil, daß sie keine Strahlenbelastung mit sich bringt, das Gerät vergleichsweise billig ist und die Untersuchung ohne großen Aufwand, unter Umständen am Krankenbett, durchgeführt werden kann.

Indikationen für die Sonographie des Pankreas

Verdacht auf akute oder chronische Pankreatitis.
Verdacht auf Tumoren.
Verdacht auf Zysten oder Abszesse.
Verschlußikterus.
Verlaufskontrolle von Pankreaskrankheiten.
Bestrahlungsplanung bei Tumoren im Pankreasbereich.
Ultraschallgezielte Feinnadelpunktion des Pankreas.

Topographische Anatomie des Pankreas in bezug auf die Sonographie

Das Pankreas liegt im Retroperitonealraum hinter der Leber, dem Magen, dem Kolon und dem Netz und vor der Aorta und Vena cava inferior. Rechts ist es vom Duodenum und links vom duodeno-jujenalen Übergang und der linken Kolonflexur begrenzt. Es liegt in Höhe der Lendenwirbelkörper I und II. Die Größe, d. h. das

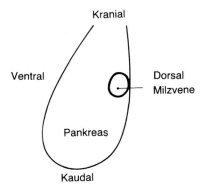

Abb. 9-1. Schematischer Querschnitt durch das Pankreas von links gesehen. Die Milzvene verläuft dorsal des Pankreas. Die Hauptmasse des Pankreas liegt meist kaudal der Vene.

Volumen des Pankreas, ist abhängig vom Lebensalter (1). Normalerweise ist es beim Erwachsenen 12 bis 15 cm lang, mißt in kraniokaudaler Ausdehnung 3 bis 5 cm. Sein anterior-posteriorer Durchmesser liegt zwischen 1 und 2 cm.

Das Pankras verläuft fast in seiner ganzen Ausdehnung ventral vor der Vena lienalis, die die Aorta überkreuzt (2) (Abb. 9-1).

Die Lokalisation des Pfortaderursprunges, also des Zusammenflusses von Vena mesenterica superior und Milzvene ist veränderlich. Dieser „Konfluens" liegt meist am Übergang vom Pankreaskorpus zum Pankreaskopf, etwa in der Medianlinie. In der Umgebung des Pankreas liegen Lymphknoten, die bei Vergrößerung sonographisch sichtbar werden können.

Die drei Abschnitte des Pankreas weisen folgende Charakteristika auf:

a) Der Kopf liegt vom Duodenum umgeben rechts der Wirbelsäule. Er kann in kraniokaudaler Ausdehnung 6 bis 7 cm messen (3). In seltenen Fällen kann der Pankreaskopf auch zur rechten Niere in Beziehung stehen (4).

b) Der Körper des Pankreas verläuft bogenförmig vor der Aorta und der Arteria mensenterica superior. Er geht kontinuierlich in den Schwanzbereich über.

c) Der Pankreasschwanz grenzt an den Magen, das Querkolon, die Milz, die Nebenniere und den oberen Pol der linken Niere. Vor allem wegen der Überlagerung durch Luft im Magen und Querkolon ist seine Darstellbarkeit von ventral oft sehr schwer. Die Pankreasschwanzregion läßt sich in Rechtsseitenlage durch Interkostalschnitte zwischen Milz und linker Niere einsehen (Abb. 9-2).

Die sonographische Beurteilung des Pankreas wird durch die variable Form des Organs erschwert (3) (Abb. 9-3). Das Organ kann nicht vom Rücken her untersucht werden, weil Wirbelsäule und Rippen die Schallwellen reflektieren.

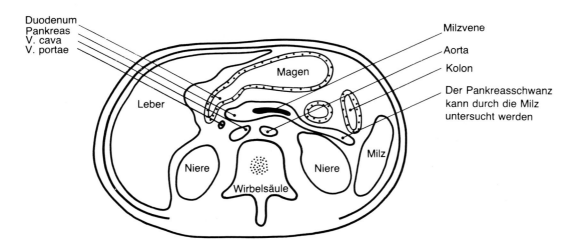

Abb. 9-2. Schematischer Querschnitt durch den Oberbauch. Ventral des Pankreasschwanzes liegen Magen und Kolonschlingen, die seine Beurteilung meist erschweren. Eine Möglichkeit, diese Schwierigkeit zu umgehen, ist die Untersuchung der Pankreasschwanzregion von lateral durch die Milz hindurch.

Vorbereitung des Patienten für die Pankreasuntersuchung

Da das Pankreas weit dorsal liegt und von verschiedenen Organen überlagert ist, muß gelegentlich versucht werden, die Darstellung durch eine besondere Vorbereitung des Patienten zu verbessern.

Grundsätzlich soll der Patient nüchtern sein, um vor allem eine erhöhte Menge von beim Essen und Trinken verschluckter Luft im Magen zu vermeiden. Die Gabe von Entschäumern (Polysiloxane) kann versucht werden. Röntgenologische Untersuchungen mit Bariumbrei sollten nicht vorausgegangen sein, weil Rest des Breies Artefakte verursachen können (5, 6).

Außerdem sollte am selben Tag keine Endoskopie vorausgegangen sein, weil dabei ja Luft insuffliert wird. Die bei der Laparoskopie im allgemeinen noch verbleibende Luft im Abdomen kann noch 2 bis 3 Tage lang die Sonographie des Pankreas stören.

Um die Reflexion der Schallwellen an Luft im Magen zu verhindern, wurde auch die Absaugung dieser Luft durch eine Magensonde versucht (14). Bessere Ergebnisse erbringt die Füllung des Magens mit Flüssigkeit. Durch die gute Schalleitung des mit Flüssigkeit gefüllten Magens („akustisches Fenster") kann das Pankreas oft in seiner ganzen Ausdehnung bis in den Schwanzbereich von ventral her dargestellt werden. Hauptnachteile dieses Verfahrens sind, daß relativ große Flüssigkeitsmengen in kurzer Zeit getrunken werden müssen, für den Untersucher eine Wartezeit entsteht und der Magen sich manchmal schnell wieder entleert (2).

Untersuchungstechnik

Die Untersuchung des Pankreas wird in Rückenlage des Patienten durchgeführt. Gerade bei Anwendung des „akustischen Fensters" kann die Untersuchung im Stehen eine bessere Darstellbarkeit des Organs erbringen, weil die Flüssigkeit im Magen sich genau vor dem Pankreas ansammelt. Die Untersuchung des Pankreas erfolgt in Körperlängsschnitten und dem Pankreasverlauf angepaßten Querschnitten.

Längsschnitte

Der Schallkopf wird in Längsrichtung in der Medianlinie im Bereich des Epigastriums aufgesetzt (Abb. 5-2). Es werden dann Aorta und linker Leberlappen eingestellt. Ist die Aorta gut zu sehen, so spricht dies dafür, daß auch die Pankreasregion bei der Untersuchung gut zugänglich ist. Ventral der Aorta zeigt sich im allgemeinen die Vena mesenterica superior. Das Pankreas kann besonders bei Vergrößerung im Längsschnitt im Bereich des kranialen Anteils der Vena mesenterica superior dorsal der Leber gesehen werden (Abb. 9-4). Der Pankreaskopf wird dann durch die Verschiebung des Schallkopfes nach rechts zwischen Vena cava inferior und dorsaler Leberbegrenzung aufgesucht. Hilfreich für die Darstellung des Pankreas ist, daß der Patient

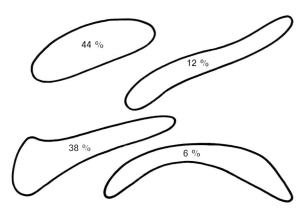

Abb. 9-3. Häufige Formvarianten des Pankreas.

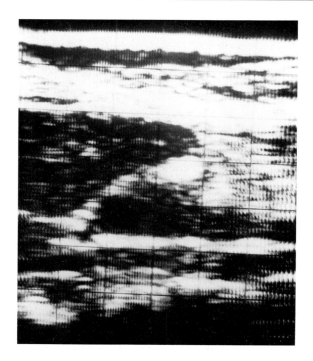
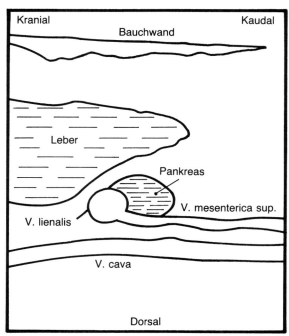
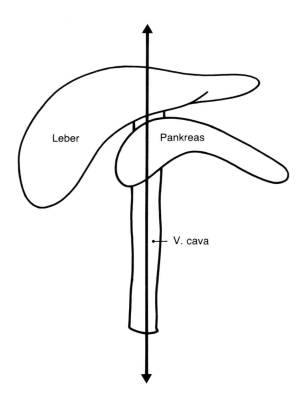

Abb. 9-4. Longitudinalschnitt durch den rechten Oberbauch in der Ebene der Vena cava. Das vergrößerte Pankreas stellt sich zwischen Vena cava und rechtem Leberlappen dar. Vena mesenterica superior und Milzvene vereinigen sich am Dorsalrand des Pankreas zur Pfortader.

Untersuchungstechnik

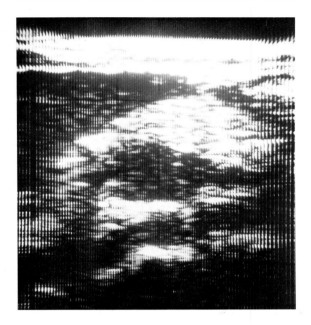
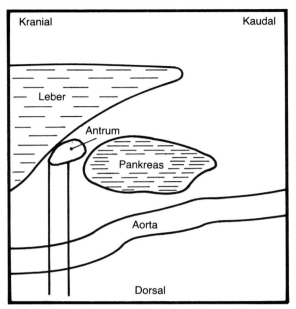

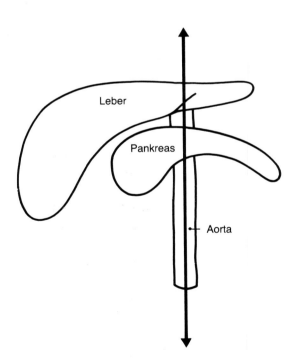

Abb. 9-5. Longitudinalschnitt durch den Oberbauch in der Ebene der Aorta. Das Pankreaskorpus stellt sich quer getroffen zwischen Aorta und linkem Leberlappen dar.

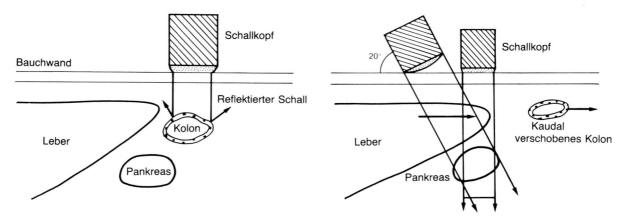

Abb. 9-6. In den meisten Fällen ist das Pankreas bei rein ventro-dorsaler Schnittführung nicht beurteilbar, weil die Schallwellen an Magen und Kolon reflektiert werden. Durch willkürliche Kaudalverschiebung der Leber („dicker Bauch") und Untersuchung mit von kranial nach kaudal geneigtem Schallkopf kann die Luft in den Intestinalorganen umgangen und die gute Schalleitung der Leber ausgenutzt werden.

durch Betätigung der Zwerchfellatmung die Leber möglichst nach kaudal drückt. Die gute Schalleitung der Leber erleichtert dann die Darstellung des Pankreas (Abb. 9-5 u. 9-6).

Querschnitte

Um das Pankreas in seiner Längsachse darzustellen, muß der Schallkopf in Querrichtung gedreht werden (9-7 u. 9-8). Da das Pankreas etwas nach links kranial verläuft, muß die Längsachse des Schallkopfes entsprechend adaptiert werden. Man setzt den Schallkopf möglichst weit kranial über der Leber auf und schiebt ihn nach kaudal bis die Milzvene, die den wichtigsten Markierungspunkt darstellt, erscheint. Die Verfolgung der Milzvene in die Pfortader hinein erlaubt ihre eindeutige Unterscheidung von anderen Gefäßen im Oberbauch. Schwierigkeiten bei der sonographischen Darstellung des Pankreas können durch folgende Manöver angegangen werden (7, 8):

Zwerchfelltiefstand durch Vorwölbung des Abdomens (Abb. 9-6).

Neigung des Schallkopfes um etwa 20° von kranial nach kaudal, um die gute Schalleitung der Leber auszunutzen (Abb. 9-6).

Versuch der Untersuchung im Stehen, um das Tiefertreten der Leber oder auch die Ansammlung von Flüssigkeit im Magen über dem Pankreas auszunutzen.

Lagewechsel des Patienten, um die Fortbewegung der Darmluft zu erleichtern.

Aufsetzen des Schallkopfes unter Druck, um die Luft nach der Seite zu schieben (4).

Versuch, die Gallenblase als „akustisches Fenster" zur Darstellung des Pankreaskopfes zu benutzen.

Bauchlage des Patienten, um den Pankreasschwanz eventuell durch die rechte Niere hindurch darzustellen.

Sonographische Topographie des Pankreas

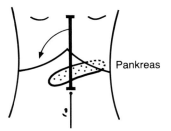

Schallkopf in Längsrichtung

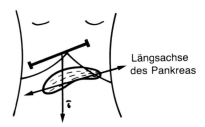

Der Schallkopf verschiebt sich parallel zu dieser Achse in Kaudalrichtung

Abb. 9-7. Schema der Position des Schallkopfes für die Untersuchung des Pankreas in Längsschnitten und in Schrägschnitten. Der Schallkopf muß so gedreht werden, daß seine Längsachse parallel der Achse des Pankreas verläuft. Er wird dann von kranial nach kaudal verschoben.

Das normale Pankreas, das im allgemeinen von Fett und Bindegewebe umgeben ist, grenzt sich gegenüber diesen akustisch gleichartigen Geweben als echoärmerer, also etwas dunklerer Bezirk ab. Vor allem bei Verkleinerung des Organs oder lipomatöser Durchsetzung läßt es sich schwer abgrenzen (7, 9). Wichtig ist, daß man die Region des Pankreas genau lokalisieren und so exakt überprüfen kann. Folgende anatomische Strukturen sind für die Abgrenzung der Pankreasregion wichtig:

Die *Aorta*, die sich im Querschnitt vom Patienten aus gesehen als runder, echofreier Bezirk links ventral der Wirbelsäule darstellt. Ventral von ihr, zwischen ihr und dem Pankreas gelegen, ist im allgemeinen noch der Querschnitt der Arteria mesenterica superior als nur wenige Millimeter großer echofreier Punkt zu sehen (44). Die *Vena cava inferior*, die vom Patienten aus gesehen meist als mehr querovaler echofreier Bezirk rechts der Wirbelsäule liegt (30). Sie er-

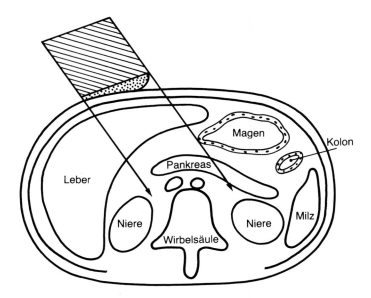

Abb. 9-8. Schematischer Querschnitt durch den Oberbauch. Der Schallkopf ist so eingestellt, daß für die Untersuchung des Pankreas die gute Schalleitung der Leber ausgenutzt wird. Durch Lateralneigung des Schallkopfes kann gelegentlich das Pankreaskorpus noch etwas weiter nach links eingesehen werden.

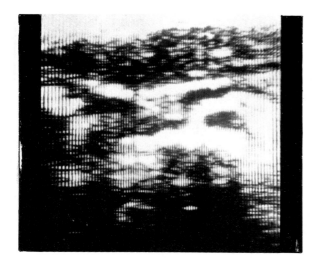 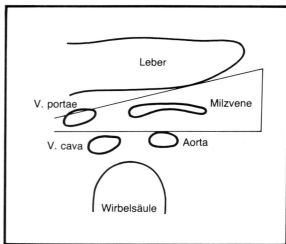

Abb. 9-9. Die Pankreasregion kann als dreieckiger bis rechteckiger Bereich markiert werden, den Aorta, V. cava, Pfortader und Milzvene begrenzen. (29).

scheint oft durch den unmittelbar darüber liegenden Pankreaskopf etwas komprimiert.

Die *Vena portae*, die sich kranial der Vena cava als echofreier Bezirk, zum Teil von Lebergewebe umgeben darstellt.

Die *Milzvene*, die die wichtigste Struktur für die Orientierung in bezug auf das Pankreas darstellt. Sie läuft meist entsprechend dem Pankreasverlauf als geschwungenes echofreies Band ventral der Wirbelsäule. Das Pankreas stellt sich meist wenige Millimeter kaudal der Milzvene dar (15).

Der Zusammenfluß von Milzvene und Vena mesenterica superior erscheint meist als ovaler, echofreier Bezirk von 0,5 bis 1 cm Durchmesser etwas mehr rechts und ventral der Wirbelsäule.

Die dorsale Leberfläche begrenzt die Region, in der das Pankreas zu suchen ist, nach ventral.

Die Wirbelsäule bildet die dorsale Begrenzung (Abb. 9-9).

Die *Gallenblase* ist ein guter Orientierungspunkt in bezug auf das Pankreas. Im typischen Schnitt mit leicht schräg stehendem Schallkopf und etwa um 20° nach kaudal gerichtetem Schallfeld stellt sich das Pankreas etwa in der Ebene dar, in der auch die Gallenblase zu sehen ist. (Abb. 9-10).

Schwierigkeiten bei der Beurteilung des Pankreas

Die Pankreasregion ist bei folgenden Zuständen schwer zu beurteilen:
- Starke Adipositas des Patienten.
- Kachektische Patienten, bei denen die Ankoppelung des Schallkopfes wegen prominenter Rippen bzw. eingesunkenem Epigastrium schwierig ist.
- Zustand nach Operation im Oberbauch mit Verziehung der normalen anatomischen Strukturen.
- Narbige Veränderungen in der Haut.
- Intraabdominale Adhäsionen und Hernien (20).
- Atrophie oder Kranialverlagerung des linken Leberlappens, dessen gute Schalleitung dann nicht ausgenutzt werden kann (26).

Sonographische Topographie

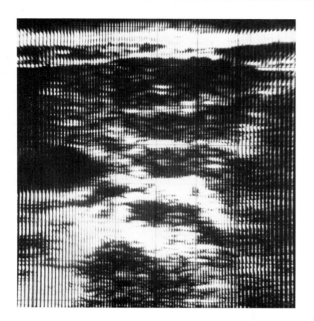 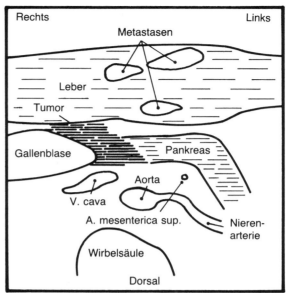

Abb. 9-10. Querschnitt durch die Pankreasregion wenige Millimeter kaudal der Milzvene, so daß sie nicht sichtbar ist. Korpus und ein Teil der Kanda des Pankreas stellen sich ventral der Aorta dar. Der Pankreaskopf ist durch einen teilweise echoreichen Tumor aufgetrieben. Die Gallenblase, die gestaut ist, liegt bei dieser Schnittführung in der Ebene des Pankreas.

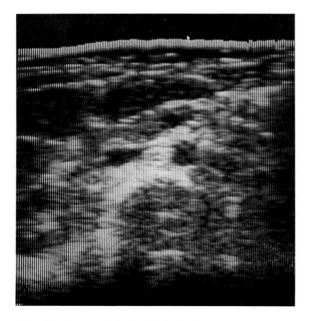 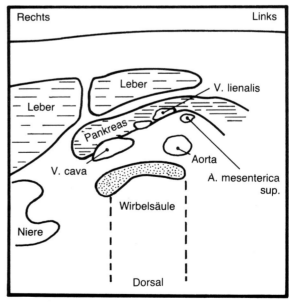

Abb. 9-11. Querschnitt durch die Pankreasregion mit Milzvene und großen Gefäßen.

Sonographische Charakteristika des Pankreas und der Pankreasregion

Beziehung zu den Gefäßen und zur Leber

Aorta und Vena cava inferior

Die großen Gefäße können vor allem bei Luftüberlagerung oder Adipositas schlecht erkennbar sein. Dann ist auch das Pankreas im allgemeinen nicht zu beurteilen. Die Gefäße können durch Tumoren, Abszesse oder Zysten im Pankreasbereich verdrängt oder komprimiert sein.

Pfortader und Milzvene

Bei guten Untersuchungsbedingungen lassen sich Milzvene und Vena mesenterica superior über ihren Zusammenfluß zur Pfortader bis in den Leberhilus hinein verfolgen. Die Milzvene ist normalerweise bei Palpation komprimierbar. Der normale Verlauf in den Leberhilus hinein kann durch Pankreastumoren gestört sein (Abb. 9-12).

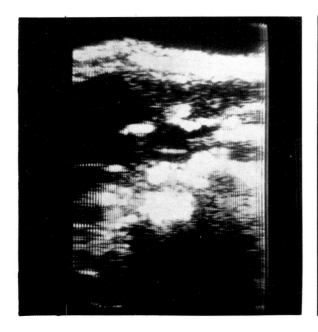 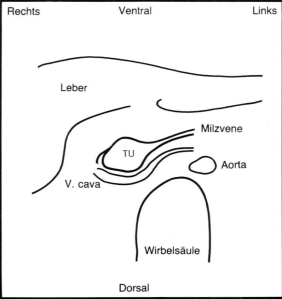

Abb. 9-12. Querschnitt durch die Pankreasregion. Durch die tumoröse Vergrößerung des Pankreaskopfes wird die V. cava komprimiert. Es ist noch der Abgang der linken Nierenvene mitgetroffen.

Sonographische Charakteristika

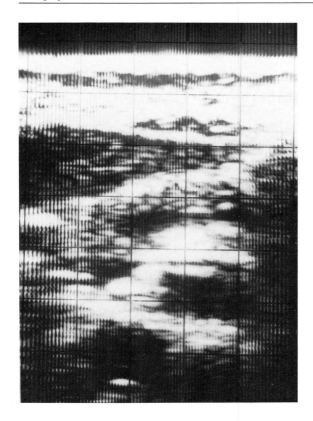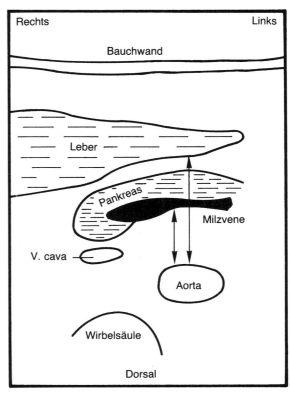

Abb. 9-13. Querschnitt durch die Pankreasregion bei normalem Pankreas. Im Schema sind die aorto-hepatische und die aorto-lienale Distanz eingezeichnet. Bei Pankreasvergrößerung kann erstere größer und letztere kleiner werden.

Distanz zwischen Aorta/Leber und Aorta/Milzvene

Die aorto-hepatische Distanz gemessen zwischen dem ventralen Rand der Aorta und dorsalen Fläche des linken Leberlappens in Höhe der Milzvene beträgt im allgemeinen 3 ± 1 cm. Durch eine Pankreasvergrößerung kann diese Distanz (21), die meist im Längsschnitt gemessen wird, vergrößert sein (Abb. 9-13 u. 9-14). Dieser Abstand ist jedoch ein unsicherer Parameter für das Vorliegen eines pathologischen Prozesses im Pankreasbereich (102). In Anbetracht der verbesserten Untersuchungstechnik, der Verfügbarkeit moderner Ultraschallgeräte und der Einführung der Computertomographie sollte er nicht mehr als diagnostisch verwertbares Kriterium dienen. Die aorto-lienale Distanz beträgt normalerweise 1 bis 2 cm. Auch sie kann bei Pankreasvergrößerung verändert sein.

Dorsale Leberfläche

Die Dorsalfäche der Leber ist bei umschriebenen Pankreasprozessen zu beachten. Tumoröse Auftreibungen oder Zysten können sie imprimieren. Wichtig ist auch der Nachweis der Infiltration von Pankreastumoren in die Leber (Abb. 9-14 u. 9-17).

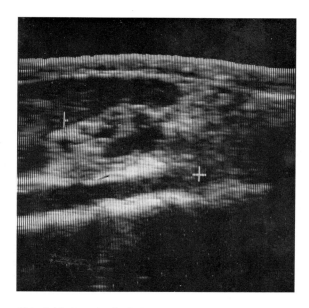 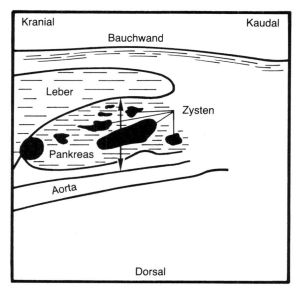

Abb. 9-14. Longitudinalschnitt durch den Oberbauch in der Ebene der Aorta bei chronisch-rezidivierender Pankreatitis. Das deutlich vergrößerte Pankreaskorpus ist quer getroffen. Es ist von Pseudozysten durchsetzt. Die dorsale Kontur des Leberlappens ist imprimiert. Die aorto-hepatische Distanz ist vergrößert, ihre Bestimmung bringt keine zusätzliche Information.

Größe

Die von verschiedenen Autoren gemessenen Größenwerte des Pankreas sind in Tab. 9-1 zusammengefaßt. Es gibt auch Flächenbestimmungen des Pankreas. Seine Fläche soll normalerweise 10 cm^2 nicht überschreiten (13). Für die Beurteilung der Größe des Pankreas ist der anterior-posteriore Durchmesser am wichtigsten. In den kranio-kaudalen Durchmesser gehen zu viel anatomische Normvarianten, vor allem im Bereich des Kopfes in Form des Processus uncinatus ein (25). Den kleinsten anterior-posterioren Durchmesser weist das Pankreas im allgemeinen ventral von Wirbelsäule und Aorta auf. Das Organ kann so regelrecht hantelförmig erscheinen.

Vergrößerungen des Pankreas können diffus oder umschrieben sein. Diffuse Vergrößerungen sieht man im allgemeinen bei akuter oder chronischer Pankreatitis mit noch florider Entzündung. Die Vergrößerung kommt vor allem durch das Ödem zustande. Umschriebene Vergrößerungen können Ausdruck relativ lokalisierter Entzündung sein. Meist kommen sie jedoch durch Zysten oder Tumoren zustande. Im allgemeinen ist das Pankreas bei jungen Menschen größer und kann bei Alten aufgrund einer weitgehenden Atrophie oder Lipomatose trotz guter Beurteilbarkeit der Pankreasregion nicht mehr nachweisbar sein.

Tab. 9-1. Sonographisch gemessene Durchmesser (in cm) des normalen Pankreas.

Autor	Caput	Corpus	Cauda
Antero-Posterior			
HABER (25)	2,7 ± 0,7	2,2 ± 0,7	2,4 ± 0,4
FONTANA (32)	2–3	1,5 ± 2,5	–
LUTZ (26)	2,5	–	–
Kranio-Kaudal			
HABER (25)	3,6 ± 1,2	3,0 ± 0,6	2,9 ± 0,4
LUTZ (26)	2–2,5	–	–

Sonographische Charakteristika 143

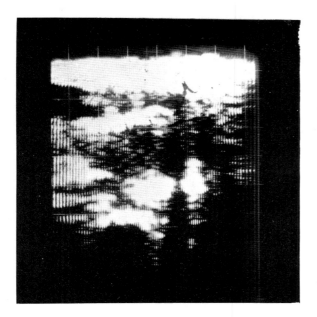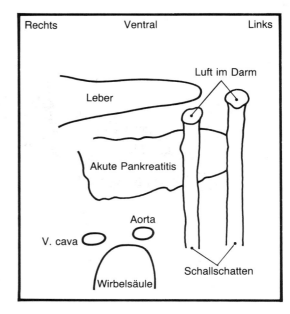

Abb. 9-15. Querschnitt durch die Pankreasregion bei akuter Pankreatitis. Das Organ ist vergrößert und hat eine verschwommene Kontur.

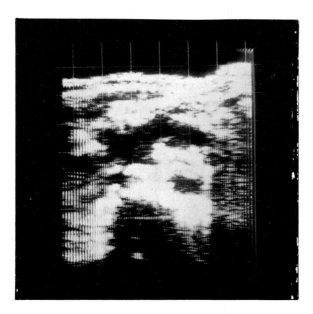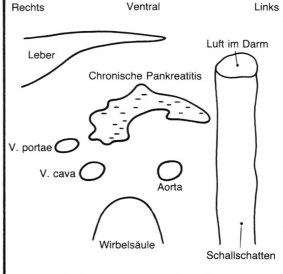

Abb. 9-16. Querschnitt durch die Pankreasregion bei chronischer Pankreatitis. Das Organ hat unregelmäßige Struktur und ist unregelmäßig begrenzt. Keine ausgeprägte Vergrößerung.

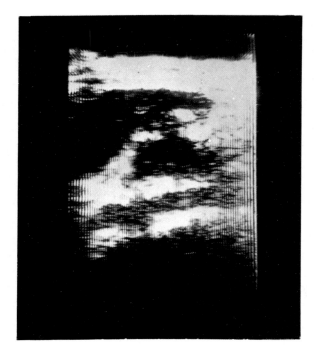
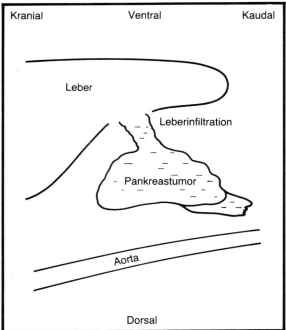
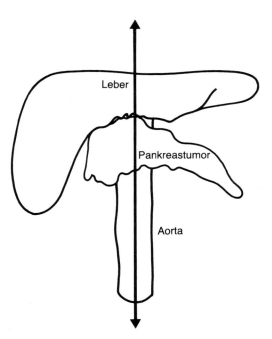

Abb. 9-17. Longitudinalschnitt durch den Oberbauch in der Ebene der Aorta. Karzinom des Pankreaskorpus, das in die Leber infiltriert.

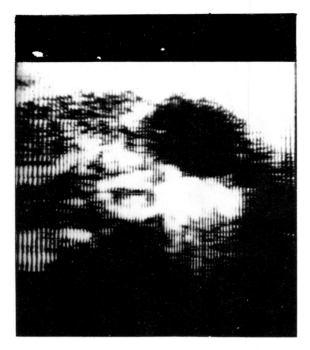 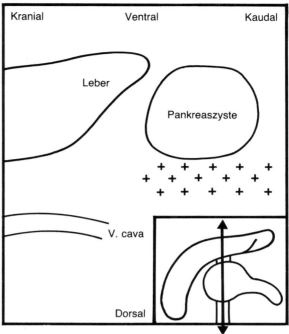

Abb. 9-18. Longitudinalschnitt durch den rechten Oberbauch. Pseudozyste im Bereich des Pankreaskopfes. Hinter der echofreien Struktur zeigt sich Schallverstärkung.

Kontur

Das normale Pankreas hat eine regelmäßige Kontur und ist scharf begrenzt. Bei akuten Entzündungen und Schüben einer chronischen Pankreatitis wird die Kontur verschwommen und das Organ läßt sich nicht mehr abgrenzen (Abb. 9-15). Bei fortgeschrittener Pankreatitis kann das Organ gut abgrenzbar sein. Die Kontur ist aber dabei oft durch Fibrose und Narben unregelmäßig und unterbrochen (Abb. 9-16). Bei Tumoren können Ausläufer des Pankreas in Form der sog. „Krebsfüßchen" als Zeichen der Infiltration in die Nachbarschaft gesehen werden (Abb. 9-17) (8, 21, 27).

Reflexmuster

Bei experimentellen Arbeiten mit Pankreata von Tieren und Menschen, die in Wasserlösungen sonographiert wurden, wurde nachgewiesen, daß das normale Pankreas sehr echogen ist.

In vivo werden jedoch wegen der stark reflektierenden umgebenden Gewebe nur schwache Echos erzeugt. Daß die weitere Echominderung bei entzündlichen Prozessen durch die ödematöse Durchtränkung des Organs bedingt ist, konnte in vitro durch die Injektion von Salzlösungen in das isolierte Pankreas nachgewiesen werden (14).

Treten innerhalb des Pankreas vergröberte Echos auf und sind diese unregelmäßig verteilt, so ist dies ein Zeichen dafür, daß die akustischen Grenzflächen durch Fibrose, Narben, Kalzifikationen etc. verändert sind. Dies ist meist bei der chronischen Pankreatitis der Fall.

Sind echofreie Bezirke sichtbar, so spricht dies für das Vorhandensein von Räumen ohne akustische Grenzflächen, also Flüssigkeitsansammlungen wie Zysten, Nekrosebezirke oder Erweite-

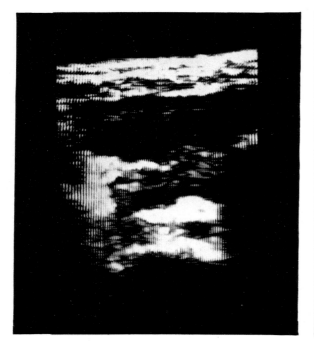
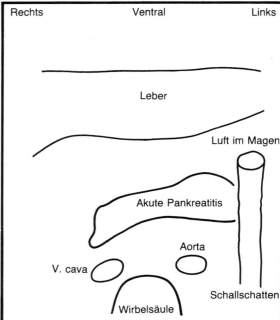
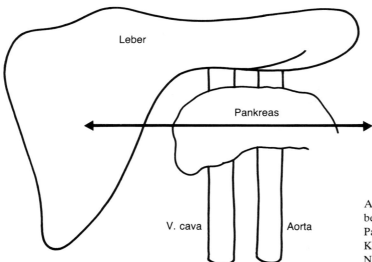

Abb. 9-19. Querschnitt durch den Oberbauch bei akuter nekrotisierender Pankreatitis. Das Pankreas ist vergrößert und hat unregelmäßige Kontur. Die echofreien Bezirke entsprechen Nekrosezonen.

rung des Pankreasganges (Abb. 9-18 u. 9-19). Die Struktur von Pankreastumoren ist im allgemeinen wegen des Vorliegens gleichförmigen Gewebes und damit Verringerung von akustischen Grenzflächen echoarm. Treten Nekrosen auf, so werden wegen Änderung der akustischen Impedanz gegenüber dem umgebenden Gewebe zunächst grobe Echos erzeugt. Später können größere Nekrosen als echofreie Bezirke erscheinen (Abb. 9-20).

Sonographische Charakteristika

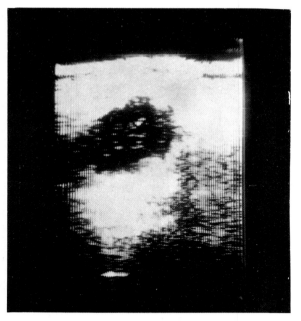 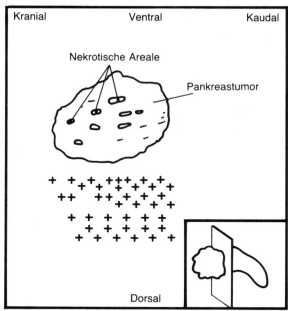

Abb. 9-20. Longitudinalschnitt durch den Oberbauch bei einem Pankreaskarzinom. Der Tumor ist quer getroffen und zeigt einzelne grobe Echos. Zusammen mit der dorsalen Schallverstärkung kann man daraus auf das Vorliegen nekrotischer Bezirke in dem Tumor schließen.

Palpation des Pankreas unter sonographischer Sicht

Unter sonographischer Sicht kann das Pankreas gezielt palpiert werden. Es kann geprüft werden, ob das Organ verformbar oder schmerzhaft ist. Durch Prüfung der Atemverschieblichkeit kann gezeigt werden, ob das Organ durch Infiltration in die Nachbarschaft oder in die Leber fixiert ist (3). Im allgemeinen übertragen sich die Pulsationen der Aorta auf das Pankreas.

Zusammenfassung der sonographischen Charakteristika des Pankreas

Indirekte Zeichen von Pankreaskrankheiten

Vergrößerung der aorto-hepatischen Distanz (sehr unsicher).
Konkave Impression der dorsalen Leberfläche.
Kompression und Verdrängung der Vena cava oder Aorta.

Direkte Zeichen von Pankreaskrankheiten

Vergrößerung des Pankreas
Diffus: Entzündung, Ödem.
Umschrieben: Tumor, Zyste, Abszeß.

Kontur:
Regelmäßig: Normales Pankreas.
Verschwommen: Ödem.
Unterbrochen: Chronische Pankreatitis, Tumor.
Glatt: Zysten.

Binnenechos:
Echoarm: Normales Pankreas.
Vergröberung: Chronische Pankreatitis.
Echoverminderung: Tumoren, Ödeme.
Echofrei: Zysten.

Das sonographische Bild des normalen Pankreas

Mit den älteren „bi-stabilen" Compound-Scan-Geräten ohne Grauwertabstufung konnte das normale Pankreas kaum dargestellt werden (14, 17, 21, 28, 29). Die Auflösung dieser Geräte war noch zu schlecht, um den anterior-posterioren Durchmesser des Organs zu erfassen (11, 33, 35).

Mit den Echtzeit-Geräten gelingt die Darstellung des Pankreas in bis zu 90% der Fälle. Dem steht die Nachweisbarkeit mit Compound-Scan-Geräten mit Grauabstufung kaum nach. Kopf und Korpus können praktisch immer dargestellt werden. Bei der Darstellung des Schwanzbereiches können die im vorhergehenden angegebenen Kunstgriffe weiterhelfen (Abb. 9-21). Bei der Untersuchung von dorsal mit Ausnutzung der Schalleitung durch die Niere soll der Pankreasschwanz in etwa 86% der Fälle dargestellt werden können (25). Werden nicht besondere Vorbereitungsmaßnahmen oder Untersuchungstechniken angewandt, so können auch Pankreaskopf und -körper in 15 bis 30% der Fälle wegen Gasüberlagerung nicht dargestellt werden. Bei adipösen Patienten wird die Untersuchung dadurch erschwert, daß das Pankreas jenseits der Zone der besten Auflösung des Gerätes liegt.

Lokalisierung des normalen Pankreas

Im Längsschnitt sucht man das Pankreas zwischen der dorsalen Fläche der Leber und der Aorta bzw. der Vena cava. Im Querschnitt müssen die anatomischen Referenzstrukturen der Pankreasregion identifiziert werden (s. S. 137). Es ist empfehlenswert, das Pankreas bei relativ niedrig eingestellter Verstärkung zu suchen. So ist die Milzvene echofrei darstellbar und kann nicht mit dem Organ selbst verwechselt werden. Außerdem sollte ihre Einmündung in die Pfortader gesucht werden (2). Die Milzvene ist in 80% der Fälle sicher darstellbar (64). Bei deutlicher Vergrößerung oder tumorösen Veränderungen des Organs kann das Pankreas auch ohne eindeutige Identifizierung der Milzvene dargestellt werden.

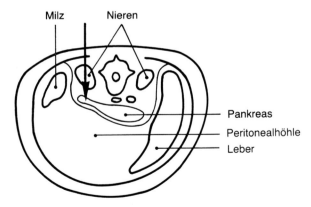

Abb. 9-21. Schematische Darstellung eines Querschnitts durch den Oberbauch. Der Pfeil zeigt an, wie die Pankreasschwanzregion bei Untersuchung von dorsal durch die linke Niere hindurch untersucht werden kann.

Sonographische Charakteristika des normalen Pankreas

Das normale Pankreas hat eine glatte und regelmäßige Kontur. Es ist echoarm. Sein anterior-posteriorer Durchmesser sollte im Kopfbereich 2 bis 3 cm nicht überschreiten (25, 26, 32). Das Organ ist bei Palpation nicht schmerzhaft und läßt sich komprimieren (Abb. 9-22). Besonders bei schlanken Patienten kann das Pankreas vom Korpus bis in den Schwanzbereich hinein verfolgt werden. Dies ist besonders der Fall, wenn durch Milzvergrößerung der Magen und das Kolon verdrängt sind und der Schall durch die Milz gut geleitet wird (Abb. 9–23).

Das sonografische Bild des normalen Pankreas

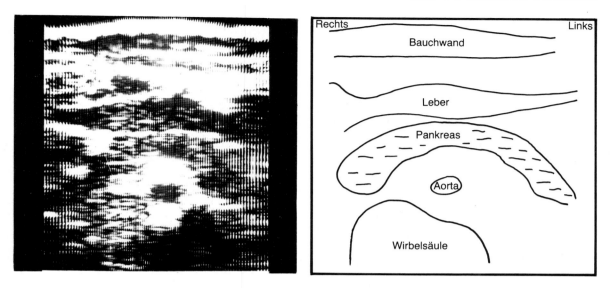

Abb. 9-22. Querschnitt durch die Pankreasregion. Das normale Pankreas ist fast in seiner gesamten Ausdehnung sichtbar.

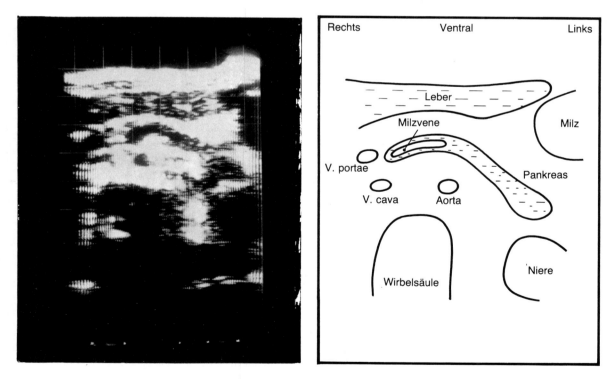

Abb. 9-23. Querschnitt durch den Oberbauch bei normalem Pankreas. Durch die gute Schalleitung der vergrößerten Milz ist das Pankreas bis in den Schwanzbereich hinein zu verfolgen.

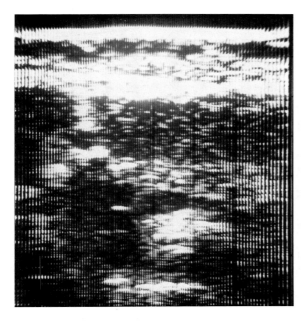 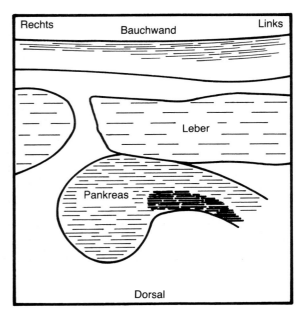

Abb. 9-24. Querschnitt durch die Pankreasregion bei akuter sog. Kopfpankreatitis. Der Pankreaskopf ist vergrößert und infolge der ödematösen Durchtränkung echoärmer.

Pathologie des Pankreas

Akute Pankreatitis

Wie schon oben beschrieben, ist ein sonographisches Charakteristikum der akuten Pankreatitis die Echoarmut des Organs durch das entzündliche Ödem. Aus einer Übersicht über die sonographischen Befunde bei akuter Pankreatitis, wie sie in der Literatur beschrieben wurden, ergeben sich die folgenden Kriterien (2, 7, 8, 9, 14, 16, 21, 26, 27, 37, 38):
- Diffuse Vergrößerung des Organs, oft kommaförmig. Der anterior-posteriore Durchmesser ist in 83% der Fälle größer als 30 mm.
- Unregelmäßige, verschwommene Kontur.
- Echoarmes Parenchym im Vergleich zum normalen Pankreas. Gelegentlich auch dorsale Schallverstärkung (2).

Natürlich ist das sonographische Bild vom Stadium der Krankheit abhängig.

Durch die sonographische Kontrolluntersuchung kann der Rückgang des Ödems oder die Ausbildung von Nekrosen nachgewiesen werden (Abb. 9-24). Die Identifizierung von Milzvene und Pfortader kann bei stark ödematösem Pankreas aufgrund der Echoverminderung schwierig sein (25).

Die sonographische Verlaufskontrolle bei akuter Pankreatitis kann zuverlässiger als die Bestimmung der Serumenzyme sein. Die Entwicklung von Abszessen und Pseudozysten ist leicht erkennbar. Eine Vergrößerung des Organs ist oft noch lange nach Normalisierung der Serumfermentwerte nachweisbar und kann so Hinweis auf eine abgelaufene Pankreatitis bei unklaren abdominellen Schmerzzuständen sein. Durch die Entstehung von Sequestern werden echoreiche Bezirke im Pankreasparenchym nachweisbar (36).

Die dorsale Leberfläche kann durch das vergrößerte Pankreas konkav imprimiert sein.

Das akut entzündete Pankreas kann wegen seiner Vergrößerung und der echoarmen Struktur im allgemeinen gut sichtbar gemacht werden (27). Starke Luftüberlagerung durch paralytischen Ileus verhindert aber in etwa 10% der Fälle eine Darstellung.

Sonographische Kriterien der akuten Pankreatitits

Nach DOUST (64):

	Häufigkeit bei 46 Patienten mit akuter Pankreatitis
A-p-Durchmesser des Korpus > 12 mm	83%
Echoarmes Parenchym	76%
Schlechte oder fehlende Abgrenzbarkeit von Milzvene und Pfortader	67%

Bedeutung der Sonographie für die Indikation zur chirurgischen Intervention bei akuter Pankreatitis

Der sonographische Nachweis von Sequestern im Pankreasbereich bei akuter Pankreatitis und der Entwicklung von Pseudozysten kann für die Entscheidung zur chirurgischen Intervention von Bedeutung sein. Dies ist besonders wichtig, wenn eine Diskrepanz zwischen klinischer Symptomatik und Labordaten besteht. Zusätzliche Befunde wie etwa der Nachweis von Gallensteinen kann die Indikation für einen chirurgischen Eingriff beeinflussen (39).

Sonographisch nachweisbare Komplikationen und Zusatzbefunde bei akuter Pankreatitis

Es kann Aszites nachweisbar werden (64).
Pseudozysten können nachgewiesen werden.
Ist eine Splenomegalie nachweisbar, so muß an das Vorliegen einer Milzvenenthrombose gedacht werden.

Durch die Penetration von enzymhaltigem Pankreassaft kann das Kolon mitbeteiligt werden und es kann zu Stenosen kommen. Diese zeigen sich dann als „Kokarde" (s. Kap. 20).

Ein Pleuraerguß als Begleitphänomen kann durch Nachweis eines echofreien Bezirkes über dem Zwerchfell diagnostiziet werden.

Hämatom: Durch Andauung von Gefäßen kann es in der Bursa omentalis zu einem Häma-

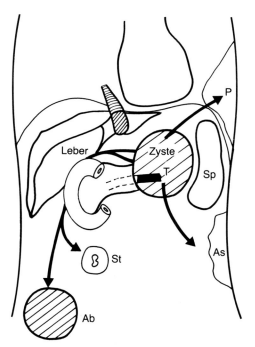

Abb. 9-25. Schema der Komplikationsmöglichkeiten bei akuter Pankreatitis, die sonographisch diagnostiziert werden können. P = Pleuraempyem; Sp = Splenomegalie bedingt durch Milzvenenthrombose (T); St = Stenose des Kolons; Ab = Abszeß bzw. Pseudozyste durch Absinken von Detritus. (Derartige echofreie Bezirke können nach akuter Pankreatitis auch im linken Unterbauch gesehen werden); As = pankreatogener Aszites.

tom kommen, falls das Foramen Winslowi durch Ödem verschlossen ist. Dieses Hämatom ist zunächst echofrei, nach einigen Tagen treten durch Organisierung Reflexe auf. Die Unterscheidung von einer Pseudozyste erfolgt dadurch, daß das Hämatom sehr früh auftritt und sich nach und nach Echos bilden, während die Pseudozyste sich im Verlauf von Wochen entwickelt und immer echoärmer wird.

Abszeß: Auch der Abszeß zeigt Reflexe und ist dadurch von der Pseudozyste unterscheidbar. Die Abszesse lassen sich meist in das Pankreas hineinprojizieren und sind zunächst oft von geringer Größe (40) (Abb. 9-25).

Hydrops der Gallenblase

Bei akuter Pankreatitis kann durch ein Ödem des Pankreaskopfes der Ductus choledochus komprimiert werden. Es treten dann die Zeichen der extrahepatischen Cholestase, insbesondere ein Gallenblasenhydrops auf (41).

Die gelegentlich schwierige Differentialdiagnose zwischen einem dissezierenden Aortenaneurysma und einer akuten Pankreatitis, die ja beide Rückenschmerzen verursachen können, läßt sich sonographisch meist leicht stellen. Bei fehlendem Nachweis eines vergrößerten Pankreas und Zeichen der aneurysmatischen Aufweitung der Aorta muß retroperitoneal nachgewiesene Flüssigkeit immer als Zeichen der beginnenden Ruptur des Gefäßes angesehen werden (2).

In beiden Fällen kann jedoch starker Gasgehalt des Magen-Darm-Traktes infolge eines paralytischen Ileus die Beurteilbarkeit stark einschränken.

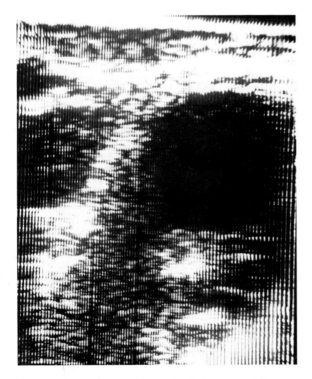
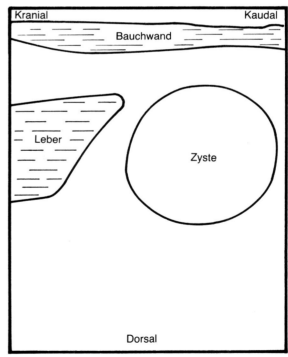

Abb. 9-26. Longitudinalschnitt durch das Epigastrium. Kaudal der Leber ist eine große Zyste nach akuter Pankreatitis sichtbar.

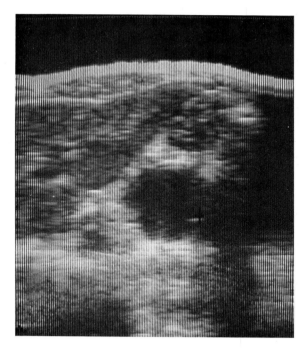 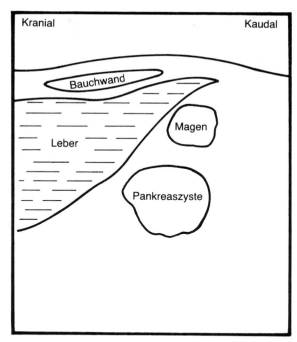

Abb. 9-27. Longitudinalschnitt durch den linken Oberbauch. Dorsal des Magens ist eine große Zyste im Bereich des linken Pankreaskorpus sichtbar.

Pseudozysten des Pankreas

Pseudozysten des Pankreas entstehen nach akuter Pankreatitis und nach abdominellem Trauma. Die Latenzzeit zwischen dem auslösenden Ereignis und dem Auftreten der Zysten beträgt 2 bis 8 Wochen (16). Vor der Einführung der Sonographie waren Hinweise auf das Vorhandensein von Pseudozysten nur mit indirekten Methoden möglich wie etwa dem Nachweis eines palpablen Tumors im Abdomen, einer konstanten Erhöhung der Amylasewerte im Serum und verschiedener röntgenologischer Zeichen. Durch die Sonographie ist die sichere und rasche Diagnose von Pseudozysten im Pankreasbereich möglich geworden (17, 35). Haben sie einen Durchmesser von mehr als 2 cm, so sind sie in 95% der Fälle nachweisbar (27). Um die entwicklung von Pankreaspseudozysten nach akuter Pankreatitis rechtzeitig zu erkennen, erscheint die routinemäßige sonographische Kontrolluntersuchung unerläßlich.

Sonographische Charakteristika der Pseudozysten

Pseudozysten sind wegen des Gehaltes an klarer Flüssigkeit meist echofrei (Abb. 9-26). Sie zeigen auch das Zeichen dorsaler Schallverstärkung. Die Kontur ist glatt und sie ist gut von benachbarten Strukturen abgrenzbar (Abb. 9-18). Die Form von Pankreaspseudozysten ist im allgemeinen rund oder oval, bei Behinderung der Ausdehnungsmöglichkeit durch benachbarte Organe kann sie auch unregelmäßige Form annehmen (41). Im allgemeinen dehnen sich die Pseudozysten nach ventral-kaudal aus und verschieben so die Darmschlingen, weshalb Luftüberlagerung bei ihrer Beurteilung selten erschwerend wirkt (7). Dies ist natürlich bei Zysten von weniger als 2 cm Durchmesser nicht der

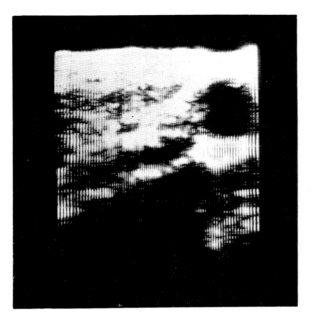 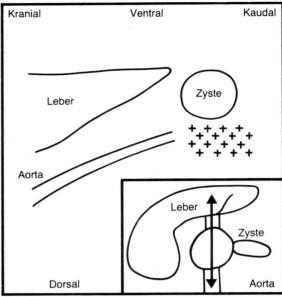

Abb. 9-28. Longitudinalschnitt durch den Oberbauch in der Ebene der Aorta. Pankreaspseudozyste im Korpusbereich 2 Monate nach akuter Pankreatitis.

Fall, wodurch deren Beurteilung zusätzlich erschwert werden kann (9).

Pankreaszysten sitzen meistens im Bereich des Korpus oder der Kauda (Abb. 9-27 u. 9-28). Sie wölben sich oft weit aus der Pankreaskontur heraus und können andere abdominelle Organe verlagern. Oft bleibt nur eine gangartige Verbindung zum Zystenursprung im Pankreas bestehen (7, 29). Die Zysten können sich auch in Lokalisationen zeigen, in denen sie nicht vermutet werden, beispielsweise im Bereich von Colon ascendens und descendens (29, 37, 41, 42, 4). Sie können auch Sanduhrform aufweisen.

Wenn Pseudozysten des Pankreas nicht echofrei sind, so kann dies bei ihrer Entwicklung aus Nekrosebezirken durch nekrotisches Gewebe, Koagel (14) und Konkremente bedingt sein. Auch eine Kammerung der Zyste kann sonographisch nachgewiesen werden (16, 50). Pankreasschwanzzysten lassen sich im allgemeinen in Rechtsseitenlage zwischen Milz und linker Niere darstellen (Abb. 9-29).

Volumen von Pankreaszysten

Die Mehrheit der Zysten ist oval und ihr Volumen kann durch folgende Formel näherungsweise berechnet werden:

$$V\ (cm^3) = 0{,}52 \cdot A \cdot B \cdot C.$$

A, B, C sind die Durchmesser in den verschiedenen Schnittebenen (2, 45). Voraussetzung für die Anwendbarkeit der Formel ist, daß die Zyste regelmäßig begrenzt ist. Die drei Durchmesser sollten mit derselben Verstärkung des Gerätes gemessen werden, weil bei höheren Intensitäten die Zyste kleiner erscheinen kann. Die Berechnung des Volumens einer Zyste kann genaueren Anhalt über Größenveränderungen geben als wenn sie nur durch Messungen in einer Schnittebene kontrolliert wird.

Das Kompressionszeichen, das von FREIMANIS 1969 beschrieben wurde (53, 54), beruht darauf, daß durch den Wachstumsdruck eines raumfordernden Prozesses die akustische Impedanz

Pathologie des Pankreas

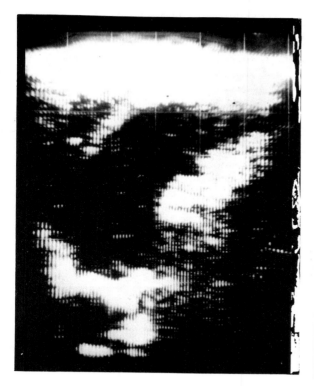
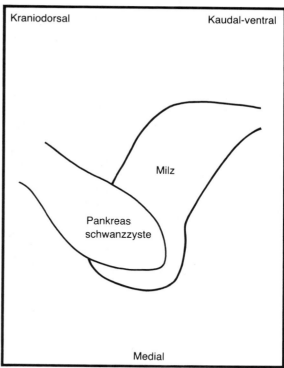
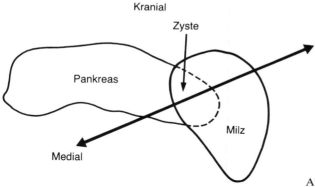

Abb. 9-29. Interkostaler Schrägschnitt links. Der kraniale Milzpol ist von einer Pankreasschwanzzyste überdeckt.

der Umgebung vergrößert wird. So kommt es zur Änderung von Echogröße und Echomuster. Dieses Phänomen kann in der Umgebung von Pankreaszysten auftreten.

Das gleiche gilt für das Zeichen der doppelten Kontur (53). Die Pankreaspseudozysten entwikkeln oft eine Kapsel, die gelegentlich von der Bindegewebskapsel des Pankreas oder anderer Grenzflächen im Oberbauch abgegrenzt werden kann. Ist diese Doppelkontur unterbrochen, so kann man daraus schließen, daß die Zyste rupturiert.

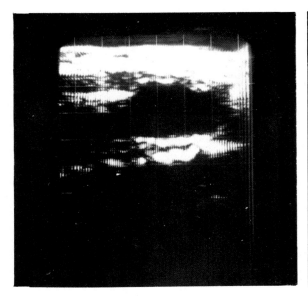 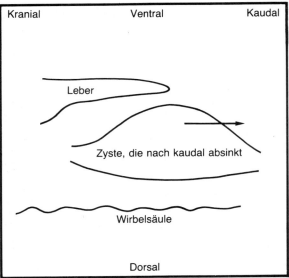

Abb. 9-30. Longitudinalschnitt durch das mittlere Abdomen. Zystischer Bezirk, der von der Pankreasregion ausgeht und sich nach kaudal ausdehnt.

Sonographisch nachweisbare Veränderungen von Pankreaspseudozysten

Spontanruptur

Die Häufigkeit der Spontanruptur wird in der Literatur mit 5% angegeben (46, 47). In der Hälfte dieser Fälle entleert sich die Zyste in den Peritonealraum, was meist eine tödliche Komplikation darstellt. In der anderen Hälfte der Fälle erfolgt die Entleerung in den Magen-Darm-Trakt, was zur Ausheilung der Zyste führen kann. Eine Ruptur in den Zwölffingerdarm ist ausgesprochen selten, konnte jedoch in einem Fall sonographisch nachgewiesen werden (48, 49). Die Ruptur in den Peritonealraum kann vermutet werden, wenn sich sonographisch das Volumen der Zyste vermindert und sich Flüssigkeit im Peritonealraum zeigt. Eine Ruptur in den Pleuraraum, woraus meist ein Empyem entsteht, kann sonographisch durch den Nachweis von Flüssigkeit mit Echos oberhalb des Zwerchfells diagnostiziert werden (42). Auch eine Penetration und „Entleerung" in die Milz ist beschrieben worden (69).

Verlagerung von Pseudozysten

Sonographisch kann nachgewiesen werden, daß Pankreaspseudozysten ihre Lokalisation ändern können. Sie verlagern sich manchmal entlang des Kolon bis in das kleine Becken hinein (41, 42) (Abb. 9-30). Beim Absinken entlang des M. psoas kann es zu Ureterkompression mit Hydronephrose kommen.

Infektion

Treten in einer vorher echofreien Zyste wieder Reflexe auf, so kann dies dadurch bedingt sein, daß sich Eiter entwickelt hat. Die klinische Diagnose einer Infektion der Zyste kann dadurch erhärtet werden.

Spontane Rückbildung

Die früher umstrittene Frage der spontanen Rückbildung von Pankreaspseudozysten konnte durch die Einführung der Sonographie positiv beantwortet werden. Der Prozentsatz der spontanen Rückbildung von Pankreaspseudozysten, ohne daß röntgenologisch eine Entleerung in den Magen-Darm-Trakt nachgewiesen werden konnte, liegt bei etwa 20% (84). Über die Ursache der Rückbildung von Pankreaspseudozysten bestehen verschiedene Theorien. Da ja die Entwicklung von Pseudozysten durch Verschluß von Pankreasgängen bedingt sein kann, könnte ihre Rückbildung durch Wiedereröffnung dieser Gänge verursacht werden. Möglicherweise gehen die Konkremente im Pankrasgang ab oder der Verschluß durch Proteinkoagel löst sich auf (51).

Bei Alteration der Milzvene durch eine Pankreaspseudozyste kann eine Milzvenenthrombose auftreten, deren Folge dann eine Splenomegalie ist.

Die Bedeutung der Sonographie für die Indikation zur chirurgischen Intervention bei Pankreaspseudozysten

Die Sonographie hat das Verhalten des Chirurgen gegenüber Pankreaspseudozysten verändert. Während früher der Nachweis einer Pankreaspseudozyste als absolute Indikation für die Operation galt, kann jetzt unter sonographischer Kontrolle abgewartet werden. So kann einerseits die Operation durch Nachweis einer spontanen Rückbildung überflüssig werden. Andererseits kann durch Nachweis einer Abkapselung der Zyste der günstigste Operationszeitpunkt bestimmt werden. Auch postoperativ lassen sich durch sonographische Kontrollen Rezidive ausschließen (20).

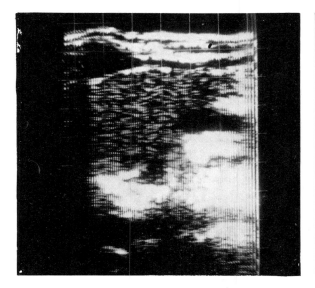
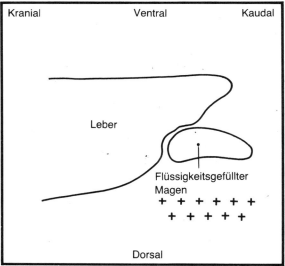

Abb. 9-31. Longitudinalschnitt durch den Oberbauch. Dem zystischen Bezirk kaudal der Leber entspricht Flüssigkeit im Magen. Für die Differentialdiagnose zu einer Pankreaszyste ist wichtig, daß der Prozeß relativ weit ventral liegt, was durch Darstellung von Referenzstrukturen (große Gefäße) nachzuweisen wäre.

Echte Pankreaszysten

Die seltenen angeborenen Pankreaszysten sind meist mit Zysten in Leber und Nieren vergesellschaftet. In seltenen Fällen kann im Pankreas auch eine Dermoidzyste auftreten, die dann durch möglicherweise von Knochen ausgehende Echos, abgrenzbar ist.

Von den echten nicht angeborenen Zysten sind vor allem Echinokokkuszysten zu nennen, die sonographisch gut beurteilt werden können (17). Falls sie multilokulär sind, können auch sie Binnenechos zeigen.

Zu den neoplastischen Zysten gehören das Zystadenom und das Zystadenokarzinom. Es ist wichtig, Zystadenome von Pseudozysten zu unterscheiden, weil erstere bösartig werden können. Das Zystadenom ist meist rund, multilokulär und traubenförmig. Es hat unregelmäßige Kontur, liegt praktisch immer intrapankreatisch und ist bevorzugt im Schwanz lokalisiert. Es tritt meist bei Frauen mittleren Lebensalters auf. Angaben über Traumen in der Vorgeschichte fehlen. Im allgemeinen sind Zystadenome kleiner als Pseudozysten.

Die Unterscheidungsmerkmale zwischen Pseudozysten und Zystadenomen lassen sich wie folgt zusammenfassen:

Pseudozysten:

Meist im Korpus oder Schwanz lokalisiert.
Extrapankreatische Ausdehnung.
Unilokuläres Auftreten.
Meist echofreie Struktur.
Meist beträchtliche Größe.

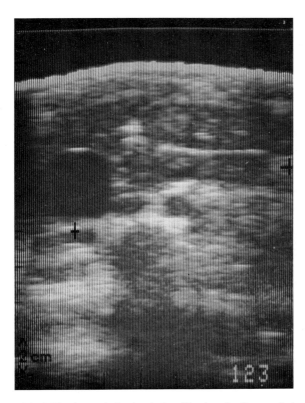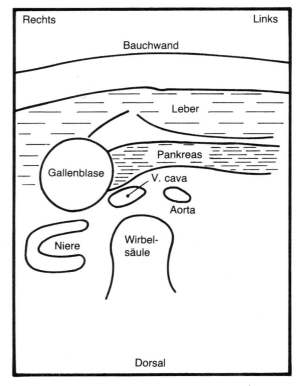

Abb. 9-32. Querschnitt durch den Oberbauch. Der zystische Bezirk im Bereich des Pankreaskopfes entspricht der Gallenblase, die ihn überlagert.

Zystadenom:

Hauptlokalisation im Schwanz.
Intrapankreatische Lokalisation.
Multilokuläres Auftreten.
Echoarme Struktur.
Meist geringe Größe.

Im Zystadenom können echoreiche Strukturen auftreten, die Septen oder Steinen entsprechen (56).

Sonographische Differentialdiagnose von Pankreaszysten

Die Differentialdiagnose ist unterschiedlich, je nachdem, ob es sich um echofreie oder echohaltige Zysten handelt.

Echofreie Zysten

Durch einen flüssigkeitsgefüllten Magen kann ein echofreier Bezirk im Oberbauch produziert werden. Falls der Bezirk nicht eindeutig dem Magen zugeordnet werden kann, kann inbesondere bei schwerkranken Patienten, bei denen Umlagerung oder Aufstehen nicht möglich ist, durch Absaugen des Mageninhaltes der Befund geklärt werden (Abb. 9-31). Ein Gallenblasenhydrops kann im Querschnitt mit einer Pankreaskopfzyste verwechselt werden (Abb. 9-32).

Die Differentialdiagnose zwischen Pankreasschwanz- und Milzzysten kann schwierig sein. Der Nachweis der Verschieblichkeit der zystischen Struktur mit der Milz bei Inspiration kann weiterhelfen.

Eine Zyste im Mesenterium oder Omentum kann eine Pankreaszyste vortäuschen (34, 57). Sie sind im allgemeinen im Gegensatz zur Pankreaszyste leicht beweglich, was vor allem durch Umlagerung nachweisbar ist.

Große Ovarialzysten, die nach kranial luxiert sind, können oft schwer von Pankreaszysten unterschieden werden (63).

Leberzysten können im allgemeinen durch ihre gute Verschieblichkeit mit der Leber von Pankreaspseudozysten abgegrenzt werden.

Choledochuszysten finden sich meist mehr im Leberhilus als Pankreaszysten. Sehr schwierig kann die Differentialdiagnose von Nierenzysten sein, insbesondere wenn diese mit ihrem größten Durchmesser außerhalb des Nierenparenchyms liegen. Dies bereitet besonders im Pankreasschwanzbereich Schwierigkeiten. Die Untersuchung des Patienten in Bauchlage kann weiterhelfen, weil dann die Zugehörigkeit der Zyste zur Niere auch durch die Atemverschieblichkeit mit diesem Organ oft klarer wird (Abb. 9-33). Abgekapselter Aszites in der Bursa omentalis kann als Pankreaszyste interpretiert werden (4). Dies ist um so eher der Fall, wenn sonst im Bauchraum kein Aszites nachweisbar ist.

Sehr schwierig kann auch die Differentialdiagnose gegenüber einem Aortenaneurysma, besonders im Querschnitt sein. Im Längsschnitt ist die Zugehörigkeit zur Aorta leichter zu erkennen. Außerdem läßt sich beim Aortenaneurysma meist eine Pulsation nachweisen.

Eine sehr kaliberstarke Pfortader bei portaler Hypertension kann zystisch erscheinen. Die Differentialdiagnose zu einer Pankreaszyste gelingt meist dadurch, daß man die Pfortader bis in den Leberhilus hinein verfolgen kann (Abb. 9-34).

Milzvenenaneurysmen sind sehr selten und können evtl. durch ihre Komprimierbarkeit abgegrenzt werden.

Echohaltige Zysten

Da Pankreaskarzinome meist ein echoarmes Reflexmuster aufweisen, können sie mit Pankreaszysten, die Echos enthalten, verwechselt werden. Die Kontur und Begrenzung von Karzinomen ist jedoch meist unregelmäßig. Dorsale Schallverstärkung fehlt. Die Differentialdiagno-

160   9. Sonographie des Pankreas

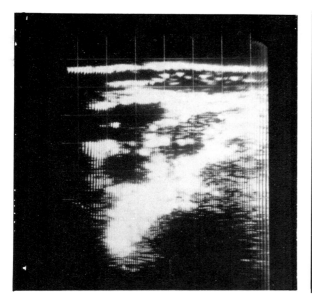 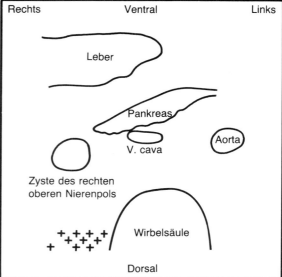

Abb. 9-33. Querschnitt durch die Pankreasregion. Der zystische Bezirk im rechten Oberbauch darf nicht dem Pankreas zugeordnet werden. Es handelt sich um eine Zyste im Bereich des oberen Pols der rechten Niere.

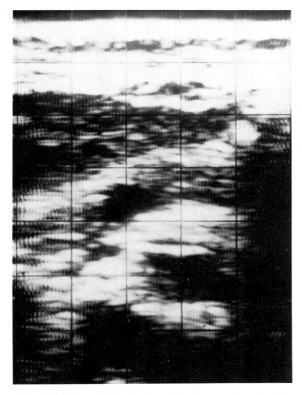 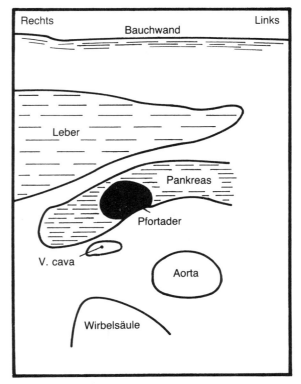

Abb. 9-34. Querschnitt durch die Pankreasregion. Der Zusammenfluß von Milzvene und Vena mesenterica superior kann eine Zyste im Pankreasbereich imitieren.

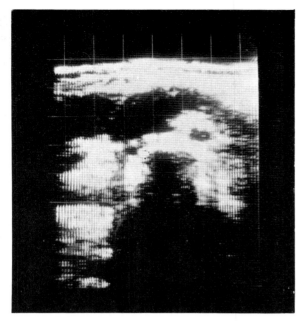
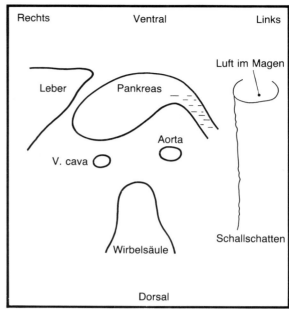

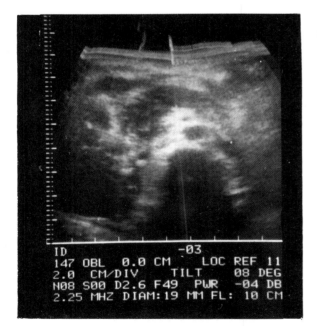

Abb. 9-35. Querschnitt durch die Pankreasregion bei chronisch-rezidivierender Pankreatitis. Vergrößerung des Organs besonders im Kopfbereich. Hier auch Echoarmut gegenüber dem Korpus, in dem grobe Reflexe sichtbar sind.

Abb. 9-36. Querschnitt durch die Pankreasregion desselben Patienten wie in Abb. 9-35. Die Untersuchung wurde mit einem Compound-Scan-Gerät durchgeführt. Die Strukturunregelmäßigkeiten sind hier deutlicher. Auch zeigt sich die unregelmäßige Begrenzung des Organs besser.

se ist oft nur durch ultraschallgezielte Feinnadelpunktion möglich (58).

Ein retroperitonealer Abszeß oder ein Hämatom ist ebenfalls schwer von einer echoreichen Pankreaszyste abzugrenzen. Auch hier kann die Feinnadelpunktion die Entscheidung bringen.

Differentialdiagnostisch muß von einer Pankreaskopfzyste ein Choledochuszystadenom abgegrenzt werden (70). Dies ist jedoch eine sehr seltene Krankheit.

Ebenfalls sehr selten ist ein massives Ovarialödem, das sich als echoarmer Bezirk nach kranial ausdehnt (100). Es tritt bei jungen Frauen mit den Zeichen des Hirsutismus auf.

Auch Lymphome können sehr echoarm sein, doch zeigen sie keine dorsale Schallverstärkung (19).

Chronische Pankreatitis

Je nach Form und Stadium der chronischen Pankreatitis kann das sonographische Bild variieren. Folgende grundsätzliche sonographische Charakteristika lassen sich nennen:
- Das Pankreas ist meist vergrößert und kann schon im Längsschnitt abgegrenzt werden (Abb. 9-4). In fortgeschrittenen Stadien kann das Organ allerdings wegen narbiger Schrumpfung auch kleiner werden.
- Die Organbegrenzung ist durch Narben und Nekrosen unregelmäßig und uneben (Abb. 9-16).
- Häufig zeigen sich echoarme Bezirke, in denen noch floride Entzündung besteht. Dies ist hauptsächlich im Kopf der Fall, so daß differentialdiagnostische Schwierigkeiten gegenüber einem Pankreaskarzinom auftreten können (7, 32).

Diagnostisch bedeutsam ist die Veränderung von Größe, Zahl und Verteilung der Parenchymechos gegenüber dem normalen Pankreas. In früheren Stadien der Krankheit mit noch florider Entzündung kann Echoarmut bestehen. Bei Fortschreiten der Krankheit mit beginnenden fibrotischen Veränderungen können in zunehmendem Maße unregelmäßig verteilte grobe Echos auftreten (21). Auch kleine zystische Gebilde können gesehen werden (Abb. 9-14, 9-35 bis 9-39).

Vereinzelte grobe Echos, die dorsale Schallauslöschung aufweisen können, entsprechen Kalzifikationen (4, 59).

Sonographisch beurteilbare Begleitbefunde der chronischen Pankreatitis

Dilatation von Gallenblase und Ductus choledochus

Durch Fibrose im Pankreaskopf kann der Ductus choledochus komprimiert werden. Die Gallenabflußstörung verursacht eine Dilatation der Gallengänge und der Gallenblase (60). In mehr als 80% der Fälle wird bei chronischer Pankreatitis eine Dilatation des Ductus choledochus angegeben (32).

Splenomegalie

In seltenen Fällen kann im Verlauf einer chronischen Pankreatitis eine Milzvenenthrombose auftreten, die dann eine Splenomegalie verursacht.

Sonographische Differentialdiagnose der chronischen Pankreatitis

Am wichtigsten ist die Differentialdiagnose zwischen mehr umschriebenen entzündlichen Veränderungen und einem Pankreastumor. Mit Sicherheit läßt sich diese Differentialdiagnose nicht stellen (65). Folgende Parameter können bei der Unterscheidung helfen:

Pathologie des Pankreas

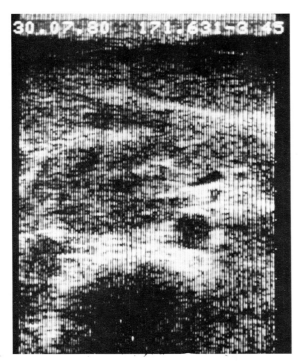 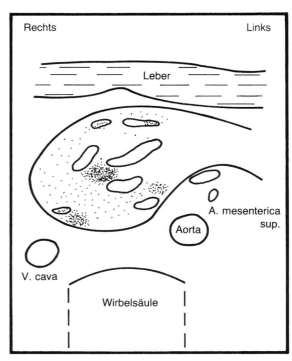

Abb. 9-37. Darstellung des Pankreas im schrägen Oberbauchschnitt entsprechend seinem Verlauf mit einem Multielementgerät. Rezidivierende Pankreatitis mit vorwiegendem Befall des Kopfes. Es zeigen sich echoarme Bezirke als Hinweis auf nekrotische Veränderungen und grobe Reflexe, die durch Verkalkungen bedingt sind.

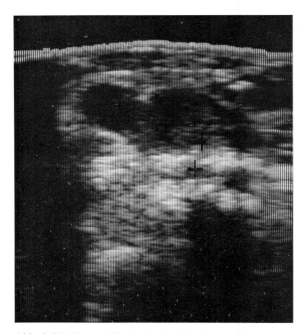 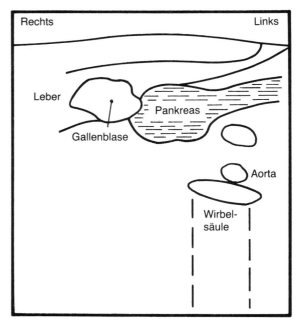

Abb. 9-38. Querschnitt durch den Oberbauch. Chronisch rezidivierende Pankreatitis mit vorwiegendem Befall des Kopfes. Das Pankreas erscheint insgesamt echoarm und weist echofreie zystische Bezirke auf.

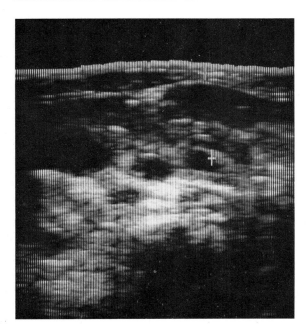 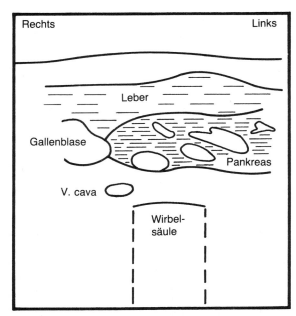

Abb. 9-39. Querschnitt durch den Oberbauch bei chronischer Pankreatitis. Das Korpus ist von Zysten durchsetzt.

- Bei chronischer Pankreatitis zeigen sich meist Veränderungen an allen Anteilen des Organs. Mit Ausnahme des Zystadenokarzinoms ist beim Pankreaskarzinom das Organ umschrieben verändert.
- Die sonographische Struktur bei der chronischen Pankreatitis ist unregelmäßig, meist vergröbert (58, 66, 67), was oft auch die umschriebenen Auftreibungen betrifft. Das Karzinom ist eher echoarm und von gleichmäßiger Struktur (58, 66).
- Die Kontur ist durch die Infiltration beim Pankreaskarzinom oft unregelmäßiger und kann sog. „Krebsfüßchen" zeigen (17, 21).
- Splenomegalie und Gallenblasenhydrops erlauben keine Unterscheidung zwischen beiden Prozessen.
- Die ultraschallgezielte Feinnadelpunktion ist nur bei Nachweis maligner Zellen aussagekräftig.

Pankreaskarzinom

Das Pankreaskarzinom weist folgende sonographische Charakteristika auf:
- Es kommt meist zu einer umschriebenen Auftreibung des Pankreas, die in 87% der Fälle im Kopfbereich lokalisiert ist (28). Im allgemeinen sind nur größere Tumoren von über 2 cm Durchmesser diagnostizierbar (Abb. 9-40). Der Nachweis kleinerer Tumoren ist ausgesprochen selten (28).
- Die Kontur des Tumors ist unregelmäßig, uneben, manchmal mit Ausziehungen („Krebsfüßchen") (8, 9, 21, 27) (Abb. 9-17).
- Die Binnenechos sind meist gering an Zahl, fein und unregelmäßig verteilt. Dies kommt durch die dichte zelluläre Struktur des Tumors zustande. Es gibt innerhalb des Tumors wenig Grenzflächen mit großer akustischer Impedanz (Abb. 9-41). Bei fortgeschrittenen

Pathologie des Pankreas

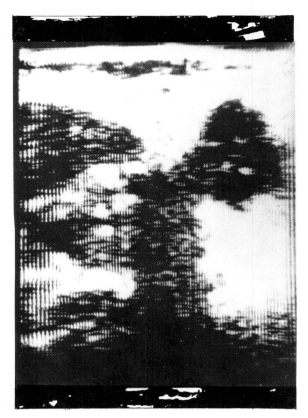
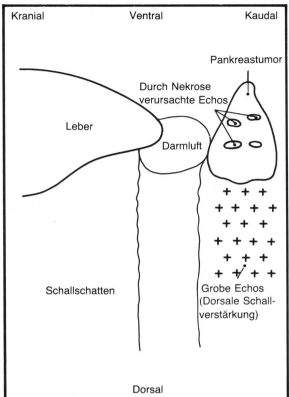
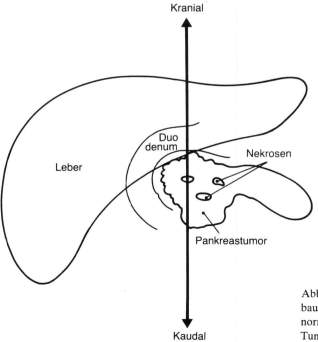

Abb. 9-40. Longitudinalschnitt durch den rechten Oberbauch bei einem sehr großen Pankreaskopfkarzinom, das die normale Anatomie in diesem Bereich verändert. Ein Teil des Tumors reicht bis zur Bauchwand.

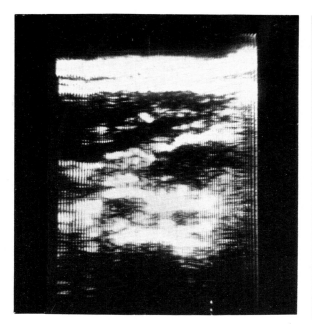 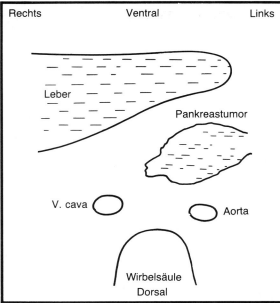

Abb. 9-41. Querschnitt durch die Pankreasregion bei Karzinom des Pankreaskorpus. Der Tumor ist relativ echoarm, zeigt jedoch keine dorsale Schallverstärkung.

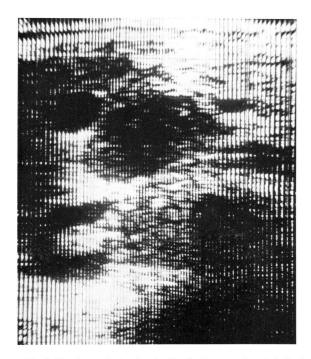 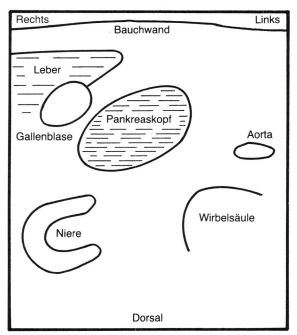

Abb. 9-42. Querschnitt durch die Pankreasregion bei Pankreaskopfkarzinom. Die Gallenblase zeigt sich in der selben Schnittebene wie das Pankreas. Sie erscheint nicht dilatiert.

Tumoren können Nekrosen grobe Reflexe erzeugen (Abb. 9-20) (14, 21, 68).
- Das Auftreten dorsaler Schallverstärkung ist möglich. Der Tumor ist im allgemeinen gut schalleitend (2, 42) (Abb. 9-40, 9-42).

Indirekte, aber unsichere Zeichen für das Vorliegen eines Pankreaskarzinoms sind:
- Vergrößerung der aorto-hepatischen Distanz.
- Konkave Impression der dorsalen Leberfläche.
- Umschriebener Schmerz bei sonographischer Palpation.
- Fehlende Komprimierbarkeit des Organs.
- Verdrängung benachbarter Strukturen (Aorta, Vena cava) oder
- ihre Infiltration bzw. Thrombosierung.

Der Gallenblasenhydrops bei Pankreaskopfkarzinom kann sonographisch leicht nachgewiesen werden (Courvoisiersches Zeichen). Auch Erweiterung des Ductus choledochus kann auftreten (Abb. 8-19) sowie die Erweiterung der intrahepatischen Gallengänge (Abb. 8-18).

Der Nachweis von Leber- oder Lymphknotenmetastasen kann einen Hinweis auf das Vorliegen eines malignen Pankreastumors geben.

Tumoren im Pankreasschwanzbereich sind schwerer zu erkennen als die im Kopf- und Korpusbereich.

Auch das Pankreaskarzinom kann eine Milzvenenthrombose mit Splenomegalie hervorrufen.

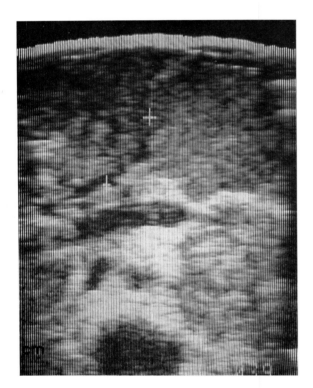 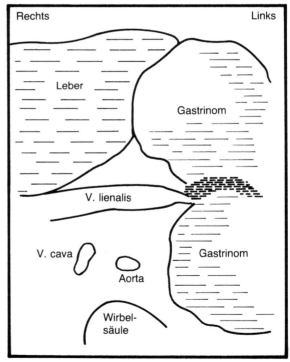

Abb. 9-43. Querschnitt durch den Oberbauch. Massive tumoröse Auftreibung des Pankreasschwanzes durch ein Gastrinom. Der Magen ist zwischen dem Tumor und der Leber komprimiert (++).

Sonographische Differentialdiagnose des Pankreaskarzinoms

a) Unterscheidung von der chronischen Pankreatitis (s. S. 162).
b) Kontrastmittelgefüllte Darmschlingen können einen Pankreastumor vortäuschen (8, 31). Eine Wiederholungsuntersuchung kann die Erscheinung klären.
c) Metastasen in peripankreatischen Lymphknoten stellen sich als polyzyklische ovale oder runde echoarme Gebilde dar (68). Sie können eine Auftreibung des Pankreas vortäuschen, charakteristisch ist aber die Multiplizität dieser Formationen (17, 71).
d) Ein Tumor der rechten Niere kann mit einem Pankreaskopfkarzinom, ein solcher der linken Nebenniere mit einem Pankreasschwanztumor verwechselt werden. Gelegentlich hilft die Untersuchung von dorsal weiter (17).
e) Das Papillenkarzinom ist vom Pankreaskopfkarzinom sonographisch schwer zu differenzieren. Es verursacht häufig eine Dilatation des Ductus pancreaticus, der dann als echofreies Band im Zentrum des Pankreas sichtbar wird. Auf eine Verwechslung mit der Milzvene muß besonders geachtet werden (29).
f) Tumoren benachbarter Organe, die in das Pankreas infiltrieren, sind oft schwer von primären Pankreastumoren zu unterscheiden (68). Auch in den Pankreaskopf penetrierende Duodenalulzera können einen malignen Tumor vortäuschen (20). Im allgemeinen zeigen Tumoren des Magen-Darm-Traktes die typische Kokardenform (s. Kap. 23), so daß bei gleichzeitiger Auftreibung des Pankreas eher eine tumoröse Infiltration des Organs von außen anzunehmen ist.
g) Nach Magenoperationen kann es im Anastomosenbereich zu entzündlichen Proliferationen kommen, die einen Pankreastumor imitieren können. Die Kenntnis der Vorgeschichte läßt daran denken (105).
h) Wie an vielen Stellen des Abdominalraumes kann auch in der Pankreasregion eine Nebenmilz auftreten. Die andersartige Struktur des Milzgewebes kann die Differentialdiagnose erleichtern (105).

Andere Tumoren des Pankreas

Insulinom

Beta-Zelladenome mit einem Durchmesser von 2 cm können sonographisch diagnostiziert werden (72). Es ist der sonographische Nachweis von Insulinomen mit einem Durchmesser von 1,8 cm beschrieben, von denen eines auch bei der chirurgischen Palpation und Inspektion des Organs nicht nachgewiesen werden konnte, sondern erst bei der Eröffnung des Organs (28, 72). Die Adenome haben meist eine Kapsel und sind daher gut begrenzt. Sie sind weitgehend echofrei. Die Lokalisation ist häufiger im Korpus oder Schwanzbereich. In 88% der Fälle kommen sie solitär vor. Die Größe variiert von wenigen Millimetern bis zu einem Durchmesser von 15 cm.

Nicht-beta-Zelltumoren

Die wenigen beschriebenen Tumoren hatten meist unregelmäßige Begrenzung. Dies ist dadurch zu erklären, daß ein großer Teil dieser Tumoren maligne ist (Abb. 9-43) (17, 73). Sonographisch kann die Veränderung des Tumors unter Chemotherapie kontrolliert werden. Auch Rezidive können erkannt werden. Gerade bei strahlensensiblen Pankreastumoren kann die Sonographie für die Bestrahlungsplanung wertvoll sein (90).

Ultraschallgezielte Feinnadelpunktion des Pankreas

Die ultraschallgezielte Feinnadelpunktion des Pankreas ist vor allem bei der Differentialdiagnose zwischen entzündlichen und neoplastischen .Raumforderungen wichtig. Während früher die Lokalisation von Prozessen im Pankreas schwierig war (78), erlaubt die Sonographie leicht eine Lokalisation von Prozessen, die punktiert werden sollen (79, 80, 81). Die ultraschallgezielte Feinnadelpunktion des Pankreas ist am einfachsten mit durchbohrten Schallköpfen. Dann wird mit einer feinen Nadel (0,62 mm Durchmesser) durch den linken Leberlappen und den Magen hindurch das Pankreas punktiert (Abb. 9-44). Wegen des kleinen Durchmessers der Nadel kommt es an den darüberliegenden Organen nicht zu Verletzungen. Wichtig ist, daß die Punktionstiefe vorher durch Abmessung am Bildschirm festgelegt wurde.

Der Vorgang dauert nur wenige Minuten. Nach Ausstrich, Fixierung und Färbung des gewonnenen Materials lassen sich bei der Pankreaspunktion maligne Tumorzellen, häufig multiple Riesenzellen und auch Zellen aus den Langerhansschen Inseln sichtbar machen (82).

Der fehlende Nachweis von Tumorzellen schließt einen malignen Prozeß nicht aus. Besonders bei mehr scirrhös wachsenden Karzinomen läßt sich manchmal kein Zellmaterial gewinnen (83). Falsch-positive Fälle sind sehr selten (83).

Da Pankreastumoren mit einem Durchmesser von weniger als 2 cm nur ganz selten nachweisbar sind, eignet sich auch die ultraschallgezielte Feinnadelpunktion nicht zur Frühdiagnose von Pankreaskarzinomen. Wichtig ist die Methode bei Patienten mit hohem Operationsrisiko, denen im positiven Fall die Operation erspart werden kann. Die Treffsicherheit der Methode in bezug auf das Vorliegen von malignen Tumoren liegt bei 80 bis 90% (99). Eine durch die Punktion verursachte Tumoraussaat ist nicht beschrieben worden (67).

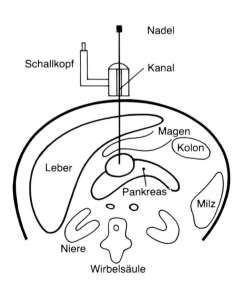

Abb. 9-44. Schematische Darstellung der Feinnadelpunktion eines Pankreasprozesses unter Verwendung eines Compound-Scan-Gerätes mit durchbohrtem Schallkopf.

Vergleich der Aussagekraft der Sonographie mit der anderer Methoden

Sonographie und endoskopische retrograde Pankreatikographie (ERP)

Bei akuter Pankreatitis und Pankreaspseudozysten muß die Indikation zur ERP nur auf Einzelfälle beschränkt bleiben. Somit ist die Sonographie die Methode der Wahl bei der Diagnostik dieser Prozesse. Die Tumordiagnostik gelingt mit beiden Methoden etwa gleich gut. Bei der chronischen Pankreatitis ist die ERP etwas überlegen. Grundsätzlich erlaubt die ERP natürlich nur den Nachweis von Prozessen, die eine

Tab. 9-2. Vergleich zwischen Pankreassonographie und endoskopischer retrograder Pankreatikographie bei verschiedenen Pankreaskrankheiten.

Kriterien	Ultraschall	ERP
Durchführung	Einfach	Aufwendig
Kosten	Gering	Höher
Zeit	5–15 Min.	Bis zu 1 Std. (je nach Erfahrung)
Risiko für den Patienten	Keines	Meist gering, Entzündungen (91) und Todesfälle (87) beschrieben
Treffsicherheit bei		
akuter Pankreatitis	90%	(kontraindiziert)
Pankreaszysten	95–100%	(kontraindiziert)
Tumoren	76–89%	80% (88)
chronischer Pankreatitis	77–90%	85–90%

Beziehung zum Gangsystem haben. Dies ist in etwa 60% der Fall (86, 87). Die Information der ERP bezüglich der Größe und Ausdehnung von Tumoren ist in jedem Fall gering (59). Dies gelingt besser mit der Sonographie, deren Trefferquote bei Tumoren zwischen 76% (26) und 89% (27) liegt.

Bei der chronischen Pankreatitis ist die Treffsicherheit der ERP besser, weil sich die Veränderungen dabei vor allem am Gangsystem manifestieren. Aufgrund der röntgenologisch erkannten Gangveränderungen ist auch eine Aussage bezüglich der Prognose der Pankratitis möglich (89). Die Treffsicherheit der ERP bei der chronischen Pankreatitis liegt zwischen 71 und 90% (106, 111), während sie bei der Sonographie zwischen 70 und 90% schwankt (8, 32, 61, 103). Auf jeden Fall sollte vor der ERP eine Sonographie durchgeführt werden, um Pankreaszysten auszuschließen (101). In Tab. 9-2 sind die Charakteristika der beiden Methoden aufgelistet. In gut ausgerüsteten Kliniken sollte bei der Diagnostik der chronischen Pankreatitis die Sonographie vom Sekretin-Pankreozymin-Test gefolgt werden. Die ERP kann Zweifelsfälle klären bzw. Hinweise auf die Prognose geben (12, 110).

Sonographie und konventionelle Röntgenmethoden

Die konventionellen Röntgenmethoden können nur indirekte Hinweise auf das Vorliegen eines Pankreasprozesses geben: Kompression oder Infiltration von Strukturen des Magen-Darm-Traktes oder Kalzifikationen in der Pankreasregion. Bei der hypotonen Duodenographie ist der Nachweis einer Infiltration der Schleimhaut durch Pankreasprozesse möglich (92). Die Anwendung von Glukagon (93) oder Sekretin (94) kann die Aussagekraft dieser Methode erhöhen. Im allgemeinen ergeben sich so in 80% der Fälle Hinweise auf Pankreaskopfkarzinome, während die Trefferquote bei anderen Pankreaskrankheiten zwischen 50% (68) und 76% (62) liegt. Im Gegensatz zu den indirekten Röntgenmethoden erlaubt die Sonographie eine direkte Beurteilung des Organs ohne Strahlenbelastung.

Sonographie und Pankreasszintigraphie

Für die Darstellung des Pankreas werden Selenmethionin (Se^{77}) und bei akuten Entzündungen Galliumzitrat (Ga^{67}) benutzt. Häufig läßt sich das Pankreas szintigraphisch nicht von der Leber abtrennen. Nachweisbare Veränderungen im Pankreasbereich sind meist unspezifisch und erlauben keinen Hinweis auf die Natur des Prozesses (2). Die diagnostische Aussagekraft der Pankreasszintigraphie liegt bei 50% (95). In Anbetracht dieser niedrigen Treffsicherheit und der Verfügbarkeit weit sicherer Methoden (Sonographie, Computertomographie, ERP) verbietet sich heute die Pankreasszintigraphie vor allem auch wegen der damit verbundenen hohen Strahlenbelastung.

Sonographie und Angiographie

ERP und Sonographie sind der Angiographie bei der chronischen Pankreatitis überlegen. Auch die Aussagekraft der Angiographie beruht vorwiegend auf indirekten Zeichen wie Gefäßunregelmäßigkeiten oder Nachweis von hypo- oder hypervaskularisierten Bezirken (96). Pankreaszysten stellen sich als Bezirke mit Gefäßverdrängung dar. Wichtig ist die Pankreasangiographie noch zum Nachweis der Gefäßversorgung von Tumoren als präoperative Methode (97). Grundsätzlich ist die Aussagekraft der Sonographie und Angiographie bei der Diagnostik von Pankreastumoren etwa gleich (62). Da es sich bei der Angiographie um eine invasive Methode handelt und jetzt auch noch die Computertomographie zur Verfügung steht, erscheint die Pankreasangiographie nur noch bei speziellen Fragestellungen indiziert. Dies betrifft vor allem den Verdacht auf hormonaktive Tumoren, die ja oft kleiner als 2 cm sind (98). Grundsätzlich liegt die diagnostische Treffsicherheit der Angiographie bei Pankreastumoren zwischen 75 und 80% (97). Diese Treffsicherheit wird bei größeren Tumoren von der der Sonographie übertroffen (8, 27).

Sonographie und Computertomographie

Vor- und Nachteile beider Methoden sind in Tab. 9-3 zusammengestellt. Die Computertomographie hat den großen Vorteil, daß sie kaum durch schlechte Untersuchungsbedingungen beeinträchtigt wird. Nur bei sehr schlanken Patienten kann das Pankreas schlecht von der Umgebung abgegrenzt werden. Die diagnostische Treffsicherheit der Computertomographie bei Pankreaskrankheiten liegt mit 75 bis 89% (107, 108, 109) im Bereich derjenigen der Sonographie (26, 27).

Tab. 9-3. Vergleich zwischen Ultraschall und Computertomographie.

Kriterien	Ultraschall	Computertomographie
Anschaffungskosten	Mittel	Sehr hoch
Kosten für Unterhaltung	Gering	Hoch
Strahlenbelastung	Keine	Mäßig
Kontrolluntersuchungen	Gut geeignet	Teuer
Untersuchungsbedingungen	Beeinflussen Qualität	Geringer Einfluß
Unterscheidung zwischen soliden und zystischen Läsionen	Gut bis sehr gut	Sehr gut
Darstellung der Organe	Meist gut möglich	Fast immer möglich
Topographische Zuordnung	Gut	Sehr gut
Konflikte für den Arzt	Keine	(„CAT-Fieber" (43))

Übersicht über die diagnostische Treffsicherheit der verschiedenen Methoden

Diagnose	Autor	Methode	%
Normales Pankreas	LUTZ (8, 26)	Echtzeit	73
	ENGELHARD (33)	Compound-Scan	0
	HOLM (11)	Compound-Scan	0
	OTTO (35)	Compound-Scan	0
	HABER (25)	Compound-Scan mit Grauabstufung	89
	WALLS (62)	Compound-Scan mit Grauabstufung	79
Akute Pankreatitis	LUTZ (26)	Echtzeit	90
	RETTENMAIER (27)	Echtzeit	90
	WALLS (72)	Compound-Scan mit Grauabstufung	86
Chronische Pankreatitis	LUTZ (8)	Echtzeit	77
	RETTENMAIER (27)	Echtzeit	78
	WEILL (61)	Echtzeit	94,1
	FONTANA (32)	Compound-Scan mit Grauabstufung	65,7–91,3
	LINHART (103)	Echtzeit	70–80
Pankreaszysten	LUTZ (8, 26)	Echtzeit	82–85
	RETTENMAIER (27)	Echtzeit	89–95
	WEILL (61)	Echtzeit	100
	MAYHOFER (85)	Echtzeit	100
Pankreastumoren	LUTZ (8, 26)	Echtzeit	76–89
	RETTENMAIER (27)	Echtzeit	89
	WEILL (61)	Echtzeit	83
	WALLS (62)	Compound-Scan	84
	MAYHOFER (85)	Compound-Scan	80

Sonographie und Pankreasfunktionsprüfung mit dem Sekretin-Pankreozymin-Test

Der Sekretin-Pankreozymin-Test gilt als die empfindlichste Methode zum Nachweis von Pankreasfunktionsstörungen und damit zur Erkennung von Pankreasprozessen. Bei einer vergleichenden Studie dieser beiden Methoden konnten in 78% der Fälle mit pathologischem Sekretin-Pankreozymin-Test Echoveränderungen und in 68,7% der Fälle unregelmäßige Begrenzungen des Organs nachgewiesen werden. Es ergab sich in etwa 75% der Fälle Übereinstimmung zwischen dem sonographischen Befund und dem Ergebnis der Funktionsprüfung (103). Diese recht gute Korrelation spricht für die Durchführung dieser beiden Methoden als primäre diagnostische Maßnahmen (110).

Aufgrund der eigenen Erfahrungen und den Angaben in der Literatur wird im folgenden dargestellt, wie eine sinnvolle Pankreasdiagnostik erfolgen sollte:

Nach Anamnese und klinischer Untersuchung sowie Durchführung blutchemischer Untersuchungen folgt als Primärmethode die Sonographie. Sie kann unter Berücksichtigung der Vorbefunde bereits eine eindeutige Diagnose erbringen (z. B. akute Pankreatitis). Insbesondere bei Verdacht auf chronische Pankreatitis werden Sekretin-Pankreozymin-Test oder ERP angeschlossen. Bei Verdacht auf einen Pankreastumor erscheint die Durchführung der Computertomographie wichtiger. Die übrigen, z. T. invasiven Methoden haben nur noch spezielle Indikationen.

Im folgenden sind die wichtigsten Krankheitsprozesse des Pankreas mit den Methoden aufgelistet, die im allgemeinen zu ihrer Diagnose ausreichen:

Akute Pankreatitis:
1. Serum-Fermentwerte.
2. Sonographie.

Pseudozysten:
Sonographie.

Chronische Pankreatitis
1. Sonographie.
2. Sekretin-Pankreozymin-Test, falls notwendig.
3. ERP.
4. Ultraschallgezielte Feinnadelpunktion.

Tumoren:
1. Sonographie, Computertomographie.
2. Ultraschallgezielte Feinnadelpunktion, u. U.
3. Angiographie.

Zusammenfassend liegt also die diagnostische Treffsicherheit der Sonographie bei Pankreaskrankheiten bei 80% (27). Bei guter Darstellbarkeit des Organs kommen etwa 5% falsch-negative Befunde vor.

Literatur

(1) KREL, L., B. SAUDIN, G. SLAZIN: Pancreatic morphology: A combined radiological and pathological study. Clin. Radiol. *24:* 154 (1973).
(2) DOUST, B. D.: Ultrasonic examination of the pancreas. Radiol. Clin. N. Amer. *13:* 467 (1975).
(3) RETTENMAIER, G.: Pankreas-Sonographie. 5. Sonografie-Grundkurs. Böblingen, Nov. 1976.
(4) HOLM, H. H., J. K. KRISTENSEN, S. N. RASMUSSEN: Abdominal Ultrasound. Munksgaard, Copenhagen 1976.
(5) LEOPOLD, G. R., W. H. ASHER: Deleterios effects of gastrointestinal contrast material on abdominal echography. Radiology *98:* 637 (1971).
(6) LANZ, W.: Unsere Erfahrungen mit der Pankreassonographie. Fortschr. Röntgenstr. *121:* 216 (1974).
(7) RETTENMAIER, G.: Exploration der Pankreasregion mit Ultraschall. Fortschritte der Medizin *33:* 1279 (1974).
(8) LUTZ, H.: Sonographische Diagnostik des Pankreas. Electromédica (1975).
(9) RETTENMAIER, G.: Technik und Ergebnisse der sonographischen Pankreasdiagnostik. Leber-Magen-Darm *2:* 88 (1972).
(10) WATANUKI, S., M. KUBOTA, M. FUKUSHIMA: Application of water filled stomach for ultrasonic diagnosis of pancreas disease. Med. Ultrasonics *6:* 123 (1968).
(11) HOLM, H. H., T. MORTENSEN: Ultrasonic scanning in the diagnosis of abdominal disease. Acta Chir. Scand. *134:* 333 (1968).
(12) COLTON, P. B., M. E. DENYER, J. HUSBAND: Clinical impact of pancreatography, EMI scanning and ultrasonography. Gastroenterology *72:* 1169 (1977).
(13) GAI, H., G. VAN KAICK, J. W. LORENZ: Echographische Meßwerte des normalen und pathologisch veränderten Pankreas. Ultraschalldiagnostik 76, Heidelberg 1976.
(14) ROY, A. F., K. F. ATIS: Echographic diagnosis of pancreatic lesions. Radiology *96:* 575 (1970).
(15) WEILL, F., A. EISENCHER, D. AUCANT: Ultrasonic study of venous pattern in the right hypochondrium: an anatomical approach to differential diagnosis of obstructive jaundice. J. Clin. Ultrasound *3:* 23 (1975).
(16) LEOPOLD, G. R.: Echographic study of the pancreas. JAMA *232:* 287 (1975).
(17) ENGELHART, G. J., U. W. BLAUENSTEIN: Ultraschalldiagnostik am Oberbauch. Schattauer, Stuttgart 1972.
(18) RICHARDSON, R., L. W. NORTON, J. EULE, B. EISEMAN: Accuracy of ultrasound in diagnosing abdominal masses. Arch. Surg. *110:* 933 (1975).
(19) SOKOLOFF, J., B. B. GOSINK, G. R. LEOPOLD: Pitfalls in the echographic evaluation of pancreatic disease. J. Clin. Ultrasound *2:* 321 (1974).

(20) KRATOCHWIL A., CH. NOVOTNY-JANTSCH: Ultraschalldiagnostik in der Inneren Medizin, Chirurgie und Urologie. Thieme, Stuttgart 1977.
(21) RETTENMAIER, G.: Pankreasdiagnostik mit der Ultraschallschnittbildmethode. Dtsch. med. Wschr. 98: 1975 (1973).
(22) BARTRUM, R. J.: Practical considerations in abdominal ultrasonic scanning. N. Engl. J. Med. 291: 1068 (1974).
(23) BAUM, M., C. T. HOWE: Hypotonic duodenography in the diganosis of carcinoma of the pancreas and its further use when combined with percutaneous cholangiography and pancreatic scanning. Amer. J Surg. 115: 519 (1968).
(24) BÖTTGER, E., O. OCHSENSCHLÄGER, F. ASMAR: Zum Aussagewert der hypotonen Duodenographie in der Diagnostik der Duodenal- und Pankreaserkrankungen. Fortschr. Röntgenstr. 116: 509 (1972).
(25) HABER, K., A. K. FREIMANIS, M. ASHER: Demonstration and dimensional analysis of the normal pancreas with gray-scale echography. Amer. J. Roentgenol. 126: 624 (1976).
(26) LUTZ, H., R. PETZOLDT, K. P. HOFMAN, W. RÖSCH: Ultraschalldiagnostik bei Pankreaserkrankungen. Klin. Wschr. 53: 419 (1975).
(27) RETTENMAIER, G.: Pankreasdiagnostik mit der Ultraschallschnittbildmethode. Verh. dtsch. Ges. inn. Med. 79: 865 (1973).
(28) ENGELHART, G., U. W. BLAUENSTEIN: Ultrasound in diagnosis of malignant pancreatic tumors. Gut 3: 43 (1970).
(29) BURGER, J., U. W. BLAUENSTEIN: Current aspects of ultrasonic scanning of the pancreas. Amer. J. Roentgenol. 122: 406 (1974).
(30) RETTENMAIER, G.: Sonografischer Oberbauchstatus. Internist 17: 549 (1976).
(31) HOLM, H. H., S. N. RASMUSSEN, K. J. KRISTENSEN: Error and pitfalls in ultrasonic scanning of the abdomen. Brit. J. Radiolog. 45: 835, (1972).
(32) FONTANA, G., L. BOLONDI, G. CONTI et al.: An evaluation of echography in the diagnosis of pancreatic disease. Gut 17: 228 (1976).
(33) ENGELHART, G. J., U. W. BLAUENSTEIN, J. BURGER: Ultraschalltomographie des Oberbauchsitus. Med. Welt 22: 766 (1971).
(34) MITTELSTAEDT, C.: Ultrasonic diagnosis of omental cyst. Radiology 117: 673 (1975).
(35) OTTO, P.: Die Ultraschalldiagnostik bei Erkrankungen des Abdominal- und Retroperitonealraumes. Huber, Stuttgart 1973.
(36) BLAUENSTEIN, U. W., J. BURGER: Sonografische Darstellung einer Pankreasnekrose. Dtsch. med. Wschr. 92: 1741 (1976).

(37) DOUST, B. D.: The use of ultrasound in the diagnosis of gastroenterological disease. Gastroenterology 70: 602 (1976).
(38) RETTENMAIER, G.: Sonography of the pancreas. Technique of examination and results. 2. Europ. Kongreß für Ultraschall in der Medizin. München 1975.
(39) LUTZ, H., R. PETZOLDT: Sonographische Kontrolle der akuten Pankreatitis. Ultraschalldiagnostik 76, Heidelberg 1976.
(40) WARSHAW, A.: Pancreatic abscess. New. Engl. J. Med. 287: 1236 (1972).
(41) LEOPOLD, G. R.: Pancreatic echography: A new dimension in the diagnosis of pseudocyst. Radiology 104: 365 (1972).
(42) HÖFLER, H., M. RATZENHOFER: Pleuraempyem als seltenes führendes klinisches Symptom von Pankreas-Pseudocysten. Inn. Med. 3: 381 (1976).
(43) SHAPIRO, S. H., S. M. WYMAN: CAT fever. New. Engl. J. Med. 294: 954 (1976).
(44) ROSENQUIST, C. J.: Pseudocyst of the pancreas: Unusual radiologic presentation. Clin. Radiol. 24: 192 (1973).
(45) MAKLAD, N. F., B. D. DOUST, J. K. BAUM: Ultrasonic diagnosis of postoperative intra-abdominal abscess. Radiology 113: 417 (1974).
(46) HESS, W., B. RÜTTE: Die intermittierende und perforierende Pankreascyste. Schweiz. Med. Wschr. 80: 746, 476 (1950).
(47) HANNA, W. A.: Rupture of pancreatic cyst. Report of a case and review of the literature. Brit. J. Surg. 47: 495 (1960).
(48) LITTMAN, R., R. POCHACZEWSKY, R. M. RICHTER: Spontaneous rupture of a pancreatic pseudocyst into the duodenum. Arch. Surg. 100: 76, (1970).
(49) LEOPOLD, G. R., R. N. BERK, R. T. REINKE: Echographic-radiological documentation of spontaneous rupture of a pancreatic pseudocyst into the duodenum. Radiology 102: 699 (1972).
(50) CONRAD, M. R., M. J. LANDAY, M. KHOURY: Pancreatic pseudocyst: unusual ultrasound features. Amer. J. Roentgenol. 130: 265 (1978).
(51) NAKAMURA, K.: Three dimensional reconstruction of the pancreatic ducts in chronic pancreatitis. Gastroenterology 62: 942 (1972).
(52) BRADLEY, E. L., J. L. CLEMENT: Implications of diagnostic ultrasound in the surgical management of pancreatic pseudocyst. Amer. J. Surg. 127: 163 (1974).
(53) ASHER, W., A. K. FREIMANIS: Echographic diagnosis of retroperitoneal lymphnode enlargement. Amer. J. Roentgenol. 105: 438 (1969).
(54) ATIS, K., W. ASHER: Development of diagnostic criteria in echographic study of abdominal lesions. Amer. J. Roentgenol. 108: 747 (1970).

(55) CHEUNG, L., N. MATOLO, J. G. MAXWELL: Cystadenoma of the pancreas. Gastroenterology 67: 155 (1974).

(56) WOLSON, A. H., W. J. WALL: Ultrasonic characteristics of cystadenoma of the pancreas. Radiology 119: 203 (1976).

(57) GORDON, M. J., T. E. SUMMER: Abdominal ultrasonography in a mesenteric cyst presenting as ascites. Gastroenterology 69: 761 (1974).

(58) HAWICKORST, E., H. ELBRECHT: Differentialdiagnostische Schwierigkeiten bei der abdominellen Ultraschallbefundung. Allg. Med. 53: 277 (1977).

(59) KAHN, P. C.: Ultrasonic and radionuclide scanning in pancreatic disease. Semin. Nucl. Med. 5 (1975).

(60) WARSHAW, A. L., R. H. SHAPIRO, J. T. FERRUCI: Persistent obstructive jaundice, cholangitis and biliary cirrhosis due to common bile duct stenosis in chronic pancreatitis. Gastroenterology 70: 562 (1976).

(61) WEILL, F., J. KRAEHNBUHL, J. V. BECKER: Fiabilité de l'exploration echotomographique du pancreas. Nouv. Presse. Méd. 2: 2127 (1973).

(62) WALLS, W. S., G. GONZALES, N. L. MARTIN: B-scan evaluation of the pancreas. Radiology 114: 127 (1975).

(63) SCHEER, K., D. GOLDSTEIN: Use of ultrasound to follow regression of theca lutein cyst. Radiology 108: 673 (1973).

(64) DOUST, B. D., D. J. PEARCE: Grey-scale ultrasonic properties of the normal and inflamed pancreas. Radiology 120: 653 (1976).

(65) ROBINSON, A., J. SCOTT, D. D. ROSENFIELD: The occurrence of carcinoma of the pancreas in chronic pancreatitis. Radiology 94: 289 (1970).

(66) WEILL, F., A. BOUGOIN, D. AUCANT, A. EISENCHER: Pancréatite chronique, cancer du pancréas: differentiation par ultrasons. Nouv. Press. Méd. 4: 567 (1975).

(67) LUTZ, H.: Ultraschalldiagnostik in der Gastroenterologie. Fortschr. Med. 93: 339 (1975).

(68) STUBER, J. L., W. A. TEMPLETON, K. R. BISHOP: Sonographic diagnosis of pancreatic lesions. Amer. J. Roentgenol. 116: 406 (1972).

(69) WARSHAW, A. L., T. H. CHEMY, G. W. EWANS: Intraesplenic dissection by pancreatic pseudocyst. New. Engl. J. Med. 287: 72 (1972).

(70) GRÖNNINGER, J., K. RÜCKERT, W. SEITZ: Zystadenoma des Ductus Choledochus als Ursache für rezidivierenden mechanischen Ikterus. Z. Gastroenterol. 15: 99 (1977).

(71) LUTZ, H., G. STURM, P. NÖGEL, G. RETTENMAIER: Vergleichende lymphographische und sonographische Untersuchungen der retroperitonealen Lymphknoten bei malignen Lymphomen. Fortschr. Röntgenstr. 120: 396 (1974).

(72) ENGELHART, G.: Ultraschalldiagnostik retroperitonealer Prozesse. Scweiz. Med. Wschr. 101: 745 (1971).

(73) MARTIN, E. D., F. POTET: Pathologia de los tumores endocrinos del conducto gastrointestinal. Clin. Gastroenterológica 2(3), (1976).

(74) LOCKICH, J. J., P. L. CHALWA, E. H. SMITH: Carcinoma of the pancreas: detection and monitoring by carcinoembryonic antigen (CEA) and ultrasonography. Amer. J. Gastroenterology 62: 481 (1974).

(75) SHARMA, M. P., J. A. GREGG, M. S. LOEWENSTEIN: Carcinoembryonic antigen (CEA) activity in pancreatic juice of patients with pancreatic carcinoma and pancreatitis. Cancer 38: 2457 (1976).

(76) LUNDQUIST, A.: Fine needle aspiration biopsy of the liver: applications in clinical diagnosis and investigation. Acta Med. Scand. (Suppl). 520: 1 (1971).

(77) CONN, H. O., R. YESNER: A re-evaluation of needle biopsy in the diagnosis of metastatic cancer of the liver. Ann. Inter. Medicin. 59: 53 (1963).

(78) OSCARSON, J., et al.: Selective angiography and fine needle aspiration cytodiagnosis of gastric and pancreatic tumours. Acta Radiol (Diag) 12: 737 (1973).

(79) HOLM, H. H., S. N. RASMUSSEN, J. K. KRISTENSEN: Ultrasonically guided percutaneous puncture technique. J. Clin. Ultrasound 1: 27 (1973).

(80) HANCKE, S., H. H. HOLM, F. KOCH: Ultrasonically guided percutaneous fine needle biopsy of the pancreas. Surg. Gynec. Obstet. 140: 361 (1975).

(81) GOLDBERG, B. B., H. M. POLLACK: Ultrasonic aspiration transducer. Radiology 102: 187 (1972).

(82) SMITH, E. H., R. J. BARTRUM, Y. C. CHANG: Ultrasonically guided percutaneous aspiration biopsy of the pancreas. Radiology 112: 737 (1974).

(83) SMITH, E. H., R. J. BARTRUM, Y. C. CHANG: Percutaneous aspiration biopsy of the pancreas under ultrasonic guidance. New. Engl. J. Med. 292: 825 (1975).

(84) GONZALEZ, A. C., E. L. BRADLEY, J. L. CLEMENTS: Pseudocyst formation in acute pancreatitis: ultrasonographic evaluation of 99 cases. Amer. J. Roentgenol. 127: 315 (1976).

(85) MAYHOFER, H. P., K. FÜRST, W. PONHOLD: Zur Leistungsbreite der Sonographie bei raumfordernden Prozessen des Pankreas. Ultraschalldiagnostik 76. Heidelberg 1976.

(86) ROHRMAN, C. A., S. E. SILVIS, J. A. VENNES: Evaluation of the endoscopic pancreatogram. Radiology 113: 297 (1974).

(87) ANACKER, H., H. W. WEISS, B. KRAMANN, N. RUPP: Experience with endoscopic retrograde pancreaticography. Amer. J. Roentgenol. 122: 375 (1974).

(88) CLOUSE, M. E., J. A. GREGG, C. E. SEDGWICK: Angiography, ultrasonography and pancreatography in diagnosis of carcinoma of the pancreas. Radiology 114: 605 (1975).

(89) ZIMMON, D. S., D. B. FALKENSTEIN, R. M. ABRAMS: Endoscopic retrograde cholangiography-pancreatography in the diagnosis of pancreatic inflammatory disease. Radiology *113:* 287 (1974).

(90) KOBASYASHI, T., O. TAKATANI, N. HATTORI, K. KIMURA: Echographic evaluation of abdominal tumor regression during antineoplasic treatment. J. Clin. Ultrasound *2:* 131 (1974).

(91) DAVIS, J. L., F. D. MILLIGAN, J. L. CAMERON: Septic complications following endoscopic retrograde cholangiopancreatography. Surg. Gynecol. Obstet. *140:* 365 (1975).

(92) RENNEL, C. L.: Diagnostic value of hypotonic duodenography. Amer. J. Roentgenol. *121:* 256 (1974).

(93) CHERNISCH, S. H., R. E. MILLER, B. D. ROSENAK: Hypotonic duodenography with the use of glucagon. Gastroenterology *63:* 392 (1972).

(94) GUTIERREZ, J. G., W. Y. CHEY, A. SHAH: Use of secretin in hypotonic duodenography. Radiology *113:* 563 (1974).

(95) LANDMAN, S., R. E. POLYN, A. GOTTSCHALK: Pancreas imaging.- Is it worth it? Radiology *100:* 631 (1971).

(96) KHADEMI, H., E. L. LÁZARO, R. R. RICKERT: Selective arteriography in the diagnosis of chronic inflammatory pancreatic disease. Amer. J. Roentgenol. *119:* 141 (1973).

(97) GOLDSTEIN, H. H., H. L. NEIMAN, J. J. BOOKSTEIN: Angiographic evaluation of pancreatic disease. A further appraisal. Radiology *112:* 275 (1974).

(98) FULTON, R. E., P. F. SHEEDY, D. C. MCILRATH: Preoperative angiographic localization of insulin producing tumors of the pancreas. Amer. J. Roentgenol. *123:* 367 (1975).

(99) KLINE, S. T., F. GOLDSTEIN, H. S. NEAL: Pancreatic carcinoma, pancreatitis and needle aspiration biopsy. Arch. Surg. *109:* 578 (1974).

(100) KIM, S. S., R. ROZANSKI: Massive Edema of the Ovary. Radiology *118:* 689 (1976).

(101) LINHART, P.: Die Bedeutung der Ultraschallanwendung bei der Diagnostik der Abdominalorgane im Vergleich mit anderen Verfahren. In: Symposium Ultraschall in der Medizinischen Diagnostik und Therapie. DFVLR, Köln 1977.

(102) GRUNER, H. J., F. J. ROCA, P. LINHART: Ist der Aorten-Leber-Abstand als Hinweis auf eine Pankreaserkrankung brauchbar? In: Ultraschalldiagnostik. Thieme, Stuttgart 1978.

(103) LINHART, P., F. J. ROCA, K. BECK: Sonographische Beurteilung des Pankreas im Vergleich mit dem Sekretin-Pankreozymin-Test ohne vorherige Kenntnis des Ergebnisses der Pankreasfunktionsprüfung. In: Ultraschalldiagnostik. Thieme, Stuttgart 1978.

(104) GAINK, B. B., G. R. LEOPOLD: The dilated pancreatic duct: Ultrasonic evaluation. Radiology *126:* 475 (1978).

(105) RETTENMAIER, G.: Sonografische Diagnose und Differentialdiagnose des Pankreaskarzinoms. In: Ultraschalldiagnostik. Thieme, Stuttgart 1978.

(106) LUTZ, H.: Ultraschalldiagnostik in der Inneren Medizin. Springer Berlin, Heidelberg, New York 1978.

(107) STANLEY, R. J., S. S. SAGEL, R. G. LEVITT: Computed tomographic evaluation of the pancreas. Radiology *124:* 715 (1977).

(108) HAAGA, J. R., R. J. ALFIDI, T. R. HAVRILLA: Definitive role of CT scanning of the pancreas: the second year's experience. Radiology *124:* 723 1977.

(109) SHEEDY, P. F., D. H. STEPHENS, R. R. HATTERY: Computed tomography in the evaluation of patients with suspected carcinoma of the pancreas. Radiology *124:* 731 (1977).

(110) DI MAGNO, E. P., J. R. MALAGELADA, W. F. TAYLOR, V. L. W. GO: A prospective comparison of current diagnostic tests for pancreatic cancer. New Engl.J. Med. *297:* 737 (1977).

(111) FREISE, J., M. GEBEL, W. WELLMANN, H. HUCHZERMEYER: Sonographie und endoskopische retrograde Pankreatikographie-Alternative oder komplementäre Untersuchungsverfahren in der Diagnostik der chronischen Pankreatitis und des Pankreaskarzinoms? Ultraschall *2:* 65 (1981).

10. Sonographie der Nieren

Allgemeines

Obwohl für die Nierendiagnostik schon lange eine Reihe von aussagekräftigen Untersuchungsmethoden zur Verfügung steht, hat auch hier die Sonographie einen hohen Stellenwert erlangt. Dies liegt einerseits daran, daß die Nieren im Gegensatz zum Pankreas in den meisten Fällen sonographisch gut darstellbar sind. Andererseits bietet die Sonographie gegenüber anderen Untersuchungsmethoden Vorteile. So ist die Unterscheidung zwischen soliden und zystischen Prozessen im Gegensatz zu den konventionellen Röntgenmethoden und der Szintigraphie meist möglich. Die Computertomographie ist aufwendiger, die Angiographie ist eine invasive Methode. Einen weiteren Vorteil der Sonographie stellt die Tatsache dar, daß sie unabhängig von der Nierenfunktion ist.

Aufgrund der Vorteile der Sonographie ergeben sich folgende hauptsächliche Indikationen:
1. Differentialdiagnose zwischen Zyste und solidem Tumor bei nachgwiesener Raumforderung.
2. Stumme Niere im i.v.-Urogramm.
3. Kontraindikation gegen eine Röntgenuntersuchung (Schwangerschaft, Kontrastmittelunverträglichkeit etc.).

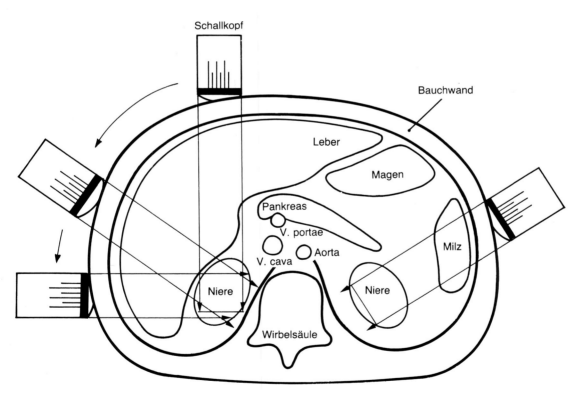

Abb. 10-1. Die Ultraschalluntersuchung der rechten Niere gelingt am besten, wenn die gute Schalleitung der Leber ausgenutzt werden kann. Für die Darstellung der linken Niere kann die Schalleitung der Milz ausgenutzt werden. Dafür ist es günstig, den Patienten in Rechtsseitenlage zu bringen.

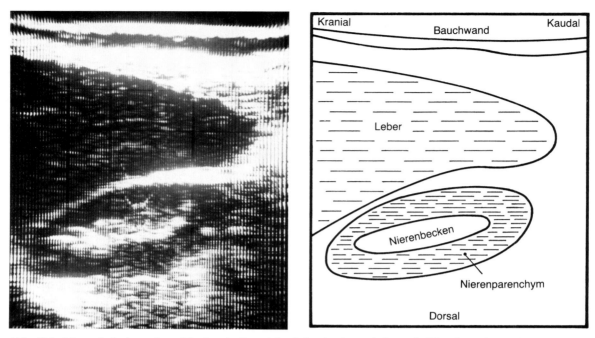

Abb. 10-2. Längsschnitt im rechten Oberbauch. Dorsal der Leber ist der typische ovale Ring der rechten Niere sichtbar.

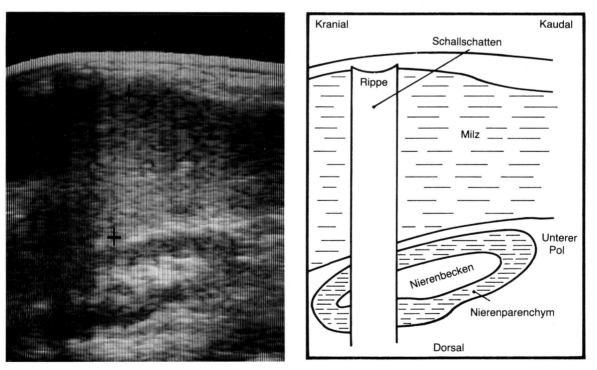

Abb. 10-3. Darstellung der linken Niere von ventral hinter einer vergrößerten Milz.

4. Akute Nierenprozesse, Verdacht auf Nierenruptur, Nachweis eines subkapsulären Hämatoms, Pyonephrose etc.
5. Abklärung einer Hämaturie.
6. Verlaufskontrolle von Nierenkrankheiten.
7. Organlokalisation für die gezielte Punktion (1).
8. Bestrahlungsplanung.
9. Bestimmung des Nierenvolumens.

Untersuchungstechnik

Im allgemeinen gelingt die Untersuchung auch dann gut, wenn der Patient nicht nüchtern ist. Auch eine sonstige Vorbereitung ist nicht nötig. Die rechte Niere wird zunächst in Rückenlage untersucht, der Schallkopf wird in Längsrichtung eingestellt und wie bei der Untersuchung der Leber von ventral nach dorsal immer senkrecht zur Körperoberfläche herumgeführt (s. Abb. 10-1). Dieses Verfahren hat den Vorteil, daß die gleichmäßige Schalleitung der Leber ausgenutzt wird. Die Niere erscheint dann dorsal, gelegentlich etwas kaudal der Leber (Abb. 10-2). Es können dann folgende Kriterien an den Nieren beurteilt werden: Größe, Kontur, Struktur von Parenchym- und Pyelonbereich und die Atemverschieblichkeit.

Gelegentlich können in reiner Rückenlage oberer oder unterer Pol der rechten Niere nicht gut beurteilt werden. Dann hilft es, wenn die rechte Seite des Patienten durch ein Kissen unterlagert wird. Tiefe Inspiration kann zur besseren Beurteilung des oberen Pols und durch Tiefertreten der Leber auch des unteren Pols beitragen.

Die linke Niere ist wegen der Überlagerung durch Luft im Magen-Darm-Trakt im allgemeinen nur bei sehr schlanken Patienten, bei starker Milzvergrößerung oder bei Aszites von ventral beurteilbar (4). Eine stark vergrößerte Milz bedingt wie die Leber bei der rechten Niere eine gleichmäßige Schalleitung und dadurch bessere Darstellbarkeit der linken Niere (Abb. 10-3).

Am besten ist die linke Niere jedoch in Rechtsseitenlage beurteilbar. Der Patient sollte den linken Arm über den Kopf nehmen, damit

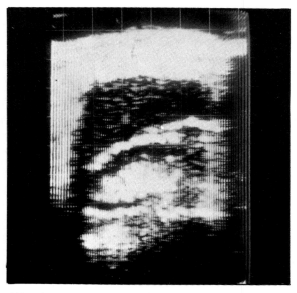
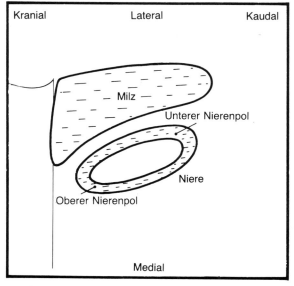

Abb. 10-4. Typische Darstellung der linken Niere „hinter" der Milz.

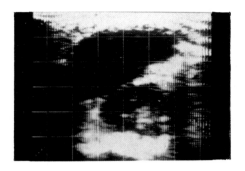 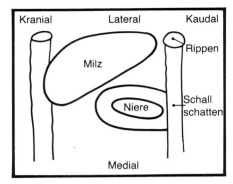

Abb. 10-5. Bei der Untersuchung der linken Niere muß versucht werden, die Schnittebene so zu legen, daß die Rippenschatten möglichst wenig stören. Der Schallkopf wird möglichst in Richtung der Interkostalräume eingestellt.

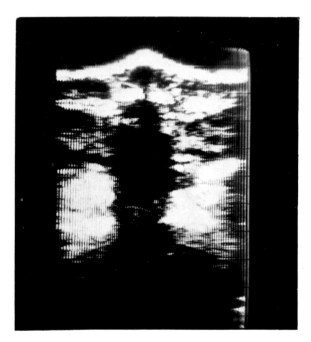 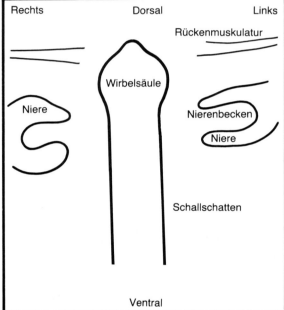

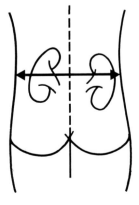

Abb. 10-6. Die Untersuchung der Nieren von dorsal (Querschnitt). Die Nieren stellen sich als nach medial geöffnete Gebilde dar.

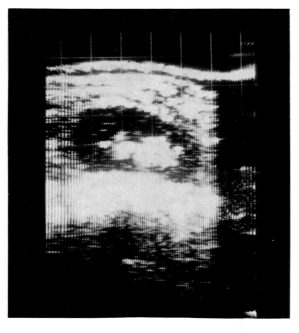

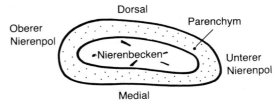

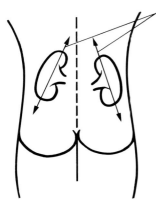

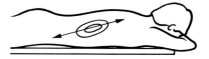

Längsschnitte

Abb. 10-7. Schnittführung bei der Darstellung der Nieren von dorsal. Typisches Bild des Längsschnittes durch eine Niere von dorsal.

die Interkostalräume mehr auseinanderweichen. Der Schallkopf wird in Richtung der Interkostalräume etwas kaudal geneigt eingestellt (s. Abb. 5-6, S. 43). Die Niere wird aufgesucht, indem man den Schallkopf in dieser Stellung in kranio-kaudaler Richtung verschiebt. Sie erscheint dann hinter (medial and kaudal) der Milz (Abb. 10-4). Oft muß der Schallkopf mehr nach ventral geführt und mehr longitudinal eingestellt werden, um die Niere in ihrer ganzen Ausdehnung zu erfassen. Gelegentlich kommt es zur besseren Darstellung, wenn der Patient tief einatmet. Dies trägt auch dazu bei, Abschnitte der Niere, die sich hinter den Rippenschatten verbergen (Abb. 10-5), darzustellen.

Sowohl die rechte als auch die linke Niere sollten in den beschriebenen Positionen auch im Querschnitt untersucht werden. Bei der linken Niere wirken sich in dieser Schnittebene die Rippenschatten besonders störend aus, doch erhält man gelegentlich bei der Abklärung abnormaler Strukturen zusätzliche Informationen. Die Niere

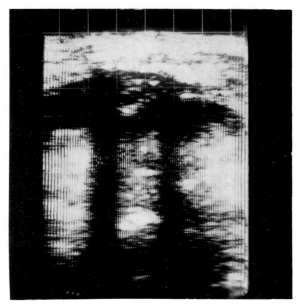
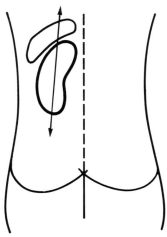
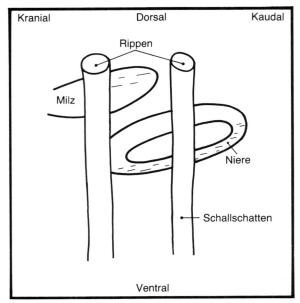

Abb. 10-8. Bei der Darstellung der linken Niere von dorsal kommt oft auch noch der untere Milzpol mit ins Bild. Er darf nicht mit einem Nierentumor verwechselt werden.

stellt sich bei dieser Schnittrichtung als ein querliegendes „U" mit der Öffnung nach medial dar (Abb. 10-6). Man erkennt bei der Darstellung der Nieren im Querschnitt auch meist den Musculus psoas, dem die Nieren aufliegen. Er darf nicht mit Raumforderungen verwechselt werden (26).

Oft gelingt die Untersuchung der Nieren von dorsal gut. Der Patient wird mit dem Abdomen auf ein Kissen oder eine andere Unterlage gelegt, vor allem damit die Lendenlordose abgeschwächt wird. So läßt sich meist eine gute Ankopplung des Schallkopfes erreichen (5, 6). Auch von dorsal werden die Nieren zunächst in Längsrichtung dargestellt. Der Schallkopf wird mit einer Neigung von etwa 50° schräg zur Wirbelsäule gestellt (Abb. 10-7). Die Nieren reichen etwa von der 11. Rippe (rechts) bzw. der

10. Rippe (links) bis etwa 2 bis 3 cm oberhalb der Crista iliaca. Obwohl von dorsal Darmgas nicht stört, ist die Beurteilung aus folgenden Gründen oft erschwert:
- Die paraspinale Muskulatur kann recht viel Schall absorbieren.
- Der obere Nierenpol ist besonders bei schlanken Patienten oft von den Rippen überdeckt. Tiefe Einatmung kann hier helfen (4, 7). Auch kommt es bei der Untersuchung von dorsal oft zu störenden Artefakten.
- Wirbelsäulendeformitäten können die Untersuchung unmöglich machen.
- Sehr weit kaudal liegende Nieren können von dorsal oft nicht beurteilt werden, da sie bereits durch das Os ilium überdeckt werden (4). In Extremfällen muß die Untersuchung von ventral bei gefüllter Harnblase durchgeführt werden (14).

Bemerkenswert ist auch, daß bei der Untersuchung der linken Niere von dorsal oft der untere Milzpol mit dargestellt werden kann (Abb. 10-8). Die Beurteilbarkeit des Querschnittbildes ist von dorsal zumindest bei der linken Niere meist besser, als bei der Untersuchung mit Flankenschnitten.

Die Harnleiter sind nur beurteilbar, wenn sie dilatiert sind. Man kann dann vom Nierenbecken ausgehend meist im Querschnitt einen echofreien Bezirk nach kaudal verfolgen. Bei Senknieren kann durch Untersuchung im Stehen gelegentlich ein Harnaufstau nachgewiesen werden.

Die Untersuchung der Nieren mit dem Compound-Scan folgt dem gleichen Prinzip wie die mit den Echtzeit-Geräten. Während mit dem schnellen B-Bild die Durchuntersuchung der Nieren meist nicht mehr als 10 Minuten in Anspruch nimmt, wurden früher für die Untersuchung mit Compound-Scan-Geräten etwa 30 Minuten angegeben (21, 31).

Grundlegende Befunde bei der Nierensonographie

Form: Im Längsschnitt haben die Nieren die Form einer Ellipse, im Querschnitt U-Form mit Öffnung nach medial (Abb. 10-6).

Kontur: Durch den großen Impedanzunterschied zwischen Nierenkapsel und Parenchym stellen sich die Nieren mit regelmäßiger Kontur und glatt begrenzt dar.

Größe: Sonographisch läßt sich die genaue Größe der Nieren meist gut bestimmen, weil durch Verschiebungen der Schnittebene ihre größte Ausdehnung eingestellt werden kann. Dies ist ein Vorteil gegenüber der Röntgenuntersuchung und der Szintigraphie, bei denen Korrekturfaktoren benutzt werden müssen, weil die Achsen der Nieren ja selten exakt parallel zur Röntgenplatte oder dem Registriergerät stehen (2, 11, 12) (Abb. 10-9).

Die normale Nierengröße beträgt im Längsschnitt 10 bis 11 cm und im Querschnitt 5 bis

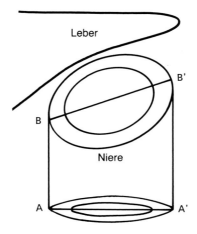

Abb. 10-9. Vergleich der sonographisch und röntgenologisch gemessenen Nierengröße. Sonographisch wird die Niere exakt in der Längsachse (B-B') röntgenologisch in der frontalen Projektion (A-A') gemessen.

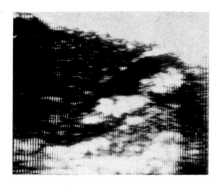 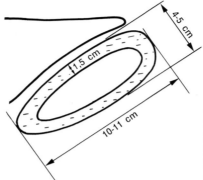

Abb. 10-10. Normale Maße einer Niere. Bei reiner anterior-posteriorer Schnittführung beträgt der Durchmesser in dieser Ebene im vorliegenden Falle 4,5 cm.

6 cm. Der Parenchymsaum ist im Mittel etwa 1,5 cm breit (Abb. 10-10).

In der Tab. 10-1 sind die durchschnittlichen Nierengrößen dargestellt, wie sie mit den verschiedenen Methoden gemessen werden. Die größte Abweichung von der sonographisch gemessenen Nierengröße weist die Größenbestimmung durch das i.v.-Urogramm auf.

Echomuster: Das Nierenparenchym ist echoarm, die Echos sind fein und schwächer als die Leberbinnenechos. Dies ist dadurch bedingt, daß Glomerula, Tubuli und Gefäße des Nierenparenchyms ähnliche akustische Impedanz aufweisen (2, 8). Die Nierenkapsel erzeugt grobe Echos, so daß das Parenchym gut abgegrenzt werden kann. Im Zentrum der Nieren bestehen grobe Echos (Pyelonkomplex). Sie entstehen an den anatomischen Strukturen des Nierenbeckens, perihilären Gefäßen und perihilärem Fett (17). Oft sind die Markpapillen als kleine echoarme Bezirke sichtbar (Abb. 10-11). Etwa 15% der im Längsschnitt der Niere sichtbaren Echos gehen vom Nierenbecken aus (20).

Verschieblichkeit: Bei der Untersuchung mit den Echtzeitgeräten läßt sich die Atemverschieblichkeit der Nieren darstellen, die etwa 4 bis 7 cm beträgt.

Nierengefäße: Die Nierenvenen können oft dargestellt werden, vor allem im Querschnitt. Eine sichere Unterscheidung von einem aufgestauten Ureter gelingt vor allem, wenn sie sich bis zur Vena cava verfolgen lassen (Abb. 10-12 u. 19-9).

Gelegentlich stellt sich zwischen linker Niere und Milz ein echoarmes Band dar, das der Anheftungsstelle des Mesocolon transversum an der Nierenkapsel entspricht (110) (Abb. 10-13).

Charakteristische sonographisch erkennbare Veränderungen der Nieren

a) Lokalisation: Die wichtigste Änderung der Nierenlokalisation stellt die Senkniere dar, die so ausgeprägt sein kann, daß das Organ im Becken zu liegen kommt. Falls Senknieren im Abdomen zu tasten sind, können sie sono-

Tab. 10-1. Normale Nierenmaße (in cm) bei Anwendung verschiedener Untersuchungsmethoden. [Nach (22).].

	Länge	Breite
Röntgendurchleuchtung	9,9 ± 0,2	5,8 ± 0,2
Ultraschall	10,8 ± 0,3	6,2 ± 0,2
Szintigraphie	9,6 ± 0,2	5,7 ± 0,2
Röntgen-i.v.-Urogramm	13,8 ± 0,3	7,2 ± 0,2

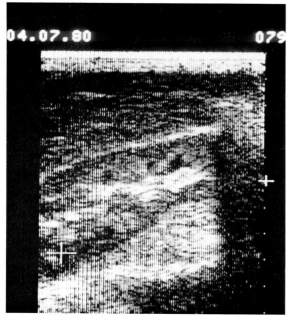 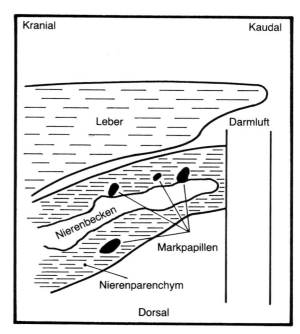

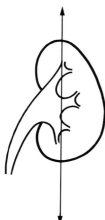

Abb. 10-11. Darstellung der rechten Niere im Longitudinalschnitt. An der Parenchym-Pyelongrenze sind echoärmere Strukturen zu sehen, die Markpapillen entsprechen.

graphisch leicht als solche identifiziert und von Tumoren unterschieden werden (Abb. 10-14).

b) *Neigung der Niere zur Körperlängsachse:* Die Neigung der Längsachse der rechten Niere richtet sich häufig nach der Richtung der dorsalen Leberfläche. So kann sie gelegentlich fast transversal liegen. Der kaudale Nierenpol erscheint dann ventral, ohne daß eine Senkniere besteht (9) (Abb. 10-15).

c) *Atemverschieblichkeit:* Die Verschieblichkeit bei mittleren Atembewegungen beträgt etwa 2,5 cm. Sie ist häufig bei Frauen größer und rechts stärker als links. Der Erfolg einer Nephropexie kann durch die sonographische Beurteilung der aufgehobenen Atemverschieblichkeit rasch beurteilt werden.

d) *Palpation:* Durch die Palpation unter Ultraschallsicht kann eine Fixierung durch Tumorinfiltration nachgewiesen werden. Auch läßt sich feststellen, ob die Niere auf Erschütterung schmerzhaft ist bzw. ein Schmerz von den Nieren ausgeht.

e) *Kontur:* Die regelmäßige, glatte Kontur kann durch vorspringende solide oder zystische Prozesse aufgehoben sein (Abb. 10-16). Bei Nierenvergrößerungen verschiedener Genese nimmt das Organ oft mehr eine runde Form an. Bei Vorliegen von perirenalen Hämatomen oder Abszessen kann die Kontur der Nieren nicht mehr abgrenzbar sein. Bei Ne-

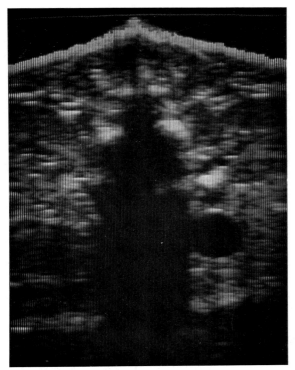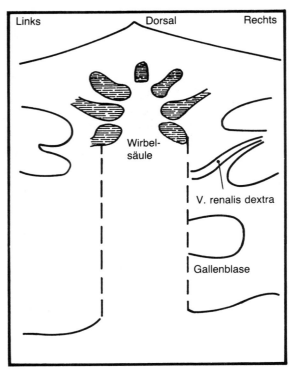

Abb. 10-12. Querschnitt durch die Nierenregion von dorsal. Die rechte Nierenvene ist gut, die anderen Nierengefäße sind andeutungsweise sichtbar. Bei dem sehr schlanken Patienten ist die Gallenblase von dorsal sichtbar.

phrosklerose kann sie verschwommen erscheinen.

f) *Größe:* Vergrößerte Nieren finden sich bei: Akuten Nephritiden, kompensatorischer Hypertrophie bei Ausfall der kontralateralen Niere, Doppelniere, Nierenvenenthrombose, Hämophilie, Thalassämie und Sichelzellanämie (10).
Die Vergrößerung der Nieren ist in diesen Fällen durch eine Zunahme des Parenchymdurchmessers bedingt, der 3 cm erreichen kann.
Eine Verkleinerung der Nieren ist meist durch Atrophie des Parenchyms aus verschiedenen Ursachen bedingt. Der Durchmesser des Nierenparenchyms beträgt dann weniger als 1 cm. Die Längsausdehnung der Nieren ist kleiner als 9 cm (45).

g) *Durchmesser des Nierenparenchyms:* Die Dicke des sonographisch erkennbaren Nierenparenchymsaums liegt normalerweise bei 1,5 cm. Einen dünneren Parenchymsaum findet man bei allen Zuständen mit Atrophie wie etwa bei Nephrosklerose oder entzündlich bedingten Schrumpfnieren. Im Nierenparenchym sind dann auch die Echos vergröbert, weil sich die akustische Impedanz geändert hat (Abb. 10-17).
Eine Vergrößerung des Parenchymdurchmessers findet sich bei: akuten Entzündungen, kompensatorischer Hypertrophie, Hämophilie, Thalassämie und Sichelzellanämie, ver-

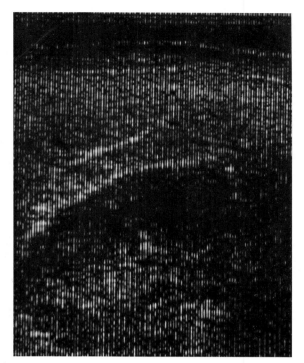 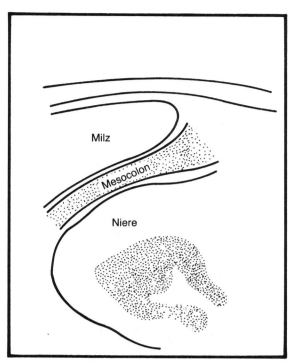

Abb. 10-13. Darstellung der linken Niere im Flankenschnitt. Zwischen Milz und linker Niere ist ein echoarmes Band sichtbar, das der Anheftungslinie des Mesocolons an die Nierenfaszie entspricht.

ursacht durch eine Vergrößerung des Durchmessers der Gefäße und der Glomerula, bei maligner Infiltration (Leukämie, Lymphome etc.). In diesen Fällen ist das Parenchym sehr echoarm. Die Feststellung von Änderungen der Parenchymdicke und der Struktur erlaubt eine sonographische Verlaufskontrolle.

h) *Echostruktur des Nierenparenchyms:* Bei Nephrosklerose und in soliden Raumforderungen können die Echos vergröbert sein. Geringe oder keine Echos finden sich in Zysten bzw. zystisch degenerierten Tumoren.

i) *Parenchym-Pyelon-Grenze:* Sie ist normalerweise regelmäßig und scharf. Unregelmäßigkeit kann auf chronische entzündliche Zustände und Nephrosklerose hinweisen. Nicht mehr abgrenzbar ist sie bei fortgeschrittener Hydronephrose.

j) *Echos des Pyelons:* Verstärkung bei Nephrosklerose, Nierenvenenthrombose, Tumoren oder Konkrementen. Verminderung bei leichtem Urinaufstau. Abwesenheit bei fortgeschrittener Hydronephrose.

k) *Häufigkeit der sonographischen Darstellbarkeit der normalen Nieren:* Sie hängt von der Erfahrung des Untersuchers ab. Nur in ganz wenigen Ausnahmen sind die Untersuchungsbedingungen so ungünstig, daß die Nieren nicht dargestellt werden können. Die Darstellbarkeit erreicht so fast 100% (13, 22).

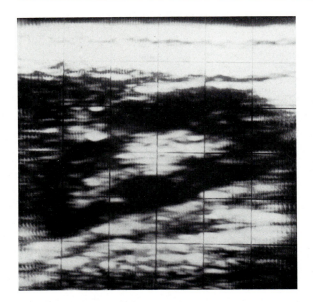
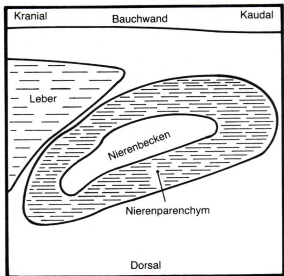
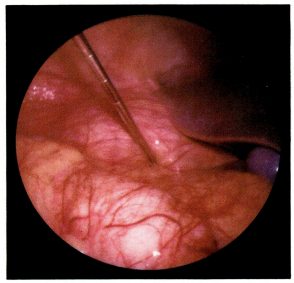

Abb. 10-14. Rechte Niere einer Patientin mit einem tastbaren „Tumor" im rechten Oberbauch. Sonographisch konnte er eindeutig als tiefstehende Niere identifiziert werden. Laparoskopisches Bild eines entsprechenden Falles.

Charakteristische sonographisch erkennbare Veränderungen der Nieren

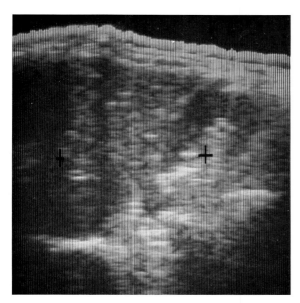 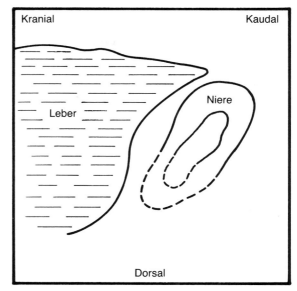

Abb. 10-15. Längsschnitt durch den rechten Oberbauch. Weitgehende Querstellung der rechten Niere mit Ventralverlagerung des unteren Nierenpols.

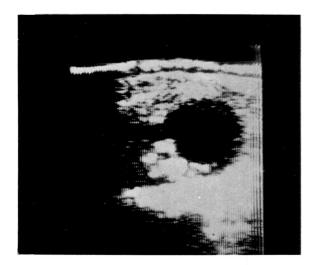 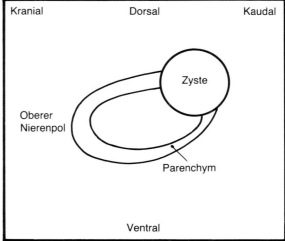

Abb. 10-16. Längsschnitt durch die linke Niere von dorsal. Zyste am unteren Pol.

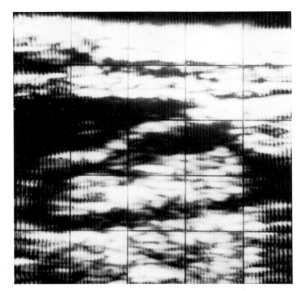 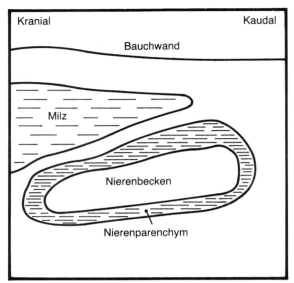

Abb. 10-17. Involutionsniere. Verschmälertes Nierenparenchym.

Pathologie der Nieren

Änderungen der Lokalisation

Senkniere: Bei maximaler Einatmung kann sich die Niere um 4 bis 7 cm verschieben. Im allgemeinen sinken die Nieren auch im Stehen tiefer. Dies ist häufiger bei der rechten Niere und bei Frauen der Fall. Bei sonographisch nachweisbaren tiefstehenden Nieren muß differentialdiagnostisch an einen Tumor im Bereich des oberen Pols der Niere gedacht werden, der sie nach kaudal verlagert (17) (Abb. 10-14).

Beckenniere: Beckennieren lassen sich in Rückenlage des Patienten besonders gut bei gefüllter Harnblase darstellen (14). Auch die bei Beckennieren häufig nachweisbare Hydronephrose ist sonographisch leicht zu erkennen.

Malrotierte Niere: In diesen Fällen ist es oft nicht möglich, die ganze Niere mit den routinemäßigen Schnitten darzustellen (Abb. 10-18).

Entwicklungsanomalien der Nieren

Aplasie oder Agenesie einer Niere: Bereitet das Auffinden einer Niere Schwierigkeiten, so ist die Hypertrophie der kontralateralen Niere ein Hinweis darauf, daß die nicht auffindbare Niere entweder entfernt, nicht angelegt oder hypoplastisch ist. Natürlich muß auch eine Beckenniere ausgeschlossen werden. Bei kompensatorischer Hypertrophie kann der Durchmesser des Nierenparenchyms 3 cm erreichen (Abb. 10-19).

Pathologie der Nieren

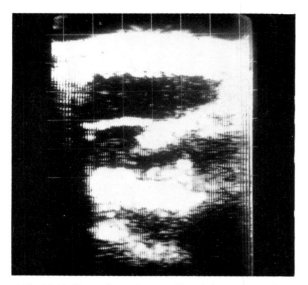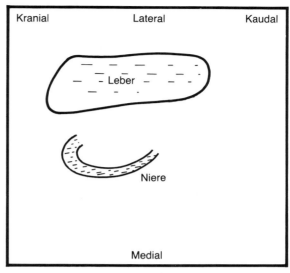

Abb. 10-18. Darstellung einer um ihre Achse rotierten linken Niere. Es läßt sich auch bei Ausnutzung der guten Schalleitung der Milz nicht die gesamte Nierenkontur ins Bild bringen.

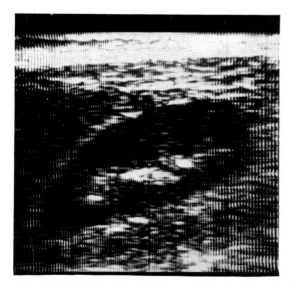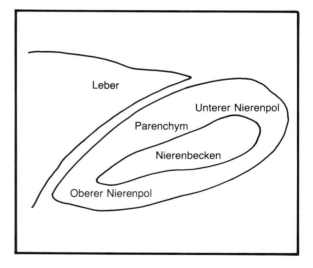

Abb. 10-19. Rechte Niere im Längsschnitt. Hypertrophierte Niere (Parenchymdicke größer als 2 cm).

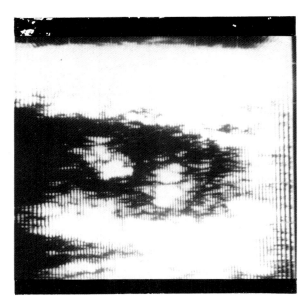 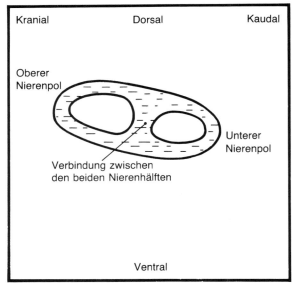

Abb. 10-20. Längsschnitt durch eine Doppelniere von dorsal. Die Grenze zwischen den beiden Nierenhälften ist nach dorsal hin aufgetrieben (pseudolobulärer Dysmorphismus).

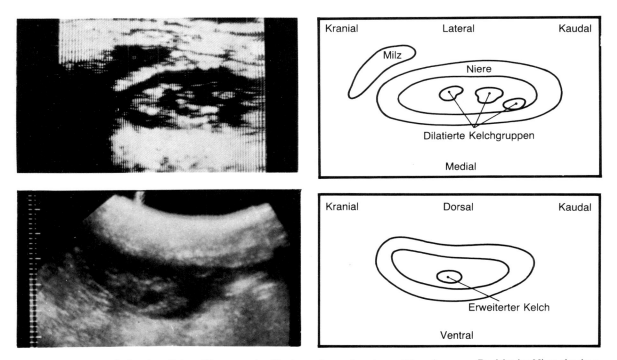

Abb. 10-21. Längsschnitt einer linken Niere von der Flanke und von dorsal aus. Die echoarmen Bezirke im Nierenbecken entsprechen erweiterten Kelchen.

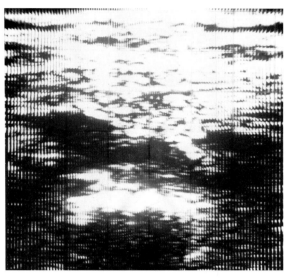 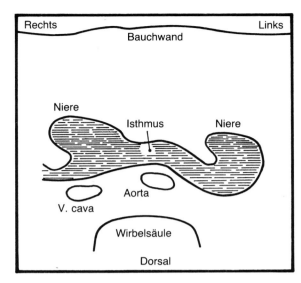

Abb. 10-22. Querschnitt durch den Mittelbauch. Hufeisenniere.

Doppelniere: Das Parenchym der Doppelniere zeigt normale Echostruktur, das Pyelon ist durch ein echoarmes Band, das der Fusionslinie zwischen oberem bzw. unterem Nierenpol der beiden Nieren entspricht, unterteilt. Der Übergang dieses Bandes in den Parenchymsaum kann tumorartig aufgetrieben sein („pseudolobulärer Dysmorphismus") (18).

Eine Doppelniere ist im allgemeinen 2 bis 3 cm größer als die normale Niere. Durch die Verdoppelung wird meist auch eine Asymmetrie der Kelchgruppen verursacht. Die Parenchymdicke der Pole einer Doppelniere kann unterschiedlich sein und bis zu 1 cm voneinander abweichen (Abb. 10-20). Der kraniale Teil einer Doppelniere kann häufiger als der kaudale hydronephrotisch verändert sein, so daß die Differentialdiagnose zu einer Zyste im oberen Anteil einer normalen Niere entsteht (17, 19, 119).

Ampulläres Nierenbecken: Gelegentlich zeigt das Pyelon einer Niere relativ große, echofreie Bezirke, die erweiterten Kelchgruppen entsprechen. Ohne klinische Hinweise auf eine Hydronephrose handelt es sich dabei meist um ein ampulläres Nierenbecken. Neben einer beginnenden Hydronephrose müssen auch echoarme Tumoren im Pyelon differentialdiagnostisch abgegrenzt werden (2) (Abb. 10-21).

Hufeisenniere: Meist fällt als erstes ein echoarmer Bezirk ventral der kaudalen Aorta abdominalis auf. Er darf nicht mit Lymphomen verwechselt werden. Durch Querschnitte läßt sich dann meist der Zusammenhang mit den Nieren nachweisen (Abb. 10-22).

Atypische Lage des unteren Nierenpols: Bei querstehender Leber kann der untere Pol der rechten Niere sehr weit ventral zu liegen kommen. Er ist dann gelegentlich zu tasten und darf nicht mit einer Raumforderung verwechselt werden (9). In diesen Fällen ist die Niere im allgemeinen nicht abnormal deszendiert (vgl. Abb. 10-15).

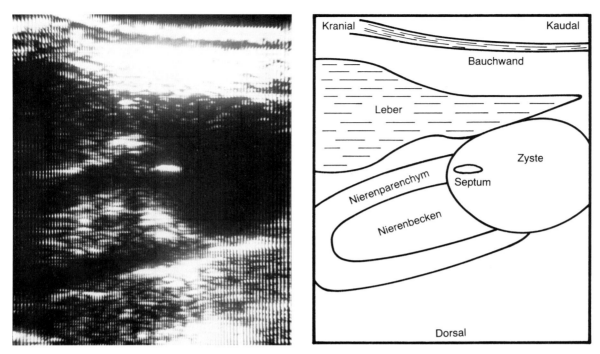

Abb. 10-23. Längsschnitt einer rechten Niere von ventral. Zyste am unteren Nierenpol mit angedeuteter dorsaler Schallverstärkung. Das Echo in der Zyste ist wahrscheinlich durch ein Septum verursacht.

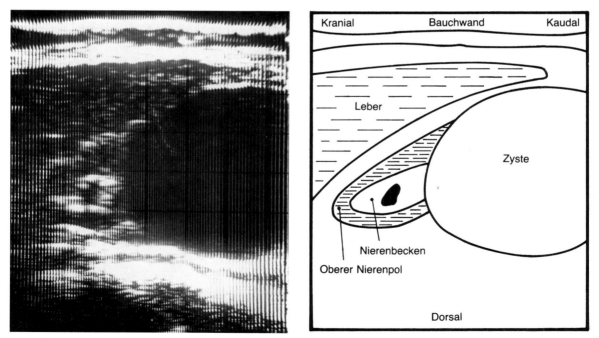

Abb. 10-24. Längsschnitt im rechten Oberbauch. Große Nierenzyste, die als Tumor tastbar war.

Raumfordernde Nierenprozesse

Die Sonographie erlaubt eine Unterscheidung zwischen zystischen, soliden und gemischten Raumforderungen der Nieren. Folgende Prozesse können vorliegen:

Zystische Prozesse
1. Einfache benigne Zyste.
2. Hämatom.
3. Urinzyste (Urinom).
4. Hydronephrose.
5. Zystenniere.
6. Zyste mit tumoröser Infiltration der Wand.
7. Tumor mit zystischer Degeneration.
8. Abszeß.

Solide Prozesse
1. Nierenzellkarzinom.
2. Urothelkarzinom.
3. Wilms-Tumor.
4. Metastase.
5. Hamartom.
6. Adenom.
7. Andere solide Prozesse.

Zystische Prozesse

Allgemeine diagnostische Kriterien bei der Sonographie

Größe: Nierenzysten können im allgemeinen sonographisch nachgewiesen werden, wenn ihr Durchmesser 1,5 cm überschreitet. Die Markpapillen, die gelegentlich als echoarme Bezirke erscheinen, dürfen nicht mit Zysten verwechselt werden (122).

Struktur: Die Nierenzyste, die ja nur Flüssigkeit enthält, ist echofrei, auch wenn man die Signalverstärkung erhöht. Sie zeigt dorsale Schallverstärkung (Abb. 10-23 u. 10-24). Die Begrenzung von Zysten ist im allgemeinen regelmäßig. Ihre Form kann rund oder oval sein. Gelegentlich sind Zysten septiert, so daß in ihnen echoreiche Bänder nachweisbar sind.

Sicherheit des sonographischen Zystennachweises: In der Tab. 10-2 sind die Ergebnisse verschiedener Autoren bei der sonographischen Differentialdiagnose zwischen soliden und zystischen Prozessen zusammengestellt. Sie sind in jedem Fall besser, als die Aussagekraft des i.v.-Urogramms, die bei dieser Fragestellung nur 50% erreicht (30).

Einfache benigne Zysten

Asymptomatische raumfordernde Prozesse der Nieren werden mit zunehmendem Alter häufiger. Da sich ja bei benignen Zysten, sofern sie keine Komplikationen (Hochdruck, Verdrängung) verursachen, eine operative Intervention erübrigt, stellt hier die Sonographie die Methode der Wahl bei der Abklärung dieser Prozesse dar. Bei zweifelhafter Diagnose müssen dann weitere Verfahren wie etwa Computertomographie oder Angiographie angewandt werden (30, 31).

Tab. 10-2. Prozentsatz richtiger Diagnosen von Nierenzysten mit Ultraschall.

Autor	Richtige Diagnosen (%)
A-Methode	
ROSENBERG (23)	95
GOLDBERG (32)	97
B-Methode	
SCHRECK (24)	80
LEOPOLD (25)	95
KYLE (26)	91
DOUST (27)	89

Die einfachen benignen Zysten haben die genannten Charakteristika: sie sind echofrei, glatt begrenzt und zeigen dorsale Schallverstärkung (102). Wenn eines dieser Zeichen fehlt, muß die Diagnose einer einfachen benignen Zyste in Frage gestellt werden. Der Nachweis von Echos in dem zystischen Bezirk kann Hinweis auf das Vorliegen von Septen oder eines Hämatoms sein und muß auch an einen zystisch degenerierten Tumor denken lassen. Septen verursachen meist bandartige Echos, die die Zyste von einer Wand zur anderen kreuzen. Im Gegensatz dazu sind Tumorechos unregelmäßig. Schließlich können in Zysten schallkopfnah Echos entstehen, die Artefakte darstellen. Hat man den Durchmesser einer Zyste in allen drei Ebenen bestimmt, so läßt sich daraus das Volumen mit folgender Formel annäherungsweise berechnen:

$V = 0{,}52 \times A \times B \times C$, wobei A, B, C die drei Durchmesser sind.

Infektion von Nierenzysten

Kommt es zur Infektion einer Nierenzyste, so können darin Echos entstehen und die dorsale Schallverstärkung wird schwächer (62). Eine infizierte Zyste bleibt im allgemeinen gut begrenzt. Die Diagnose wird durch die ultraschallgezielte Feinnadelpunktion mit bakteriologischer Untersuchung des Zysteninhalts gestellt (35).

Differentialdiagnose

Dilatierte Nierenkelche: Dilatierte Nierenkelche können mit kleinen Nierenzysten verwechselt werden (Abb. 10-21).

Hydronephrose: Eine große, zentrale Nierenzyste ist manchmal besonders im Längsschnitt schwer von einer fortgeschrittenen Hydronephrose zu unterscheiden (6). Im Querschnitt zeigt sich jedoch meist, daß die zentrale Zyste eine glatt begrenzte, runde oder ovale Flüssigkeitsansammlung darstellt, während bei Hydronephrose die Flüssigkeit den Konturen des Kelchsystems folgt (Abb. 10-25 u. 10-26).

Nebennierenzyste: Eine Zyste des oberen Nierenpols kann mit einer Nebennierenzyste verwechselt werden (29). Nebennierenzysten sind jedoch sehr selten und zeigen häufig grobe Echos in ihrer Wand (34) (vgl. Abb. 11-2).

Hydronephrose in einer Doppelniere: Die Hydronephrose des kranialen Anteils einer Doppelniere kann eine Zyste im oberen Pol einer normalen Niere vortäuschen (17). Falls das Vorhandensein einer Doppelniere nicht schon bekannt war, ist die Differentialdiagnose sehr schwierig.

Zystisch degeneriertes Nierenzellkarzinom: Es hat im allgemeinen unregelmäßige Wände und unregelmäßige Begrenzung, weist Binnenechos auf und die dorsale Schallverstärkung ist recht gering. Liegen in der Wand einer Zyste Kalkeinlagerungen vor, so ist sie gelegentlich sehr schwer von einem Nierenzellkarzinom zu unterscheiden. Die ultraschallgezielte Feinnadelpunktion muß hier weiterhelfen.

Aneurysma der Nierenarterie: Der Verwechslung mit einer Nierenzyste kann dadurch vorgebeugt werden, daß man Pulsation nachweist.

Normale Markstrukturen: Das normale Nierenmark ist fast echofrei. Bei guten Untersuchungsbedingungen können die Papillen daher als echofreie Strukturen erscheinen und so mit kleinen Zysten verwechselt werden. Typisch für die sonographisch sichtbaren Markpapillen ist jedoch, daß sie praktisch perlenkettenartig zwischen Rinde und Pyelon angeordnet und durch echoreiche Bezirke begrenzt sind, die den Septen von BERTIN entsprechen (vgl. Abb. 10-11) (122).

Pathologie der Nieren

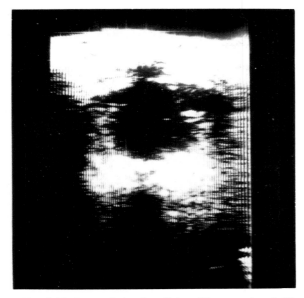 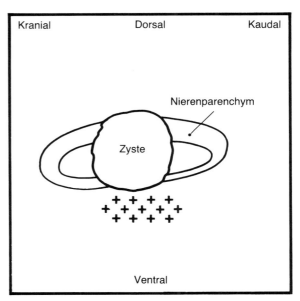

Abb. 10-25. Längsschnitt einer linken Niere von dorsal. Die zentrale Nierenzyste darf nicht mit einer Hydronephrose verwechselt werden.

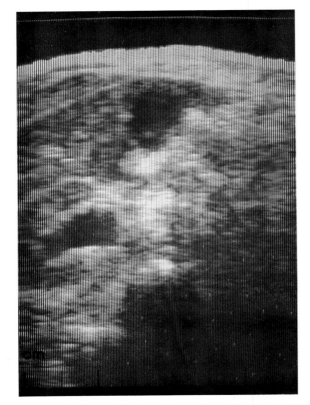 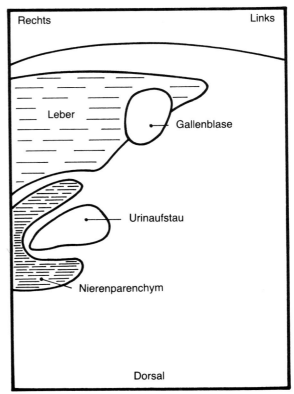

Abb. 10-26. Querschnitt durch den rechten Mittelbauch. Mittelgradige Hydronephrose.

Therapeutisches Vorgehen bei Nierenzysten

Der Nachweis von Nierenzysten gehört zu den häufigsten sonographischen Befunden. Es stellt sich daher immer wieder die Frage ihrer Behandlung, die auch noch Gegenstand der Diskussion ist. Nierenzysten, die das Nierenparenchym verdrängen, sollten punktiert und durch Injektion von Röntgenkontrastmittel sollte die Verödung versucht werden (41). Doch kommt es häufig zu Rezidiven, was ein Argument für die Versorgung mittels der verschiedenen operativen Verfahren des Urologen wäre. Da es extrem selten zu sein scheint, daß die sonographisch unauffällige Wand einer auch sonst benigne erscheinenden Zyste maligne Entartung zeigt, ist die routinemäßige Punktion sonographisch entdeckter Zysten nicht angebracht. Ist die sonographische Diagnose einer Nierenzyste nicht eindeutig, so kann die Computertomographie die Entscheidung bringen (126).

Zyste mit maligner Wandentartung

Die sonographische Diagnose dieser Veränderungen ist sehr schwer. Sollte der Verdacht auch nach der Computertomographie bestehen bleiben, muß die ultraschallgezielte Feinnadelpunktion weiterhelfen (31):

Benigne Zyste	*Maligne Zyste*
Klare Flüssigkeit	Sanguinolente Flüssigkeit
Zytologie –	Zytologie +
LDH im Punktat normal	LDH im Punktat erhöht

Hämatom

Es handelt sich meist um perirenale Hämatome, die nicht vom Nierenparechym abzugrenzen sind. Sie weisen folgende Charakteristika auf:

Bei frischer Blutung sind sie echofrei und zeigen auch sonst die Zeichen einer Zyste. Wenn es zur Organisation kommt, treten Echos auf und die Unterscheidung von einem Tumor wird schwer. Hier kann die Anamnese weiterhelfen (Trauma, Punktion, Antikoagulantientherapie, Hämophilie u. ä.) (77). Die ultraschallgezielte Feinnadelpunktion kann Klarheit schaffen (2).

Die normale Nierenkontur ist unterbrochen (111). Die Niere ist oft disloziert und der Abstand zwischen der Muskulatur, der Lumbalregion und der Niere ist vergrößert (4).

Das Hämatom ist sonographisch auch erkennbar, wenn die Nierenfunktion beeinträchtigt ist und sich die Nieren im i.v.-Urogramm nicht darstellen (38, 58).

Die Sonographie bietet die Möglichkeit der Verlaufskontrolle eines Hämatoms, Vergrößerung oder Rückbildung können erkannt werden (37).

Harnzyste (Urinom)

Das Urinom bietet das sonographische Bild einer Zyste. Es kann vermutet werden, wenn anamnestisch ein Trauma oder ein chirurgischer Eingriff bekannt ist (78). Vom Hämatom, bei dem ja die gleiche Anamnese bestehen kann, unterscheidet es sich durch die Echofreiheit.

Zystennieren

Grundsätzlich können Zystennieren auch im i.v.-Urogramm oder durch die Nierenszintigraphie erkannt werden. Wenn allerdings die Nierenfunktion, gemessen mit der Kreatininclearance, stark (weniger als 20 ml/min.) eingeschränkt ist, können diese beiden Methoden nicht mehr angewandt werden (17).

Zystennieren weisen die folgenden sonographischen Charakteristika auf:

Unregelmäßige, gewellte Kontur mit schlechter Abgrenzbarkeit der Niere von der Umgebung.

Die normale Architektur ist durch das Auftreten multipler, echoarmer, polyzyklischer Bezirke zerstört. Dies kann so weit gehen, daß eine fehlende oder nicht nachweisbare Niere angenommen wird, weil sich die typischen Strukturen der Niere nicht mehr nachweisen lassen (2, 8, 17, 19). Kommt es zu Kalzifikationen in den Zystenwänden, wird die Erkennung von Zystennieren noch schwerer (38).

Im Frühstadium der Krankheit, in der noch kleine Zysten bestehen, zeigen sich die Nieren oft nur vergrößert bei normal abgrenzbarer Kontur (20) (Abb. 10-27, 10-28 u. 10-29).

Im Neugeborenenalter ist das Vorliegen einer einseitigen zystisch veränderten Niere die häufigste Ursache für einen palpablen abdominellen Tumor (43). Vor Einführung der Sonographie wurde diese Krankheit vermutet, wenn das i.v.-Urogramm negativ war, die Angiographie eine Verengung der Nierenarterie und das retrograde Pyelogramm eine Atresie des Harnleiters zeigte. Wird die sonographische Diagnose von Zystennieren gestellt, so müssen auch Leber und Pankreas genau nach Zysten durchgemustert werden (Abb. 7-50) (39). Sonographisch ist auch die Verlaufskontrolle bei Zystennieren gut möglich. Bei familiärer Belastung kann das Vorliegen von Zystennieren sonographisch leicht ausgeschlossen bzw. bestätigt werden. So konnten RAMDOHR et al. (65) bei 20% von 54 Mitgliedern einer Familie, die asymptomatisch waren, Zystennieren nachweisen. Sonographisch lassen sich auch Komplikationen der Krankheit, wie z. B. Blutungen feststellen (40).

Differentialdiagnose

Folgende Krankheiten müssen differentialdiagnostisch von Zystennieren unterschieden werden:

Hydronephrose: Die unilokuläre, kindliche Zystenniere muß von einseitiger fortgeschrittener Hydronephrose unterschieden werden (15).

Angiolipomatose: Das sonographische Bild bei dieser Krankheit zeigt kleinere echoarme Areale verschiedener Größe, die das normale Pyelonmuster verändern (48). Die dorsale Schallverstärkung ist nicht so stark ausgeprägt wie bei Zystennieren, weil die Lipome auch den Schall absorbieren (17). Angiolipome können singulär auftreten oder multipel wie bei tuberöser Sklerose (Morbus Bourneville-Pringle) (Abb. 10-30).

Teratome der Adnexe: Die in diesen Teratomen vorhandenen zystischen Bezirke enthalten meist Echos. Häufiger als Zystennieren liegen in ihnen auch Kalzifikationen vor.

Nekrotisierendes Karzinom: Diese Differentialdiagnose stellt sich bei Verwendung der A-Methode häufiger (33).

Als Differentialdiagnosen zur als Tumor tastbaren kindlichen Zystenniere kommen Wilms-Tumor, Nierenvenenthrombose und fetale Nierenhamartome in Frage (44).

Hydronephrose

Die Hydronephrose ist die häufigste Ursache für den negativen Ausfall des i.v.-Urogrammes (46). Sie kann sonographisch meist leicht erkannt werden. Da es sich ja um die Darstellung von Flüssigkeit handelt, kann sie im Rahmen der zystischen Prozesse abgehandelt werden. Die

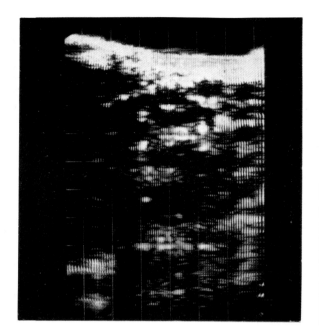 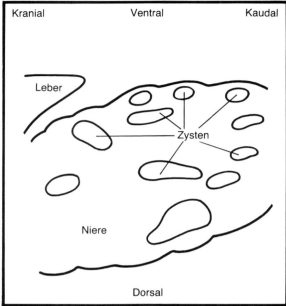

Abb. 10-27. Longitudinaler Flankenschnitt rechts. Großer ovaler Bezirk dorsal und kaudal der Leber mit multiplen echoarmen Strukturen. Es handelt sich um eine große Zystenniere.

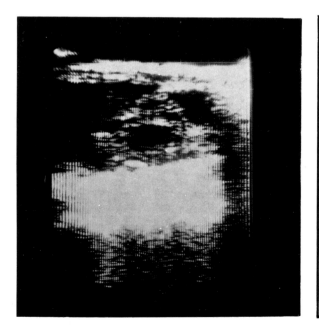 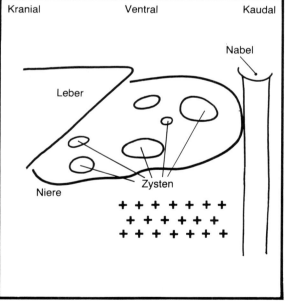

Abb. 10-28. Längsschnitt durch den rechten Oberbauch. Die multiplen Zysten einer polyzystischen Niere verursachen dorsale Schallverstärkung.

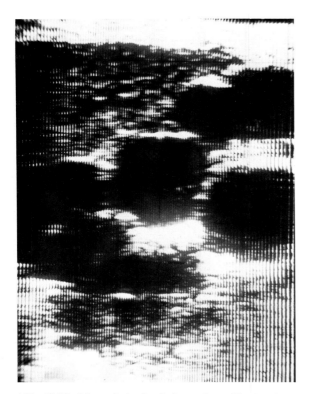 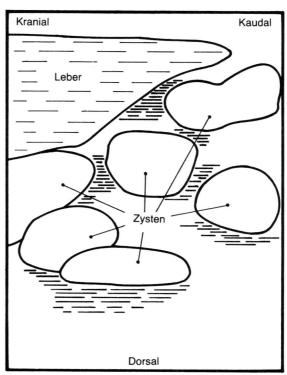

Abb. 10-29. Längsschnitt durch den rechten Oberbauch. Mutiple Zysten bei polyzystischer Nierenkrankheit.

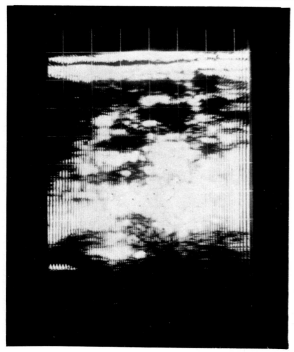 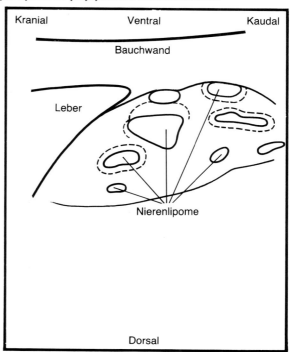

Abb. 10-30. Rechte Niere einer Patientin mit Morbus Bourneville-Pringle. Die echoarmen Bezirke entsprechen Hamartomen. Echoreiche Bande um die Hamartome.

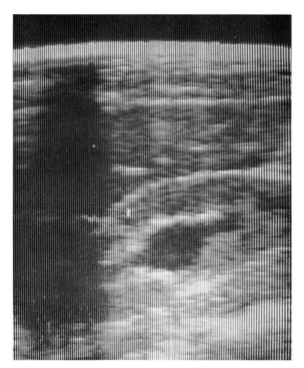 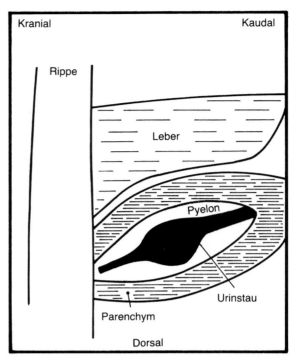

Abb. 10-31. Längsschnitt einer rechten Niere: Leichter Urinaufstau.

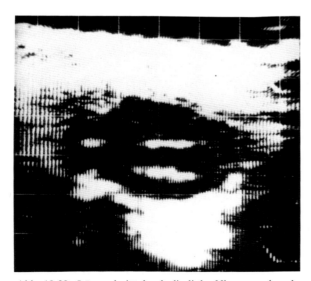 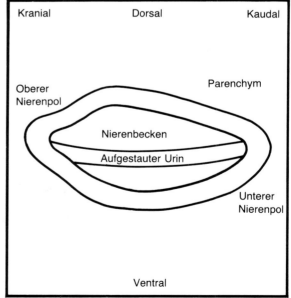

Abb. 10-32. Längsschnitt durch die linke Niere von dorsal. Mittelgradige Hydronephrose. Der aufgestaute Urin unterteilt als echofreies Band das Pyelon.

Pathologie der Nieren

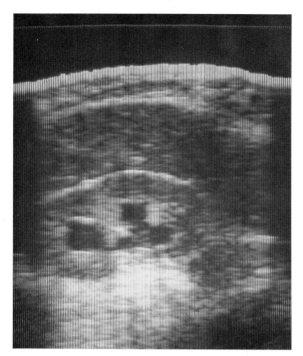 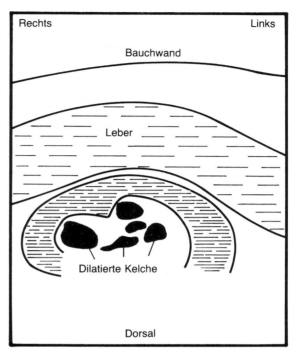

Abb. 10-33. Längsschnitt einer rechten Niere: Mittelgradige Hydronephrose. Die echofreien Bezirke entsprechen dem Urinaufstau in den Kelchen.

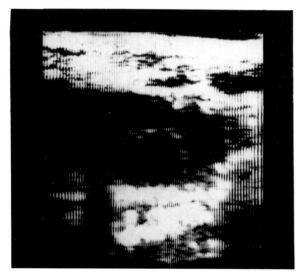 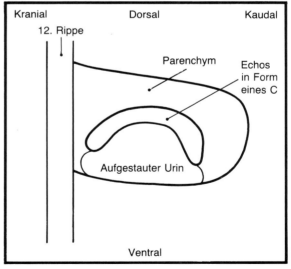

Abb. 10-34. Längsschnitt von dorsal bei fortgeschrittener Hydronephrose. Die Pyelonechos sind durch den echofreien aufgestauten Urin in Form eines „C" verlagert.

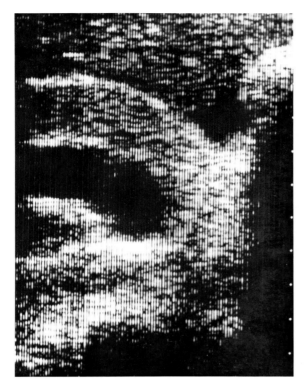 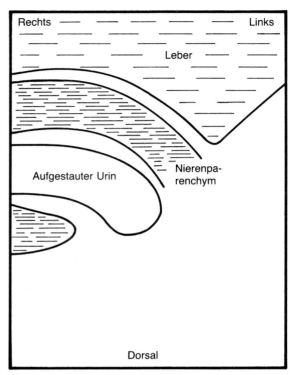

Abb. 10-35. Querschnitt durch die rechte Niere. Ausgeprägter Urinaufstau mit erweitertem Pyelon.

Pyohydronephrose stellt dann den Übergang zu den echoreichen Prozessen dar.

Das sonographische Bild der Hydronephrose hängt vom Ausmaß des Harnaufstaus ab. Es lassen sich verschiedene Stadien unterscheiden (2, 15, 17, 47):

Leichte Hydronephrose: Im Zentrum des Pyelons zeigt sich ein echofreier Bezirk (Abb. 10-31).

Mäßige Hydronephrose: Es können folgende Veränderungen sichtbar sein:
- Durch ein echofreies Band, das das gesamte Pyelon durchkreuzt, „geteilter" Pyelonkomplex (Abb. 10-32).
- Durch Erweiterung von Kelchgruppen in verschiedene Abschnitte „unterteilter" Pyelonkomplex (Abb. 10-33).
- Pyelonkomplex in Form eines „C" im Längsschnitt und in Form eines „U" im Querschnitt (17, 47) (Abb. 10-34).

Fortgeschrittene Hydronephrose: In diesen Fällen ist praktisch kein Pyelonkomplex mehr nachweisbar, weil das Nierenbecken erweitert ist. Es kann den Anschein haben, als ob eine große Nierenzyste vorliege. Meist kommt es zur Vergrößerung der Niere und zur Abnahme der Parenchymdicke (15, 47) (Abb. 10-35).

Hydronephrosis permagna: Die Niere kann sich als gelappter flüssigkeitsgefüllter Sack darstellen. Gelegentlich zeigen diese Nieren zentrale Echos, die in die Peripherie ausstrahlen. Sie entsprechen gedehnten Bindegewebsstrukturen

Pathologie der Nieren

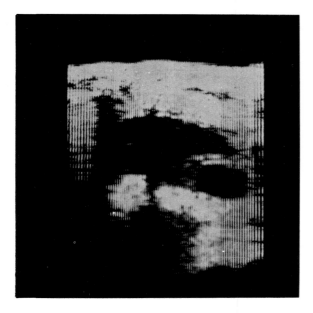
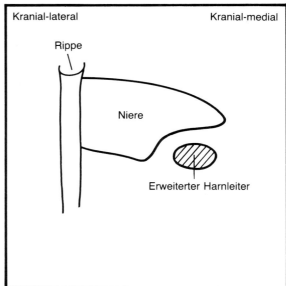

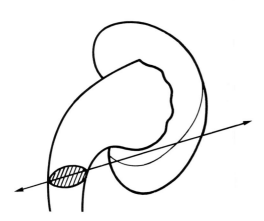

Abb. 10-36. Etwas schräger Querschnitt durch eine linke Niere von dorsal. Das aufgestaute extrarenale Pyelon ist medial der Niere als ovaler echofreier Bezirk sichtbar.

des harnableitenden Systems. Oft kann bei ausgeprägter Hydronephrose auch der dilatierte Harnleiter gesehen werden (50) (Abb. 10-36). Harnleitersteine sind im allgemeinen nicht nachweisbar.

Aus der Dicke des Nierenparenchyms kann bei Vorliegen von Hydronephrose geschlossen werden, ob eine Nierenschädigung vorliegt (4). Auch erlaubt die Sonographie eine Verlaufskontrolle nach therapeutischen Maßnahmen. Schon innerhalb von 10 Tagen können sonographisch Veränderungen festgestellt werden (17). Umgekehrt können aus dem Ausmaß des Urinaufstaus und dem Durchmesser des Parenchyms Rückschlüsse auf die Progredienz der Hydronephrose gezogen werden (38).

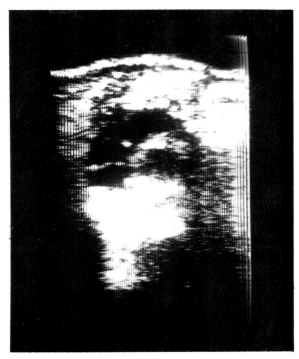 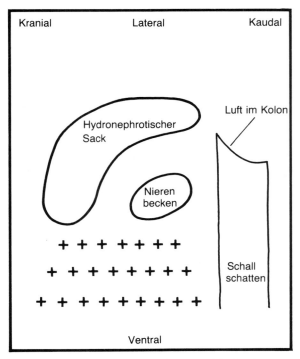

Abb. 10-37. a) Schrägschnitt durch die linke Niere von lateral. Der größere laterale echoarme Bezirk entspricht dem intrarenalen Urinaufstau, der kleinere mediale dem aufgestauten extrarenalen Pyelon. Das Nierenparenchym ist nicht mehr abgrenzbar. Deutliche dorsale Schallverstärkung. Der Urinaufstau im extrarenalen Pyelon war nicht nach kaudal zu verfolgen, was als Hinweis auf proximale Obstruktion angesehen wurde.

Uretero-pelvine Obstruktion: Bei diesem Typ der Hydronephrose ist vor allem das extrarenale Pyelon dilatiert, während die intrarenalen Anteile des Pyelons relativ klein bleiben. Es kann so das Bild zweier voneinander getrennter zystischer Bezirke entstehen, von denen der größere dem extrarenalen Pyelon entspricht. Es kann dann die Figur einer „8" erscheinen (15, 45, 46) (Abb. 10-37a und b).

Ätiologische Klärung der Hydronephrose

Obwohl die sonographische Darstellung der Niere unabhänig von der Nierenfunktion ist, ist eine ätiologische Klärung der Hydronephrose nur in seltenen Fällen möglich. Dadurch unterscheidet sich die Methode vom i.v.-Urogramm, mit dem die Ursache der Hydronephrose oft festgestellt werden kann, wenn sich die Nieren darstellen (47). In folgenden Fällen kann die Sonographie Hinweise auf die Ätiologie einer Hydronephrose geben:

- *Uretero-pelvine Obstruktion:* Das oben beschriebene typische Bild weist auf die Lokalisation der Obstruktion hin.
- *Hydronephrose bei Senkniere:* Sonographisch kann aus dem Nachweis einer tiefstehenden Niere auf eine Abknickung des Ureters als Ursache des Urinaufstaus geschlossen werden.
- *Retroperitoneale Firose:* Bei bilateraler Hydronephrose kann der Nachweis grober, Aorta und Cava umgebender Echos diese Diagnose vermuten lassen (49).

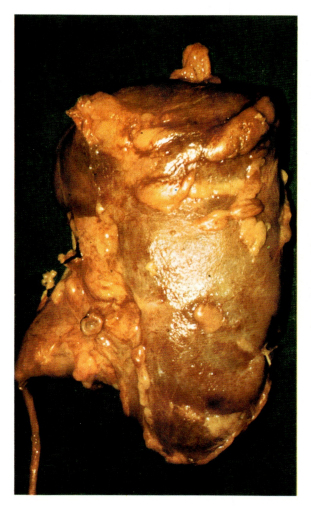
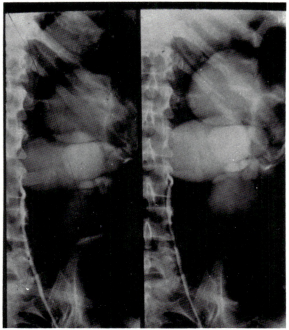

Abb. 10-37. b) Retrogrades Pyelogramm und Operationspräparat des Falles von Abb. 10-37 a).

- *Tumor im Beckenbereich:* Derartige Prozesse lassen sich sonographisch gelegentlich als Ursache von Hydronephrosen nachweisen.
- *Prostatahyperplasie:* Auch eine vergrößerte Prostata als Ursache einer Hydronephrose ist oft leicht nachweisbar (s. a. Restharnbestimmung S. 239).

Sonographische Differentialdiagnose der Hydronephrose

Folgende Prozesse sind abzugrenzen:

- *Eine große Nierenzyste:* Vor allem im Querschnitt läßt sich zeigen, daß die Flüssigkeitsansammlung nicht den Strukturen des Nierenbeckens folgt (34). Der Nachweis eines dilatierten Harnleiters würde für das Vorliegen einer Hydronephrose sprechen.
- *Zystennieren:* s. o.
- *Hamartome:* Die echoarmen Bezirke von Hamartomen können erweiterte Kelchgruppen imitieren. Im allgemeinen sind diese Bezirke jedoch nicht völlig echofrei (48) (Abb. 10-30).

Entzündung bei Urinaufstau

Die wichtigste Komplikation der Hydronephrose ist eine Infektion. Es entsteht die Pyohydronephrose, bei der in der Flüssigkeit Echos nachweisbar sind, die durch den Eiter zustande kommen (2, 38).

Unter Ultraschallsicht lassen sich bei Pyonephrose diagnostische und therapeutische Maßnahmen durchführen. Durch Punktion kann Material für die bakteriologische Untersuchung gewonnen werden. Nach Entleerung des Eiters kann das Nierenhohlsystem mit Kontrastmittel gefüllt und dadurch nach der Ursache und Lokalisation der Obstruktion gefahndet werden (2, 31). Es kann ein unter Ultraschallsicht eingeführter Drain zum Abfluß des Eiters belassen werden, um möglichst günstige Bedingungen für die Operation zu schaffen. Das Vorgehen bei Pyonephrose, das durch die Sonograpie erleichtert wird, ist im folgenden Schema zusammengefaßt:

Technik der ultraschallgezielten perkutanen Nephrostomie (52, 53)

Die Technik ist der der ultraschallgezielten Feinnadelpunktion raumfordernder Prozesse ähnlich (54). In Bauchlage des Patienten wird die günstigste Stelle für die Punktion des pyonephrotischen Sackes markiert. Sie darf nicht zu weit medial liegen, um die Punktion der perihilären Gefäße zu vermeiden und nicht zu weit lateral, um extraperitoneal zu bleiben (Abb. 10-38). Der Neigungswinkel zur Sagittalebene darf nicht größer als 45° sein. Auch sollte nicht kranial des 2. Lendenwirbels punktiert werden. Falls der pyonephrotische Sack höher liegt, muß die Nadel mehr nach kranial gerichtet werden (55). Die Punktionstiefe wird am Bildschirm abgemessen. Die Haut wird anästhesiert und sterilisiert. Auch der Schallkopf sollte keimfrei gemacht oder umhüllt sein.

Es wird unter Ultraschallsicht eine Lumbalpunktionsnadel von etwa 1,2 mm Durchmesser

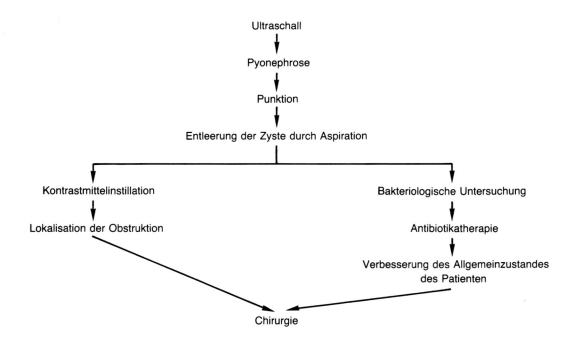

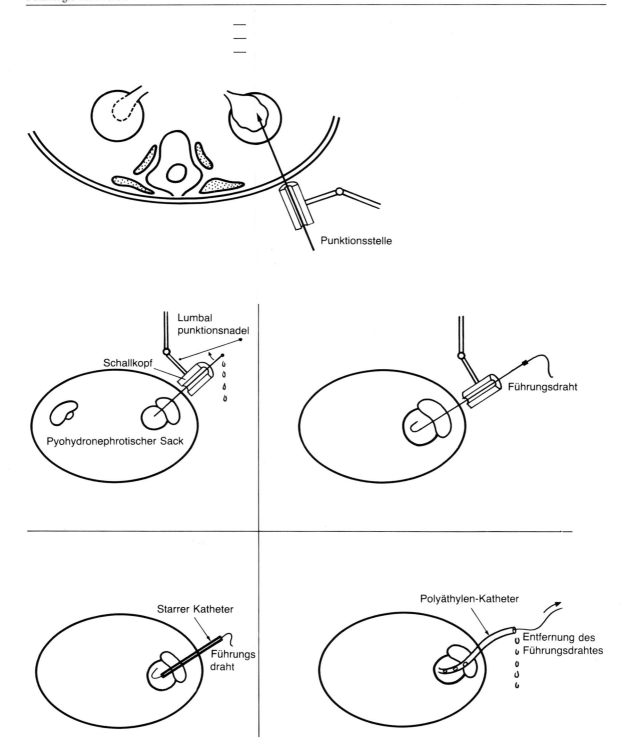

Abb. 10-38. Ultraschallgezielte perkutane Nephrostomie.

eingeführt. Ist der Prozeß in der Niere gut getroffen, so entleert sich nach Entfernung des Obturators aus der Nadel Harn oder Eiter. Anschließend wird ein Führungsdraht mit biegsamer Spitze durch die Nadel eingeführt. Die Lumbalpunktionskanüle und der Schallkopf können jetzt entfernt werden. Dann wird ein kurzer, steifer Plastikkatheter von 2 mm Durchmesser über den Draht geschoben, um den Punktionskanal zu erweitern. Nach Entfernung dieses Katheters wird über den Draht ein 1,9 mm dicker Plastikschlauch mit einer gebogenen Spitze in das Nierenbecken eingeführt. Der Führungsdraht kann dann entfernt werden und der Plastikkatheter wird an der Haut angenäht (Abb. 10-38).

Als Komplikationen dieser Technik sind beschrieben:
– Makrohämaturie, die spontan reversibel war.
– Subkapsuläre Hämatome.
– Subkapsuläre Urinome.

Es ist wichtig, das Punktat auch zytologisch zu untersuchen, weil es sich auch um einen infizierten nekrotischen Tumor handeln kann.

Abszesse

Die Einführung der Sonographie hat bei der Diagnostik perirenaler und renaler Abszesse einen entscheidenden Fortschritt gebracht. Wegen der sehr variablen Symptomatik und dem häufigen Versagen der konventionellen Röntgenmethoden bei der Diagnose von Abszessen (60) war die Mortalität recht hoch (59). Da perinephritische Abszesse, die ja echoarm sind, sich zwischen zwei bindegewebigen Strukturen mit starker Reflexion, nämlich der retroperitonealen Faszie und der Nierenkapsel ausbreiten, sind sie sonographisch leicht darstellbar (61).

Renale bzw. perirenale Abszesse weisen folgende sonographischen Charakteristika auf:
– Unregelmäßige Begrenzung.
– Variable Echos von Echoarmut bis zu zahlreichen Echos je nach Beschaffenheit des Eiters.
– Häufigste Lokalisation postero-lateral, weil die Eiteransammlung hier durch die besonderen anatomischen Gegebenheiten des perirenalen Raumes und die Schwerkraft gefördert wird.
– Dislokation der Niere.
– Auftreten von dorsaler Schallverstärkung (62).

Differentialdiagnose

Echoarme Abszesse: Hämatome, Urinome oder in seltenen Fällen exzessive Wucherung des perirenalen Fettes können mit derartigen Abszessen verwechselt werden (63). In letzterem Fall kann die gleiche Veränderung auch an der kontralateralen Niere festgestellt werden. Hämatome und Urinome können meist durch die Punktion von Abszessen differenziert werden.

Echoreiche Abszesse: Sie können von Tumoren dadurch unterschieden werden, daß sie doch meist noch dorsale Schallverstärkung zeigen, während diese bei Tumoren meist fehlt.

Therapie perirenaler Abszesse

Material zur bakteriologischen und zytologischen Untersuchung wird durch ultraschallgezielte Feinnadelpunktion gewonnen. Eine Dissemination von Eiter durch den Stichkanal ist bisher nicht beschrieben worden, obwohl die Methode schon lange angewandt wird (64).

Nierentumor mit zystischer Degeneration

Ein Nierenkarzinom mit zystischer Degeneration läßt sich von einer Zyste meist dadurch unterscheiden, daß es nicht homogen echofrei ist. Die Echos der soliden Anteile sind meist gröber als in Zysten, in denen sich entzündliches Material befindet. Meist ist die Begrenzung eines

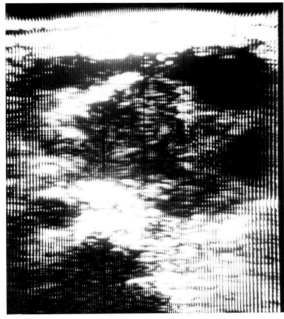 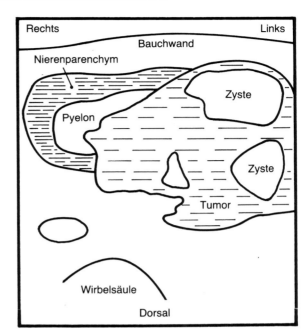

Abb. 10-39. Querschnitt einer linken Niere. Karzinom mit zystischer Degeneration.

Tumors auch unregelmäßig. In Zweifelsfällen kann die Punktion weiterführen (31).

Solide Prozesse

Allgemeine diagnostische Kriterien

Echos: Solide Raumforderungen der Nieren können feine oder gröbere Echos aufweisen, die im allgemeinen regelmäßig verteilt sind (101). Sie sind schwächer als die Septenechos von Zysten. Echoarme Tumoren können Zysten sehr ähnlich sein, doch lassen sich im allgemeinen Echos darstellen, wenn der Tiefenausgleich erhöht wird. Die Echos in Tumoren vergröbern sich, wenn es zu Nekrosen kommt.

Kontur: Die Kontur maligner Prozesse der Nieren ist im allgemeinen unregelmäßig und manchmal lassen sich auch als Zeichen der Infiltration sog. „Krebsfüßchen" nachweisen. Es gibt auch Ausnahmen, z. B. beim Wilms-Tumor, der im Frühstadium eine regelmäßige Kontur aufweist.

Dorsale Schallverstärkung: Im Gegensatz zu den Zysten wird der größte Teil der Ultraschallwellen in Tumoren absorbiert und reflektiert, so daß überhaupt keine oder nur geringe dorsale Schallverstärkung auftritt. Bei Tumornekrose kann die Schallverstärkung der einer Zyste gleichkommen. Für die Differentialdiagnose sind dann die Binnenechos entscheidend (31).

Nierenzellkarzinom

An diesen Tumor muß bei jeder Raumforderung gedacht werden, die sich als echoarme unregelmäßig begrenzte Vorwölbung der Nierenkontur darstellt. Sie kann „Krebsfüßchen" aufweisen. Die Größe des Tumors kann direkt am Bildschirm abgemessen werden (Abb. 10-39 u. 10-40).

Ein semimaligner Tumor der Niere ist das kongenitale mesoblastische Nephrom. Bei dem von uns diagnostizierten Fall war der Tumor echoreich (Abb. 40-41).

Wilms-Tumor

Im Gegensatz zu Nierenzellkarzinomen ist er gut begrenzt und hat eine glatte Kontur, wenn er die Kapsel noch nicht durchbrochen hat. Er ist sehr echoarm und homogener als das Nierenzellkarzinom, was jedoch vom Differenzierungsgrad der Zellen abhängt (80). Der Durchbruch durch die Nierenkapsel kann sonographisch verfolgt werden (13, 19, 66, 67).

Urothelkarzinom (Pyelonkarzinom)

Je nach dem Vorhandensein von Kalzifikationen kann es echoarm oder echoreich sein. Typisch für diesen Tumor ist, daß der Pyelonkomplex verlagert ist (68, 69). Die Größe dieser Tumoren muß mindestens 1,5 cm betragen, um sie sonographisch nachweisen zu können. Differentialdiagnostisch sind kleine Zysten und dilatierte Kelche abzugrenzen (Abb. 10-42).

Nierenmetastasen

Die Zahl der Echos variiert bei ihnen je nach Vaskularisation, Ausmaß von Nekrosen und Blutungen. Stark vaskularisierte Metastasen (z. B. Chorionkarzinom) zeigen echoreiche Strukturen, während hypovaskularisierte Metastasen (z. B. Bronchialkarzinom) echoarm sind (123).

Hamartome

Hamartome der Nieren sind meist Angiomyolipome, d. h. sie bestehen aus Gefäßen, Muskeln und Fett. Sie können solitär oder multipel in Form des Morbus Bourneville-Pringle auftreten. Sie sind oft echoreich, gelegentlich jedoch auch echoarm (Abb. 10-43) (17, 48). Das kleinste, in der Literatur beschriebene sonographisch diagnostizierte Angiolipom hatte einen Durchmesser von 1,5 cm (124). Die spontane Ruptur eines Hamartoms kann sonographisch nachgewiesen werden.

Xanthogranulomatöse Pyelonephritis

Es handelt sich hierbei um einen chronisch rezidivierenden Prozeß, der häufig (etwa 50%) mit Kalzifikationen und Urinaufstau einhergeht. Meist ist die Struktur echoarm, die Kontur unregelmäßig und hinter Kalzifikationen sind gelegentlich Schallschatten nachweisbar. Trotzdem ist die Differentialdiagnose zu Tumoren meist außerordentlich schwierig (125).

Nierenadenome

Sie zeigen die sonographischen Zeichen von soliden Raumforderungen, können jedoch echoreicher sein. Ihr Durchmesser ist im allgemeinen kleiner als 3 cm (4).

Sonographisch beurteilbare Folgezustände von Nierentumoren

Metastasen

Die Lebermetastasen, die bei Nierenkarzinomen etwa in 30% der Fälle auftreten, können sonographisch gut nachgewiesen werden (s. Kap. 7).

Infiltration der Vena cava inferior

Die Vena cava inferior kann bei Nierenkarzinomen direkt oder indirekt (durch Tumorausdehnung durch die Nierenvene) infiltriert sein. Dies tritt in einer Häufigkeit zwischen 9,9% (70) und 33% (72) der Fälle auf. Es ist wichtig, eine Tumorinfiltration der Vena cava vor einem chirurgischen Eingriff zu kennen, um durch entsprechende Operationstechnik eine Tumorstreuung bzw. -embolie zu vermeiden. Vor Einführung der Sonographie war die Kavographie die Methode der Wahl, eine Tumorinfiltration der Vena cava zu erkennen.

Pathologie der Nieren

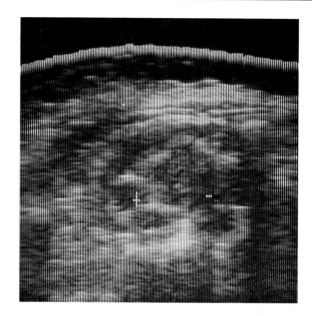
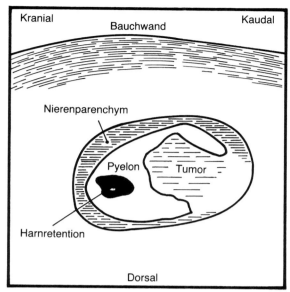

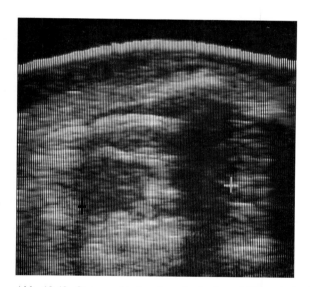
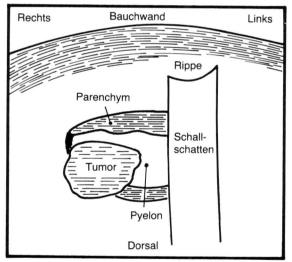

Abb. 10-40. Sonographischer Longitudinal- und Querschnitt durch eine linke Niere mit einem Karzinom in der Nähe des unteren Pols medial.

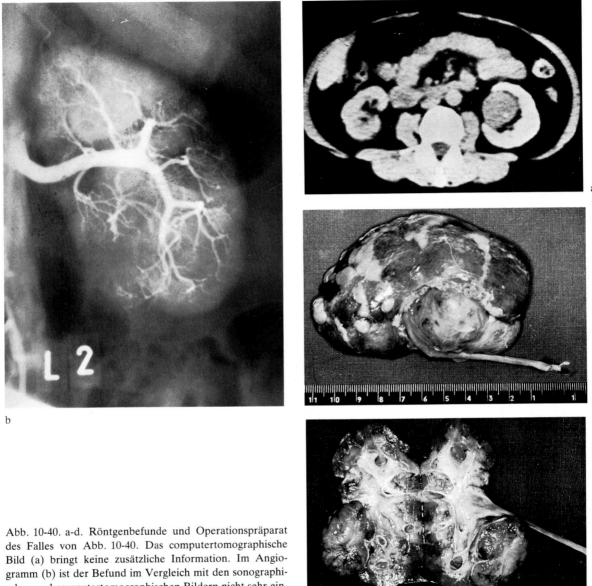

Abb. 10-40. a-d. Röntgenbefunde und Operationspräparat des Falles von Abb. 10-40. Das computertomographische Bild (a) bringt keine zusätzliche Information. Im Angiogramm (b) ist der Befund im Vergleich mit den sonographischen und computertomographischen Bildern nicht sehr eindrucksvoll. Die Aufnahmen des Operationspräparates (c und d) korrelieren vollständig mit dem sonographischen Bild.

Pathologie der Nieren

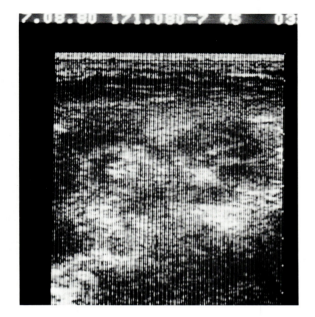
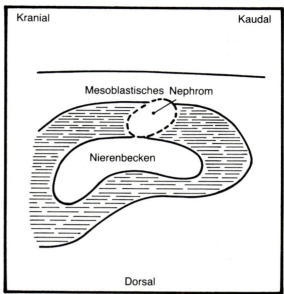
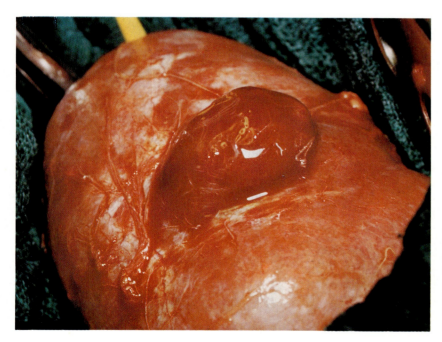

Abb. 10-41. Longitudinalschnitt durch die linke Niere. Zirka 2,5 cm große echoreiche Struktur, die die Kontur des Nierenparenchyms unterbricht. Histologisch handelte es sich um ein mesoblastisches Nephrom (s. a. Operationspräparat).

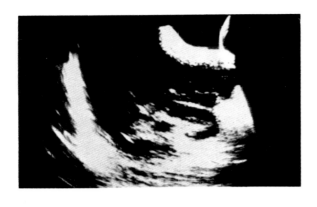
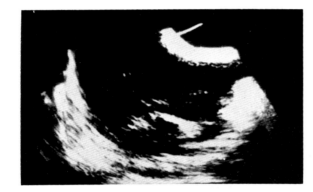
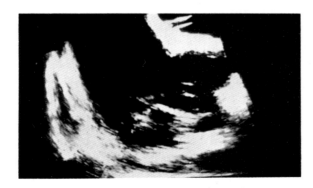
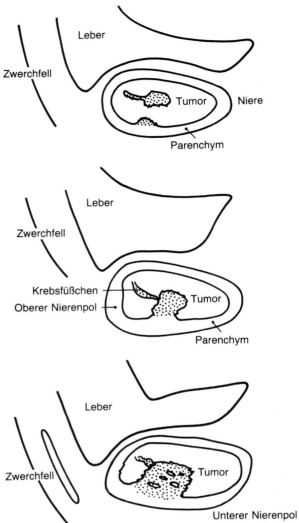
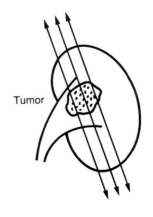

Abb. 10-42. Longitudinalschnitt durch den rechten Oberbauch von lateral mit einem Compound-Scan-Gerät: Durch Schnitte im Abstand von etwa 1 cm werden verschiedene Bezirke eines Urothelkarzinoms erfaßt.

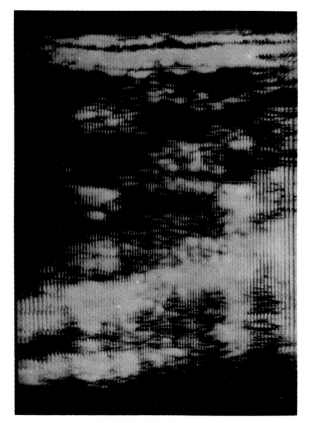 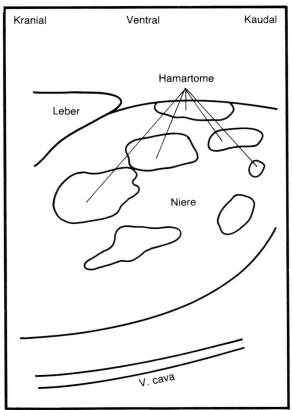

Abb. 10-43. Longitudinalschnitt durch eine rechte Niere. Multiple echoarme Bezirke, die Hamartomen entsprechen.

Sonographisch können Infiltrationen der Vena cava mit der B-Methode und der Doppler-Technik erkannt werden. Mit der B-Methode läßt sich die Verlagerung der Vena cava durch Tumormassen bzw. auch die Infiltration in das Lumen erkennen (73). Bei der Anwendung des Doppler-Verfahrens wird die Sonde über der Vena femoralis aufgesetzt und die Geschwindigkeit des Blutflusses bestimmt. Bei Infiltration der Vena cava kommt es zu einer Verlangsamung der Strömungsgeschwindigkeit. Auch sind die Schwankungen der Strömungsgeschwindigkeit während der Atemphasen und beim Valsalva-Manöver weniger deutlich als bei nicht infiltrierter Vena cava.

Infiltration der Leber

Sonographisch kann auch die Infiltration eines Tumors der rechten Niere in die Leber nachgewiesen werden (66).

Thrombose der Nierenvene

Das sonographische Bild ist sehr vielfältig. Konstant ist eine Vergrößerung der Niere mit groben Echos im Pyelon vorhanden, die durch Blutungen und Nekrosen bedingt sind (57, 67, 121). Ähnliche Bilder können bei akuter Tubulusnekrose und bei Abstoßung eines Nierentransplantates auftreten (62).

Sonographische Differentialdiagnose von Nierentumoren

Darminhalt

Eine stuhlgefüllte linke oder rechte Kolonflexur kann sich so der Niere überlagern, daß ein Tumor vorgetäuscht wird. In Zweifelsfällen muß die Untersuchung nach Abführen wiederholt werden (Abb. 10-44).

Pyonephrose

Die klinische Symptomatik und das Ergebnis der Feinnadelpunktion dürften die Differentialdiagnose im allgemeinen sicherstellen.

Pseudolobulärer Dysmorphismus

Der laterale Anteil der Verschmelzungslinie zwischen oberem und unteren Pol einer Doppelniere kann aufgetrieben sein und so einen Tumor vortäuschen (18) (vgl. Abb. 10-20).

Wichtig für die Abrenzung von einer Raumforderung in einer Doppelniere ist die Tatsache, daß die Struktur des „Tumors" der des normalen Nierenparenchyms entspricht, er glatt begrenzt ist und kontinuierlich in das Nierenparenchym übergeht.

Pankreasschwanz

Ein vergrößerter Pankrasschwanz kann gelegentlich mit einem perirenalen Tumor im Bereich des linken oberen Nierenpols verwechselt werden. Die Niere läßt sich dann durch Tiefertreten bei der Inspiration von dieser Struktur abtrennen.

Nierenzyste

Im Gegensatz zur Nierenzyste hat ein zystisch degenerierter Tumor meist noch Binnenechos. Die echofreien bzw. echoarmen Bezirke sind nicht glatt begrenzt und auch die dorsale Schall-

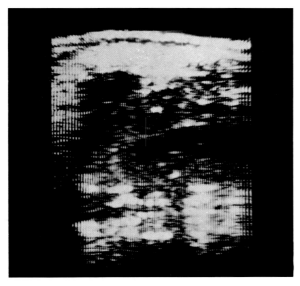
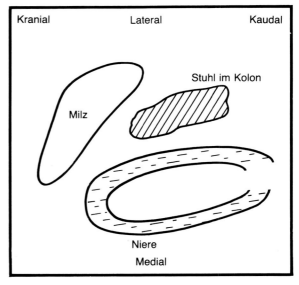

Abb. 10-44. Flankenschnitt links. Zwischen Niere und Milz stellt sich ein echoarmer Bezirk von unregelmäßiger Kontur dar. Er entspricht dem stuhlgefüllten Kolon im Bereich der linken Flexur. (Cave: Diagnose eines Tumors!)

verstärkung ist geringer als bei einer reinen Zyste.

Nebennierentumor

Die Differentialdiagnose zu Nierentumoren im Bereich des oberen Pols kann sehr schwierig sein. Das wichtigste Unterscheidungsmerkmal ist, daß Nebennierentumoren meist von der Form und Struktur her keine Beziehung zum Nierenparenchym haben.

Tumoren im Bereich der Lendenmuskeln

Myosarkome und ähnliche von der Muskulatur im Lendenbereich ausgehende Tumoren können die Nieren infiltrieren (20).

Psoasabszeß

Diese Abszesse verursachen vor allem eine Verlagerng der Nieren. Im allgemeinen kann die Nierensilhouette noch gegenüber den Abszessen abgegrenzt werden (25).

Die diagnostische Sicherheit der Sonographie beträgt für Nierentumoren etwa 80% (75) und für Nierenzysten 98%.

Nierensteine

Nierensteine erzeugen wie Gallensteine ein grobes Echo mit entsprechendem Schallschatten. Sie sind jedoch bedeutend schwerer nachzuweisen als Gallensteine, weil sie ja nicht von Flüssigkeit umgeben sind. Sie liegen im Gegenteil am häufigsten im Pyelon, das mit seinen starken Reflexen das Steinecho überlagert. Gelegentlich kann man an einem Schallschatten erkennen, daß ein Nierenstein vorliegen muß. Bei Hydronephrose sind Nierensteine leichter zu erkennen (Abb. 10-45).

Nierenrindennekrose

In diesen Fällen sind die Parenchymechos vergröbert und die Parenchym-Pyelon-Grenze ist verwaschen (76). Die Sonographie kann so dazu beitragen, daß bei akutem Nierenversagen diese Diagnose rasch gestellt wird.

Entzündliche Prozesse der Nieren

Akute Glomerulonephritis (2, 50)

Bei der akuten Glomerulonephritis finden sich sonographisch folgende Veränderungen:
- Volumenzunahme des Nierenparenchyms, so daß der Durchmesser 3 cm erreichen kann.
- Vergrößerung der Nieren mit Abrundung der Pole.
- Verschiebung der Parenchym-Pyelon-Relation zugunsten des Parenchyms, so daß das Becken verkleinert erscheint. Dieser Befund ist wichtig für die Differentialdiagnose gegenüber der Hypertrophie einer Niere, bei der die normale Parenchym-Pyelon-Relation erhalten bleibt (4).
- Das Parenchym ist wegen des entzündlichen Ödems und damit Verminderung der Grenzflächen unterschiedlicher akustischer Impedanz echoarm.
- Die Parenchym-Pyelon-Grenze ist verwaschen.

Die Sonographie eignet sich für die Verlaufskontrolle bei akuter Glomerulonephritis. Der Rückgang des Ödems und die Verminderung des Durchmessers des Parenchyms können sonographisch nachgewiesen werden.

Pyelonephritis

Bei einer akuten Pyelonephritis kann die Sonographie nicht weiterhelfen, weil hier noch keine Veränderung der anatomischen Strukturen eingetreten ist. Auch bei leichten, röntgenologisch schon erkennbaren Kelchveränderungen ist die sonographische Diagnose sehr unsicher. Bei fortgeschrittenen Stadien der chronischen

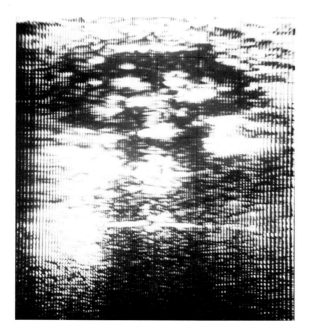 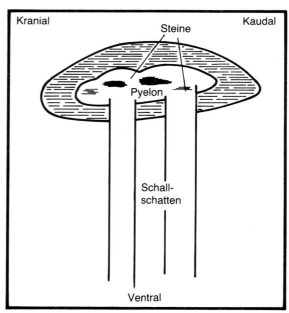

Abb. 10-45. Longitudinalschnitt durch eine linke Niere von dorsal. Nierenbeckenkonkremente.

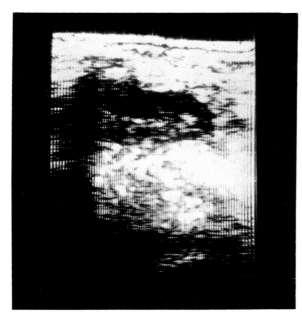 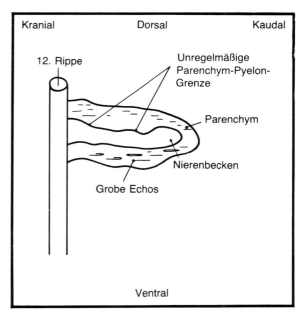

Abb. 10-46. Longitudinalschnitt durch eine linke Niere von dorsal. Chronische Pyelonephritis. Die Parenchym-Pyelon-Grenze ist unregelmäßig.

Pyelonephritis kann sonographisch eine Verkleinerung der Nieren mit Verminderung der Parenchymdicke und Vergröberung der Parenchymechos nachgewiesen werden. Die Parenchym-Pyelon-Grenze ist unregelmäßig. Insgesamt können sich vielfältige, voneinander abweichende sonographische Befunde ergeben (Abb. 10-46).

Grundsätzlich ist festzustellen, daß die Sonographie nur sehr unsichere Hinweise auf das Vorliegen pyelonephritischer Nierenveränderungen geben kann. Sie ist für die alleinige Abklärung dieser Fragestellung nicht indiziert.

Bedeutung der Sonographie bei der Diagnostik röntgenologisch stummer Nieren

Sonographisch können folgende Nierenkrankheiten nachgewiesen werden (15, 38, 83, 85):

Unilateral stumme Niere

Bei Kindern:

Polyzystische Niere
Angeborene Hydronephrose
Nierenvenenthrombose
Wilms-Tumor
Aplasie/Agenesie

Bei Erwachsenen:

Hydronephrose/Pyohydronephrose
Zystenniere
Subkapsuläre Hämatome (58)
Abszesse
Tumoren
Nierenvenenthrombose
Nierenhamartome
Nierensteine
Schrumpfniere
Aplasie/Agenesie

Bilateral stumme Niere

Beidseits fehlende Kontrastmittelausscheidung (15):

Doppelseitige Hydronephrose $\begin{cases} \text{Prostatahypertrophie} \\ \text{Retroperitoneale Fibrose} \\ \text{Tumor im Becken} \end{cases}$

Zystennieren
Schrumpfnieren

Das weite diagnostische Spektrum der Sonographie mit der Möglichkeit, bei Fehlen der Kontrastmittelausscheidung über die Nieren auch Hinweise auf die Ursache der Störung zu geben, kann weitere invasive Methoden wie Angiographie und retrograde Pyelographie (87) ersparen. Erscheinen röntgenologisch stumme Nieren sonographisch weitgehend normal, so ist eine parenchymatöse Nierenkrankheit anzunehmen.

Sonographie bei der Beurteilung von Transplantatnieren

Die Sonographie eignet sich auch für die Beurteilung von Transplantatnieren, weil sie beliebig oft wiederholt werden kann, kein Risiko für den Patienten darstellt und unabhängig von der Nierenfunktion ist. Die wichtigsten am Nierentransplantat auftretenden Komplikationen lassen sich sonographisch nachweisen:
– Lymphozele.
– Abszeß.
– Hämatom.
– Urinom.

Außerdem können die Nierengröße genau überwacht und auch schon eine geringe Größenzunahme als Ausdruck einer beginnenden Abstoßungsreaktion nachgewiesen werden.

Die Sonographie ist indiziert beim Auftreten folgender Veränderungen (88):
– Verminderung der Urinausscheidung.
– Erhöhung des Serumkreatinins.
– Auftreten einer Raumforderung im Bereich des Transplantats.

Die Untersuchung von Transplantatnieren wird in Rückenlage des Patienten durchgeführt. Der Schallkopf wird schräg zur Körperlängsachse in der Leistenregion aufgesetzt. Der sonographische Aspekt einer normal funktionierenden Transplantatniere entspricht dem einer normalen autochthonen Niere.

Lymphozele

Die Lymphozele stellt eine Ansammlung von Lymphflüssigkeit dar, die das Nierenparenchym komprimiert, die Nierengefäße und den Harnleiter verschiebt und eine akute Abstoßungsreaktion imitieren kann (93). Sie tritt in 1 bis 8% der Fälle auf. Sie zeigt sich sonographisch als zystischer Prozeß mit glatter Kontur und guter Begrenzung, der perirenal lokalisiert ist (89, 90, 91, 99, 115). Das Volumen der Lymphozele kann sonographisch abgeschätzt und eine Größenveränderung kontrolliert werden. Differentialdiagnostisch sind Hämatom, Abszeß und Urinom abzugrenzen:

– Ein Hämatom weist Echos auf. Es tritt auch recht bald nach der Operation auf, während sich die Lymphozele in einem Intervall von 2 bis 21 Monaten entwickelt (90, 92).

– Das Urinom läßt sich aufgrund des sonographischen Bildes nicht von einer Lymphozele abgrenzen. Die Unterscheidung erfolgt durch ultraschallgezielte Feinnadelpunktion und die Bestimmung des Harnstoffs im Aspirat.

– Abszesse, die sich oft als Folge der immunsuppressiven Therapie entwickeln, weisen im Gegensatz zur Lymphozele Echos auf.

Lymphozelen können durch Aspiration oder Masurpialisation behandelt werden. Beide Methoden lassen sich unter Ultraschallkontrolle durchführen.

Auch nach gynäkologischen Radikaloperationen oder radikaler Lymphonodektomie im Becken wegen Prostata- oder Harnblasenkarzinom muß bei echofreien Bezirken in diesem Bereich an Lymphozelen gedacht werden (94).

Abstoßungsreaktion von transplantierten Nieren

Größe und Volumen der Niere geben indirekt einen Hinweis auf eine Abstoßungsreaktion (95). Eine Vermehrung des Nierenvolumens um mehr als 20% deutet eine Abstoßungsreaktion an, ein Rückgang der Größenzunahme läßt dann auf ein Abklingen der Abstoßungsreaktion schließen (96, 98). Bei einer Abstoßungsreaktion soll es auch zu einer Vergröberung der Parenchymechos in der Niere kommen (97). Ein wichtiger Hinweis auf eine akute Abstoßungsreaktion ist das deutliche Hervortreten der Parenchym-Pyelon-Grenze. Durch das interstitielle Ödem kommt es insbesondere zu einer Verbreiterung der dann echoärmer erscheinenden Markkegel (127). Das Nierenvolumen läßt sich sonographisch besser als mit röntgenologischen Kontrastmittelmethoden bestimmen, weil diese ja nur indirekte Hinweise auf die Größe des Organs geben (95). Auch läßt die sonographische Bestimmung des Nierenvolumens bei der Transplantatniere eine Abstoßungsreaktion im Anfangsstadium erkennen, weil die Zunahme des Volumens bereits vor dem Auftreten klinischer oder biochemischer Hinweise auf eine Abstoßungsreaktion auftritt. Auch mit der Doppler-Methode lassen sich Hinweise auf eine Abstoßungsreaktion gewinnen, weil in diesem Fall der Blutfluß in der Nierenarterie abnimmt. Wegen der oberflächlichen Lage der Transplantatniere kann der Schallkopf direkt über dem Nierenhilus aufgesetzt werden.

Nierenbiopsie

Die Sonographie ist im Begriff, die anderen Methoden, die zur Lokalisation der Niere für die Punktion angewandt werden, abzulösen (103). Sie ist im Gegensatz zum i.v. – Urogramm unabhängig von der Nierenfunktion, was vor allem bei urämischen Patienten eine Rolle spielt (22). Oft kann der untere Nierenpol im Urogramm schlecht abgegrenzt werden. Die Strahlenbelastung ist bei der Nierenszintigraphie geringer. Doch kommt diese Methode für die Lokalisation der Nieren kaum in Frage, weil die Tiefe der Niere und der Eintrittswinkel, der für die Biopsienadel notwendig ist, nicht bestimmt werden können.

Durch die Durchleuchtungsmöglichkeit mit Bildwandlern ist in der Radiologie ein großer Fortschritt in Bezug auf die Lokalisation der Nieren zur Punktion erzielt worden. Allerdings fällt auch hier die Kontrastmittelgabe mit der Möglichkeit schwerwiegender Überempfindlichkeitsreaktionen nicht weg. Schließlich ist noch die Strahlenbelastung zu erwähnen.

Zusammenfassend hat die Sonographie bei der Lokalisation der Nieren für die Punktion im Gegensatz zu den anderen Verfahren folgende Vorteile:
Die Lokalisation gelingt in annähernd 100% der Fälle.
Der untere Nierenpol grenzt sich meist gut ab.
Die Tiefe der Niere und der Winkel für den Einstich der Nadel können genau gemessen werden.
Die Methode ist unabhängig von der Nierenfunktion.
Es gibt keine Strahlenbelastung, so daß sie auch bei Schwangeren angewandt werden kann.
Die Methode ist wenig aufwendig (104).
Bei der Punktion unter Ultraschallsicht wird in 95 bis 100% Nierengewebe gewonnen, das in 92% der Fälle für die histologische Untersuchung ausreichend ist (22). Bei Anwendung von Röntgendurchleuchtung soll dieser Prozentsatz 63% betragen (105).
Die Rangfolge der Methoden entsprechend ihrem Wert für die Lokalisation der Niere zur Nierenbiopsie ergibt sich daraus wie folgt:
1. Sonographie.
2. Röntgendurchleuchtung mit dem Bildwandler.
3. I.v. – Urogramm.
4. Nierenszintigraphie.

Technik

Vor Etablierung der B-Methode wurden Nierenbiopsien auch unter Verwendung des A-Bildes durchgeführt. Jetzt wird nur die B-Methode angewandt, sei es mit Echtzeitgeräten oder mit Compound-Scan-Geräten. Bei letzteren Geräten gibt es schon lange durchbohrte Schallköpfe, durch die die Nadel eingeführt werden kann

(106). In letzter Zeit kommen in zunehmendem Maße auch Echtzeit-Geräte auf den Markt, die ebenfalls eine Vorrichtung für die Punktionsnadel tragen.

In Bauchlage des Patienten wird der Schallkopf so aufgesetzt, daß die Niere im größten Längsdurchmesser erscheint. Dann wird der größte Querdurchmesser gesucht. Der Schnittpunkt beider Ebenen wird auf der Haut markiert. Ebenso wird der untere Nierenpol in maximaler In- und Expirationsstellung markiert. Der Durchmesser des Parenchyms im Bereich des unteren Nierenpols und die Entfernung zwischen dem Nierenpol und der Körperoberfläche werden dann auf dem Bildschirm ausgemessen (107).

Der Eintrittswinkel der Nadel wird so gewählt, daß sie senkrecht auf die Nierenoberfläche am unteren Nierenpol trifft. Für die Gewinnung eines Zylinders, der histologisch aufgearbeitet werden kann und mindestens 12 Glomerula enthält, wird am besten eine Nadel vom Typ „Tru-Cru" verwendet. Für die Feinnadelpunktion werden Nadeln dünneren Kalibers, für Zysten von 1,2 mm Durchmesser (18 gauge) und für Tumoren von 0,6 mm Durchmesser (23 gauge) verwendet. Die nachfolgende Injektion von Röntgenkontrastmittel in entleerte Zysten erlaubt die Beurteilung der Wand durch Röntgenaufnahmen und soll die Wiederauffüllung verhindern (41). In neueren Arbeiten wird für diesen Zweck Alkohol empfohlen (128).

Tumoren des Pyelons sollen nicht punktiert werden, falls noch Röntgenuntersuchungen durchgeführt werden sollen. Es kann zu Blutungen kommen und die entstehenden Koagel können bei nachfolgenden Röntgenuntersuchungen Interpretationsschwierigkeiten bereiten (15).

Als Komplikationen der dargestellten Eingriffe an den Nieren kommen Hämatome, Hämaturie und Pneumothorax in Betracht (108).

Vergleich der Sonographie mit anderen Untersuchungsmethoden

Ultraschall und Röntgen

Die Sonographie wird von einer Reihe von Autoren schon als primäre Untersuchungsmethode der Wahl bei Verdacht auf Krankheiten der Niere angesehen. Grundsätzlich ergänzen sich die Untersuchungsverfahren, insbesondere was die Computertomographie betrifft. Durch die Sonographie können die Indikationen für die verschiedenen Röntgenverfahren, die alle mit Strahlenbelastung, oft mit der Gefahr von Kontrastmittelreaktionen und sonstigen schweren Komplikationen (z. B. bei Angiographien) belastet sind, genauer gestellt werden. Für die verschiedenen Methoden ergeben sich im Vergleich mit dem Ultraschall folgende Vor- und Nachteile:

Ultraschall	*I.v. – Urogramm*
Keine Abhängigkeit von der Nierenfunktion	Abhängigkeit von der Nierenfunktion
Gute Abgrenzbarkeit der Nieren	Nieren im allgemeinen abgrenzbar
Möglichkeit der genauen Größenmessung der Nieren	Genaue Größenmessung nicht immer möglich
Unterscheidung zwischen zystischen und soliden Prozessen in 99% der Fälle möglich	Nur in etwa 50% der Fälle Unterscheidung zwischen Zysten und soliden Prozessen möglich
Unschädliche Untersuchung	Strahlenbelastung, Gefahr von Kontrastmittelreaktionen etc.
Anwendbarkeit bei Schwangeren	Kontraindikation bei Schwangeren

Sonographie	Nierenszintigraphie
Für den Erfahrenen einfache Untersuchungstechnik	Etabliertes Untersuchungsverfahren
Gute Kontrolle bei Nierenpunktion möglich	Lokalisation der Niere für Punktion möglich
Möglichkeit der wiederholten Kontrolle	Möglichkeit wiederholter Untersuchungen begrenzt
Hydronephrose meist leicht nachweisbar. Ihre Ursache oft nicht erkennbar	Beginnender Urinaufstau oft noch nicht nachweisbar. Häufigste Ursache einer Hydronephrose meist nachweisbar (Konkremente)
Diagnose der Pyelonephritis sehr unsicher	Untersuchungsmethode der Wahl bei Pyelonephritis

Ultraschall und Angiographie

Die Angiographie hat ihren Platz nur noch als präoperative Untersuchungsmethode, wenn der Prozeß durch die anderen Methoden abgeklärt wurde. Bei eindeutigem sonographischen Befund können sich die anderen Methoden als Voruntersuchungen erübrigen.

Sonographie und Nierenszintigraphie

Die ohnehin nur noch begrenzten Indikationen für die Nierenszintigraphie werden durch die Sonographie weiter eingeengt. In bestimmten Fällen können sich die Untersuchungsmethoden ergänzen (112, 116): Die folgende Zusammenfassung zeigt die Überlegenheit der Sonographie:

Sonographie	Nierenszintigraphie
Differentialdiagnose zwischen zystischen und soliden Prozessen gut möglich	Nicht möglich
Unabhängigkeit von der Nierenfunktion	Von der Nierenfunktion abhängig
Perirenale Läsionen beurteilbar	Kaum beurteilbar
Unschädliche Methode	Minimale Strahlenbelastung
Wenig Aufwand	Relativ teure Methode

Ultraschall und Computertomographie

Beide Methoden sind in ihrer Aussagekraft ähnlich. Die Computertomographie ist weniger beeinflußt durch Störfaktoren, stellt aber einen größeren Aufwand dar.

Sonographie	Computertomographie
Geringe Kosten	Beträchtliche Kosten Strahlenbelastung
Unschädlichkeit der Untersuchung	
Unterscheidung zwischen zystischen und soliden Prozessen	Sehr gute Unterscheidung zwischen zystischen und soliden Prozessen
Anwendung von Kontrastmitteln bringt keine Mehrinformation	Mehrinformation durch Anwendung von Röntgenkontrastmitteln
Beeinträchtigung durch Störfaktoren (Knochen, Luft etc.)	Nur gelegentlich erschwerte Untersuchungsbedingungen bei sehr mageren Patienten
Wiederholungsuntersuchungen beliebig oft möglich	Zahl der Wiederholungsuntersuchungen durch Strahlenbelastung und Kosten begrenzt

Keine Konflikte für den Arzt   „CAT-Fever" (113, 117)

Nierenvolumenbestimmung (116)

Die genaue Bestimmung des Nierenvolumens kann wichtig sein, beispielsweise, um einen sicheren Anhalt für eine beginnende Abstoßungsreaktion einer Transplantatniere zu bekommen. Das mittlere Nierenvolumen beim Erwachsenen beträgt 147,44 ml ± 33,48 ml (114).

Die Berechnung des Nierenvolumens erfolgt in ähnlicher Weise wie die des Lebervolumens (S. 100). Zuerst werden die Volumina der beiden Pole berechnet und dann diejenigen der Zonen zwischen den Polen (Abb. 10-47). Es ist notwendig, etwa 6 Schnitte durch die Niere zu legen und die Flächen dieser Schnitte zu berechnen (116). Folgende Parameter werden bestimmt und in die angegebenen Formeln eingesetzt:

D_{cr} = Distanz zwischen A_o und oberem Pol
D_{ca} = Distanz zwischen A_n und unterem Pol
V_{cr} = kraniales Volumen = $0,67 \times D_{cr} \times A_o$
V_{ca} = kaudales Volumen = $0,67 \times D_{ca} \times A_n$
A = Fläche der Querschnitte

$$V_{Ao-An} = \frac{H}{3} \cdot (A_o + K_1 \times A_1 + K_2 \times A_2 + \ldots K_{n-1} \times A_{n-1} + A_n).$$

Bei Anwendung von 6 Schnittebenen werden folgende Konstanten eingesetzt:

$K_1 = 3,875$
$K_2 = 2,625$
$K_3 = 2,625$
$K_4 = 3,875$
$V_{total} = (V_{Ao-An}) + V_{cr} + V_{ca}.$

Untersuchungsablauf bei Verdacht auf Nierenkrankheiten

Wie beschrieben hat die Sonographie nur begrenzte Aussagekraft beim Harnsteinleiden und bei entzündlichen Veränderungen der ableitenden Harnwege. Bei Verdacht auf derartige Prozeße kann das i.v. – Urogramm die primäre Methode der Wahl sein. Ergeben sich dabei Hinweise auf Raumforderungen oder kommt es zur fehlenden Darstellung einer oder beider Nieren, so bietet sich das im folgenden skizzierte Untersuchungsprogramm an. Die Computertomographie kann bei unklaren sonographischen Befunden als weitere nicht invasive Methode eingesetzt werden. Ist die Diagnose von Zysten sonographisch, eventuell auch computertomographisch eindeutig, so kann auf die Zystenpunktion verzichtet werden (126). Bei eindeutiger Diagnose solider Tumoren ist die Angiographie im wesentlichen als präoperative Methode zur Feststellung der Gefäßversorgung anzusehen.

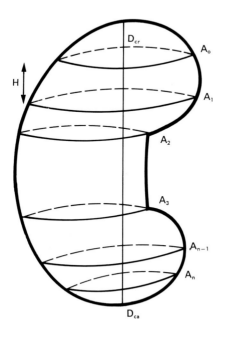

Abb. 10-47. Schematische Darstellung der Schnittebenen bei Bestimmung des Nierenvolumens.

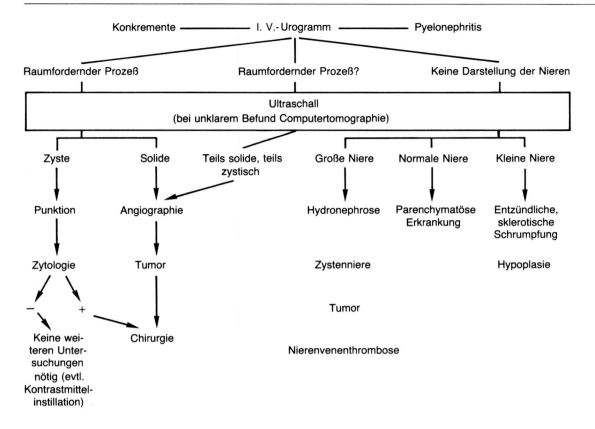

Literatur

(1) WEITZEL, D., H. STOPFKUCHEN, G. ALZEN: Diagnostik durch Ultraschallschnittbilder in der Pädiatrie. Electromedica *3:* 101 (1976).

(2) RETTENMAIER, G.: Sonografischer Oberbauchstatus. Internist *17:* 549 (1976).

(3) SCHNEEKLOTH, G., TH. FRANK, G. ALBERS: Ultraschalltomographie abdomineller Organe und der Schilddrüse im Grey-Scale Bild. Enke, Stuttgart 1977.

(4) LUTZ, H., G. RETTENMAIER: Sonographische Nierendiagnostik. Dtsch. med. Wschr. *98:* 361 (1973).

(5) BARNETT, E., P. MORLEY: Diagnostic ultrasound in renal disease. Brit. med. Bull. *28:* 196 (1972).

(6) BARNETT, E., P. MORLEY: Ultrasound in the investigation of space occuping lesions of the urinary tract. Brit. J. Radiol. *44:* 733 (1971).

(7) RETTENMAIER, G.: Tiefenortung der Niere und Bestimmung der Parenchymstärke mit einem Ultraschallverfahren zur perkutanen Nierenbiopsie. Fortschr. Röntgenstr. (Suppl.). *76:* 7 (1972).

(8) DAVIDTS, H. H., H. KAULEN, K. F. ALBRECHT: Ultraschalldiagnostik bei Nierenerkrankungen. Urologe *12:* 283 (1973).

(9) BREE, R. L.: Anterior position of the lower pole of the right kidney: potential confusion with rigth upper quadrant mass. J. Clin. Ultrasound *4:* 283 (1976).

(10) DALINKA, M. K., S. F. LALLY, L. F. RANCIER, S. MATA: Nephromegaly in hemophilia. Radiology *115:* 337 (1975).

(11) BAHLMANN, J., P. OTTO: Perkutane Nierenbiopsie mit Ultraschallokalisation. Dtsch. med. Wschr. *97:* 840 (1972).

(12) DUVAL, J. M., P. FONTAINE, J. P. CAMPION, F. CARTIER: Echotomographic survey in human kidney transplantation. 2. Europ. Kongreß für Ultraschall in der Medizin. München 1975. Excerpta Medica 1975.

(13) STUBER, J. L., A. W. TEMPLETON, K. BISHOP: Ultrasonic evaluation of the kidneys. Radiology *104:* 139 (1972).

(14) DAMASCELLI, B., A. LATTUDA, R. MUSUMECI, A. SEVERINI: Two-dimensional ultrasonic examination of the urinary tract. Brit. J. Urol. *41:* 837 (1968).
(15) SANDERS, R. C.: Renal ultrasound. Radiol. Clin. Amer. *13 (3):* 417 (1975).
(16) POLLACK, H. H., B. B. GOLDBERG, J. O. MORALES: A systematized approach to the differential diagnosis of renal masses. Radiology *113:* 653 (1974).
(17) WEITZEL, D., G. ALZEN: Zur Bedeutung des Ultraschallschnittbildverfahrens für die nephrologisch-urologische Diagnostik im Kindesalter. Mschr. Kinderheilk. *123:* 147 (1975).
(18) EMMET, S. L., D. M. WITTEN: Duplex Kidney. In: Clinical Urography. 3. Aufl. Saunders, Philadelphia 1971.
(19) LYNS, E. A., A. V. MURPHY, G. C. ARNEIL: Sonar and its use in kidney disease in children. Arch. Dis. Childh. *47:* 777 (1972).
(20) KRATOCHWILL, A., CH. NOWOTNY-JANTSCH: Ultraschalldiagnostik in der Inneren Medizin, Chirurgie und Urologie. Thieme, Stuttgart 1977.
(21) BARTRUM, R. J.: Practical considerations in abdominal ultrasonic scanning. New. Engl. J. Med., *291:* 1068 (1974).
(22) BOLTON, W. K., R. J. TULLY, E. J. LEWIS, K. RANNINGER: Localization of the kidney for percutaneous biopsy: a comparative study of methods. Ann. Int. Med. *81:* 159 (1974).
(23) ROSENBERG, J., B. WEISS, J. HERNBERG: Nephrosonography: a new diagnostic tool. J. Urol. *106:* 127 (1971).
(24) SCHRECK, W. R., J. H. HOLMES: Ultrasound as a diagnostic aid for renal neoplasms and cysts. J. Urol. *103:* 281 (1970).
(25) LEOPOLD, G. R., W. N. ASHER: Diagnosis of extraorgan retroperitoneal space lesions by B-scan ultrasonography. Radiology *103:* 133 (1972).
(26) KYLE, K. F., R. F. DEANE, P. MORLEY: Ultrasonography of the urinary tract. Brit. J. Urol. *43:* 709 (1971).
(27) DOUST, V., B. DOUST, H. C. REDMAN: Evaluation of ultrasonic B-mode scanning in the diagnosis of renal masses. Amer. J. Roentgenol. *117:* 112 (1973).
(28) KING, W. W., R. M. WILHIEMEYER, W. H. BOYCE: Current status of prostatic echography. *226:* 444 (1973).
(29) BIRNHOLZ, J. C.: Ultrasound imaging of adrenal mass lesions. Radiology *109:* 163 (1973).
(30) KING, D. L.: Renal ultrasonography: An aid in the clinical evaluation of renal masses. Radiology *105:* 633 (1972).
(31) LEOPOLD, G. R., L. B. TALNER, W. ASHER: Renal ultrasonography. An updated approach to the diagnosis of renal cyst. Radiology *109:* 671 (1973).

(32) GOLDBERG, B. B., H. M. POLLACK: Differentiation of renal masses using A-mode ultrasound J. Urol. *105:* 765 (1971).
(33) GOLDBERG, B. B., B. J. OSTRUM, H. J. ISARD: Nephrosonography. Ultrasound differentiation of renal masses. Radiology *90:* 1113 (1968).
(34) LUTZ, H., D. LORENZ, R. PETZOLDT: Ultraschalldiagnostik raumfordernder Nierenprozesse. Dtsch. med. Wschr. *101:* 1443 (1976).
(35) STABLES, D. P., R. S. JAKSON: Managemente of an infected simple renal cyst by percutaneous aspiration. Brit. J. Radiol. *47:* 290 (1974).
(36) CHO, K. J., N. MAKLAD, J. CURRAN: Angiographic and ultrasonic findings in infected simple cyst of the kidney. Amer. J. Radiol. *127:* 1015 (1976).
(37) LUTZ, H., R. PETZOLDT: Ultraschalldiagnostik abdomineller und retroperitonealer Blutungen. Brun's Beitr. Klin. Chir. *221:* 292 (1974).
(38) MARANGOLA, J. P., P. J. BRYAN, F. AZIMI: Ultrasonic evaluation of the unilateral nonvisualized kidney. Amer. J. Roentgenol. *126:* 853 (1975).
(39) IGAWA, K. I., T. MIYAGISHI: The use of scintillation and ultrasonic scanning to disclose polycystic kidneys and liver. J. Urol. *108:* 685 (1972).
(40) HOLMES, J. H.: Ultrasonic nephrosonography. In: KING, D. L. (Hrsg.): Diagnostic Ultrasound. St. Louis 1974.
(41) RASHIN, M. H., S. A. ROEN, A. N. SERAFINI: Renal cyst puncture: combined fluoroscopy and ultrasonic technique Radiology *113:* 425 (1974).
(42) KYAW, H. H.: Roentgenologic triad of congenital multicystic kidney. Amer. J. Roentgenol. *119:* 710 (1973).
(43) BEARMAN, S. B., P. L. HINE, R. C. SANDERS: Multicystic kidney: A sonographic pattern. Radiology *118:* 685 (1976).
(44) BERDEN, W. E., H. J. WIGGER, D. H. BAKER: Fetal renal hamartoma: A benign tumor to be distinguished from Wilm's tumor. Report of 3 cases. Amer. J. Roentgenol. *118:* 18 (1973).
(45) SANDERS, R. C.: The place of diagnostic ultrasound in the examination of kidneys not seen on excretory urography. J. Urol. *114:* 813 (1975).
(46) SPJUT, H. J., C. H. NICOLAI: Nonvisualizing kidney: pathologic study of eightythree nephrectomy specimens. J. Urol. *85:* 115 (1961).
(47) SANDERS, R. C., S. BEARMAN: B-scan ultrasound in the diagnosis of hydronephrosis. Radiology *108:* 375 (1973).
(48) BECKER, J. A., M. SCHNEIDER, S. STAIANO, E. CROMB: Renal pelvic lipomatosis: A sonographic evaluation. J. Clin. Ultrasound *2:* 299 (1975).
(49) JACOBSON, J. M., H. C. REDMAN: Ultrasound findings in a case of retroperitoneal fibrosis. Radiology *113:* 423 (1974).

(50) RETTENMAIER, G.: 5. Sonografie-Grundkurs. Kreiskrankenhaus Böblingen. Nov. 1976.
(51) WALLS, W. J., F. F. ROBERTS, A. W. TEMPLETON: B-scan diagnostic ultrasound in the paediatric patient. Amer. J. Roentgenol. 120: 437 (1973).
(52) PEDERSEN, J. F.: Percutaneous nephrostomy guided by ultrasound. J. Urol. 112: 157 (1974).
(53) PEDERSEN, J. P., D. F. COWAN, J. K. KRISTENSEN: Ultrasonically guided percutaneous nephrostomy. Radiology 119: 429 (1976).
(54) KRISTENSEN, J. K., H. H. HOLM, S. N. RASMUSSEN et al.: Ultrasonically guided percutaneous puncture of renal masses. Scand. J. Urol. Nephrol., (Suppl.) 15: 49 (1972).
(55) BARBARIC, Z. L., R. S. DAWIS, I. N. FRANK et al.: Percutaneous nephropyelostomy in the management of acute pyohydronefrosis. Radiology 118: 567 (1976).
(56) BRYAN, P. J., F. AZIMI: Ultrasound in diagnosis of congenital hydronefrosis due to obstruction of pelviureteric junction. Urology 5: 17 (1975).
(57) REARMAN, S., R. C. SANDERS, K. SANG: B-scan ultrasound evaluation of pediatric abdominal masses. Radiology 108: 111 (1973).
(58) KOEHLER, P. R., L. B. TALNER, M. J. FRIEDENBERG et al.: Association of subcapsular hematomas with nonfunctioning kidney. Radiology 101: 537 (1973).
(59) THORLEY, J. D., S. R. JONES, J. P. SANFORD: Perinephric abscess. Medicine 53: 441 (1974).
(60) KOEHLER, P. R.: The roentgen diagnosis of renal inflammatory masses. Special emphasis on angiographic changes. Radiology 112: 257 (1974).
(61) CONRAD, M. R., M. FREEDMAN, C. WEINER, R. C. SANDERS: Sonography of the page kidney. J. Urol. 116: 293 (1976).
(62) SCHNEIDER, M., S. A. BECKER, S. STAIANO, E. CAMPOS: Sonographic-radiographic correlation of renal and perirenal infections. Amer. J. Roentgenol. 127: 1007 (1976).
(63) CONRAD, M. R., R. C. SANDERS, A. D. MASCARDO: Perinephric abscess aspiration using ultrasound guidance. Amer. J. Roentgenol. 128: 459 (1977).
(64) PEDERSEN, J. F., S. HANCKE, J. K. KRISTENSEN: Renal carbuncle: Antibiotic therapy governed by ultrasonically guided aspiration. J. Urol. 109: 777 (1973).
(65) RAMDOHR, H., B. J. HACKELÖR, B. BRAUN: Sonographische Familienuntersuchungen bei der Polyzystischen Nierenerkrankung vom Erwachsenentyp. Ultraschalldiagnostik, 76. Heidelberg, 1976.
(66) HÜNIG, R., J. KENSER: Ultrasonic diagnosis of Wilm's tumors. Amer. J. Roentgenol. 117: 119 (1973).
(67) MICSKY, L. V., M. A. RADWOSKI, S. MECKER, N. FINLY: Optimal diagnosis of renal masses in children by combining and correlating diagnostic features of sonography and radiography. Amer. J. Roentgenol. 120: 438 (1974).
(68) MACILLA, J., R. J. STANLEY, R. A. BLATH: Papillary renal cell carcinoma. Cancer 38: 2469 (1976).
(69) BOGGARD, T. P., A. M. GOLDSTEIN: Bilateral transitional cell carcinoma of renal pelvis with unilateral nonfunctioning kidney. J. Urol. 113: 565 (1975).
(70) BEACHLEY, M. C., K. RANNINGER, F. ROTH: Xantogranulomatous pyelonephritis. Amer. J. Roentgenol. 121: 500 (1974).
(71) ROBSON, C. J., B. H. CHURCHILL, W. ANDERSEN: The results of radical nephrectomy for renal cell carcinoma. J. Urol. 101: 297 (1969).
(72) MC COY, R. M., E. C. KLATTE, R. K. RHAMY: Use of inferior venacavography in the evaluation of renal neoplasms. J. Urol. 102: 556 (1969).
(73) GREENE, D., H. L. STEINBACH: Ultrasonic diagnosis of hypernephroma extending into the inferior vena cava. Radiology 115: 679 (1975).
(74) WINES, R. D., J. FRAWLEY, J. PALMER: The use of ultrasound in the diagnosis of extension of malignant renal tumor into the inferior vena cava. Brit. J. Urol. 45: 468 (1973).
(75) SHERWOOD, T.: Renal masses and ultrasound. Brit. J. Med. 4: 482 (1975).
(76) OGATA, E. S., C. A. GOODING, R. H. PHILBBS: Angiographic and ultrasonographic appearance of renal cortical necrosis in the newborn. Paed. Radiol. 3: 22 (1974).
(77) VERRY, B. A., S. VOKE, F. R. VICARY, K. DORMANDY: Ultrasonography in the management of haemophilia. Lancet 8017: 872 (1977).
(78) MAKLAD, N. F., B. D. DOUST, J. K. BAUM: Ultrasonic diagnosis of postoperative intraabdominal abscess. Radiology 113: 417 (1974).
(79) SCHULZE, K., R. MUNDT, V. BENZ: Ultrasonic differentiation of solid renal tumours. 2. Europ. Kongress für Ultraschall in der Medizin. München 1975.
(80) VAN KAICK, W. KNAPP, D. LORENZ, et al.: Sonographic differentiation of retroperitoneal tumours. 2. Europ. Kongress für Ultraschall in der Medizin. München 1975.
(81) HEPP, W.: Stoßwellen und ihre Anwendung in der Medizin. In: Symposium „Ultraschall in der Medizinischen Diagnostik und Therapie". DFVLR, Köln, 1977.
(82) HÜSLER, E., W. KIEFER: Destruction of kidney stones by means of autofocused guided shock waves. 2. Europ. Kongress für Ultraschall in der Medizin. München 1975.
(83) SHKOLNIK, A.: B-mode ultrasound and the nonvisualizing kidney in pediatrics. Amer. J. Roentgenol. 128: 121 (1977).
(84) SANDERS, R. C., D. C. JECK: B-scan ultrasound in the evaluation of renal failure. Radiology 119: 199 (1976).

(85) BOISSEAU, F. G., J. ROTHMANN, J. E. LEWY: Nephrosonography in the evaluation of renal failure and masses in infants. J. Pediatrics *87:* 195 (1975).

(86) MOES, C. A., J. D. BURRINGTON: The use of aortography in the diagnosis of abdominal masses in children. Radiology *89:* 59 (1971).

(87) LYONS, E. A., J. E. FLEMMING, G. C. ARNEIL et al: Nephrosonography in infants and children: A new technique. Brit. med. J. *2:* 689 (1972).

(88) KOEHLER, P. R., H. H. KANEMOTO, J. G. MAXWELL: Ultrasonic "B" scanning in the diagnosis of complications in renal transplant patients. Radiology *119:* 66 (1976).

(89) PHILLIPS, J. F., H. L. NEIMAN, T. L. BROWN: Ultrasound diagnosis of posttransplant renal lymphocele. Amer. J. Roentgenol. *126:* 1194 (1976).

(90) ZINCKE, H., J. E. WOODS, J. J. AGUILO: Experience with lymphoceles after renal transplantation. Surgery *77:* 444 (1975).

(91) MORLEY, P., E. BARNETT, P. R. BELL: Ultrasound in the diagnosis of fluid collections following renal transplantation. Clin. Radiol. *26:* 199 (1975).

(92) MOTT, C., M. H. SCHREIBER: Lymphoceles following renal transplantation. Amer. J. Roentgenol. *122:* 821 (1974).

(93) ROSHID, A., G. POSEN, R. COUTERE, O. McKAY: Accumulation of lymph around the transplanted kidney mimicking renal allograft rejection. J. Urol. *111:* 145 (1974).

(94) BAUNGER, G. T., R. F. GITTES: Lymphocyst: ultrasound diagnosis and urologic management. J. Urol. *114:* 740 (1975).

(95) LEOPOLD, G. R.: Renal transplant size measured by reflected ultrasound. Radiology *95:* 687 (1970).

(96) BARTRUM, R. J., E. M. SMITH, C. J. D'ORI et al.: Evaluation of renal transplant with ultrasound. Radiology *118:* 405 (1976).

(97) DUVAL, J. M., J. P. CAMPION, J. MENTION: Echotomographic exploration of human renal grafts. München 1975.

(98) WINTERBERGER, A. R., L. D. PALMA, G. P. MURPHY: Ultrasonic testing in human renal allografts. J. A. M. A. *219:* 475 (1972).

(99) SCHMIDT, P., J. ZAZGORNIK, T. PIZA, H. CZEMBIREK: Diagnostik und Therapie eines Falles mit Lymphocele nach Nierentransplantation. Schweiz. med. Wschr. *103* 1887 (1973).

(100) SAMPSON, D: Ultrasonic method for detecting rejection of human renal allotransplants. Lancet *2:* 976 (1969).

(101) FREIMANIS, A. K.: Ultrasonic imaging of neoplasms. Cancer *37:* 496 (1976).

(102) ROSENBERG, J., B. WEISS, J. HERNBERG: Nephrosonography: A new diagnostic tool. J. Urol. *106:* 127 (1971).

(103) GOLDBERG, B. B., H. H. POLLACK, E. KELLERMAN: Ultrasonic localization for renal biopsy. Radiology *115:* 167 (1975).

(104) DOUST, B. D., N. F. MAKLAD: Control of renal cyst puncture by transverse ultrasonic scanning. Radiology *109:* 679 (1973).

(105) KRISTENSEN, J. K., E. BARTELS, H. E. JÖRGENSEN: Percutaneous renal biopsy under the guidance of ultrasound. Scand. J. Urol. Nephrol. *8:* 223 (1974).

(106) GOLDBERG, B. B., H. M. POLACK: Ultrasonic aspirationbiopsy transducer. Radiology *108:* 667 (1973).

(107) Letter to the editor: Renal biopsy: localization by ultrasound. New. Engl. J. Med. *290:* 692 (1974).

(108) SILVER, T. M., J. R. THORNBURG: Pneumothorax: a complication of percutaneous aspiration of upper pole renal masses. Amer. J. Roentgenol. *128:* 451 (1977).

(109) TEELE, R. L., A. T. ROSENFIELD, G. J. FREEDMAN: The anatomic splenic flexure: an ultrasonic renal impostor. Amer. J. Roentgenol. *128:* 115 (1977).

(110) WHALEN, S. P., J. A. EVANS, J. HAUSER: Vector principle in the differential diagnosis of abdominal masses. The left upper quadrant. Amer. J. Roentgenol. *113:* 104 (1971).

(111) LAHODA, F.: Untersuchungen zur Ultraschalltomographie stumpfer Bauchverletzungen. Biomedizinische Technik 6, (6) (1971).

(112) MORALES, J. O., B. B. GOLDBERG: Combined use of ultrasound and nuclear medicine. Techniques in kidney disease. Sem. Nucl. Med. *5 (4):* 339 (1975).

(113) SHAPIRO, S. H., S. M. WYMAN: CAT fever. New Engl. J. Med. *294:* 954 (1976).

(114) WEITZEL, D., G. ALZEN, E. STRAUB: Estimation of the volume of isolated kidney by means of sonography. 2. Europ. Kongreß für Ultraschall in der Medizin. München 1975.

(115) RABADÁN, H., et al: Uso de la ecografia en la evolución del transplante renal. Rev. Clin. Esp. *137:* 327 (1975).

(116) HOLM, H. H., J. K. KRISTENSEN, S. N. RASMUSSEN: Organ Volume. In: Diagnostik Ultrasound. Munksgaard, Kopenhagen 1976.

(117) VAN KAICK, G., D. LORENZ, D. KILIAN, H. REDLICH: Kombinierte echographische und computertomographische Untersuchungen im Abdominal- und Retroperitonealraum. Ultraschalldiagnostik 76. Heidelberg 1976.

(118) MINDELL, H. J., E. KUPIC: Horseshoe Kidney: Ultrasonic demonstration. Amer. J. Roentgenol. *129:* 526 (1977).

(119) NUSLACHER, N., D. BRYK: Hydronephrosis of the lower pole of the duplex kidney: Another renal pseudotumor. Amer. J. Roentgenol. *130:* 967 (1978).

(120) SPIGOS, D. G., W. TAN, D. G. PAVEL et al.: Diagnosis of urine extravasation after renal transplantation. Amer. J. Roentgenol. *129:* 409 (1977).

(121) FOWLER, J. E., J. PACIULLI: Renal vein thrombosis: diagnosis by B-scan ultrasonography. J. of Urology *118:* 489 (1977).

(122) COOK, J. H., A. T. ROSENFIELD, K. J. W. TAYLOR: Ultrasonic demonstration of intrarenal anatomy. Amer. J. Roentgenol. *129:* 831 (1977).

(123) ROSENFIELD, A. T.: Genitourinary ultrasonography. In: Clinics in Diagnostic Ultrasound. Bd. 2. Churchill Livingstone, 1979.

(124) DUFFY, P., J. RYAN, W. ALDOUS: Ultrasound demonstration of a 1,5 cm intrarenal angiomyolipoma. J. Clin. Ultrasound *5:* 111 (1977).

(125) MORGAN, C. L., P. J. DEMPSEY, I. JOHNSRUDE, M. L. JOHNSON: Ultrasound in the diagnosis of xanthogranulomatous pyelonephritis. A case report. J. Clin. Ultrasound *3:* 301 (1975).

(126) MCCLENNAN, B. L., R. J. STANLEY, G. L. MELSON et al.: CT of the renal cyst: Is cyst aspiration necessary? Amer. J. Roentgenol. *133:* 671 (1979).

(127) HECKEMANN, R., et al.: Sonografische Zeichen der Nierentransplantat-Abstoßung. In: RETTENMAIER, G., et al.: Ultraschalldiagnostik in der Medizin. Thieme, Stuttgart, New York 1981.

(128) WEILL, F. S., E. BIHR, P. ROHMER et al.: Renal Sonography. Springer, Berlin, Heidelberg, New York 1981.

11. Sonographie der Nebenieren

Allgemeines

Die normale Nebenniere konnte wegen ihrer geringen Größe mit den „bi-stabilen" Ultraschallgeräten nicht gesehen werden (2, 4, 7). Nur raumfordernde Prozesse, deren Durchmesser größer als 2 bis 3 cm war, konnten beurteilt werden. Seit Einführung der Grauwertskala bei den Compound-Scan-Geräten gibt es Berichte über den sonographischen Nachweis der normalen Nebenniere (12). In zunehmendem Maße gelingt die Darstellung der normalen Nebennieren auch mit Echtzeit-Geräten.

Anatomie

Die Nebennieren liegen retroperitoneal und sind im allgemeinen den oberen Nierenpolen aufgelagert. Die rechte Nebenniere hat die Form einer Pyramide und liegt rechts etwas dorsal der Vena cava. Die linke Nebenniere hat Beziehung zum linken dorsalen Zwerchfellschenkel und ist schwieriger aufzufinden als die rechte.

Sonographische Darstellung der Nebennieren

Die Untersuchung wird in Längs- und Querschnitten durchgeführt. Im Längsschnitt zeigt sich die rechte Nebenniere als Dreieck dorsal der Vena cava. Die Querschnitte werden mit dem Patienten in Linksseitenlage durchgeführt. Dann erscheint die rechte Nebenniere als „kommaförmiger" Bezirk in der Nähe des rechten Zwerchfellschenkels (12). Die Untersuchung der linken Nebenniere wird ebenfalls mit Quer- und Längsschnitten vorgenommen. Die Querschnitte wer-

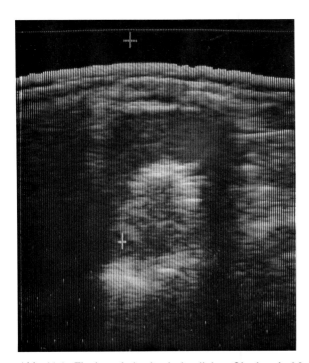
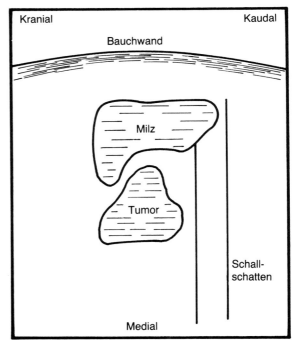

Abb. 11-1. Flankenschnitt durch den linken Oberbauch. Medial der Milz stellt sich ein mäßig echoreicher Bezirk dar. Er entspricht einem Nebennierenadenom, das klinisch ein Cushing-Syndrom verursacht hatte.

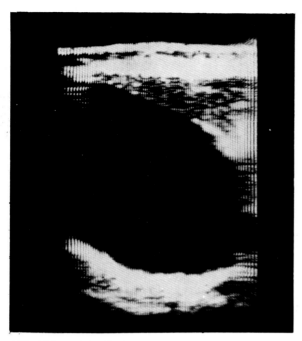 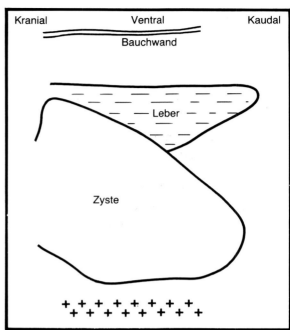

Abb. 11-2. Longitudinalschnitt durch den rechten Oberbauch. Er ist fast völlig von einer großen Nebennierenzyste ausgefüllt.

den in Rechtsseitenlage des Patienten durchgeführt. Es ist Erfahrenen schon möglich, die rechte Nebenniere mit dieser Untersuchungstechnik in 90% der Fälle (12) und die linke in 88% der Fälle (13) darzustellen.

Pathologie der Nebennieren

Adenome

Eines der kleinsten Adenome, das sonographisch diagnostiziert wurde hatte einen Durchmesser von 1,3 cm (5). Das Adenom stellt sich als echoarmer Bezirk ohne dorsale Schallverstärkung dar (Abb. 11-1). In Tab. 11-1 ist wiedergegeben, welche Größe Nebennierenrindenadenome haben müssen, um mit den verschiedenen Methoden nachgewiesen zu werden.

Tab. 11-1. Kleinster Durchmesser (in mm), den Nebennierenrindenadenome haben müssen, um sie mit verschiedenen Methoden diagnostizieren zu können. [Nach (4)].

	Ultraschall	Venographie	Angiographie	Aldosteronbestimmung (RIA)
Adenom (Conn)	> 30	> 10	> 10	> 3

Nebennierenzysten

Nebennierenzysten zeigen im allgemeinen sonographisch glatte Begrenzung und dorsale Schallverstärkung. Die Wände von Zysten können Kalkeinlagerungen aufweisen, die dann grobe Echos verursachen (Abb. 11-2, 3 u. 11-4). Wegen der engen Beziehungen der Nebennieren zu anderen Organen kann die Differentialdiagnose von Zysten der rechten Nebenniere zu Leber- oder Nierenzysten und der linken Nebenniere zu Zysten des Pankreasschwanzes oder der linken Niere gelegentlich schwierig sein.

Pathologie der Nebennieren

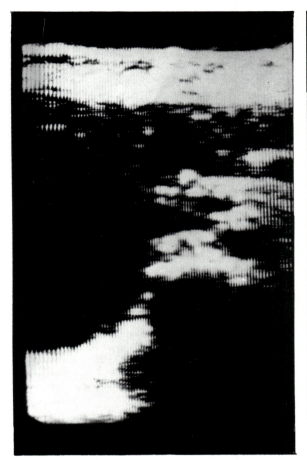
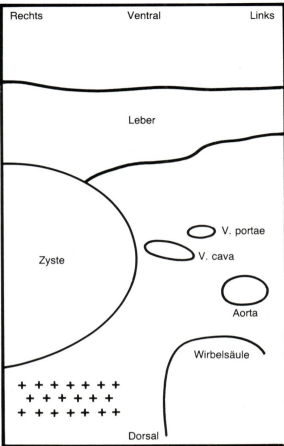
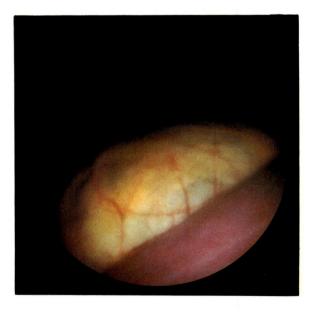

Abb. 11-3. Querschnitt durch den rechten Oberbauch beim Patienten von Abb. 11-2. Die Vena cava erscheint nach medial gedrängt. Das laparoskopische Bild zeigt, wie die Zyste hinter dem rechten Leberlappen hervorragt.

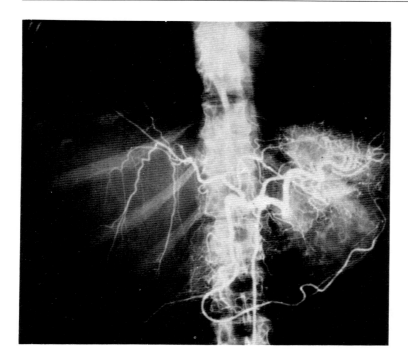

Abb. 11-4. Angiographisches Bild des Falles von Abb. 11-2 und 11-3. Es zeigt sich eine avaskuläre Zone im rechten Oberbauch.

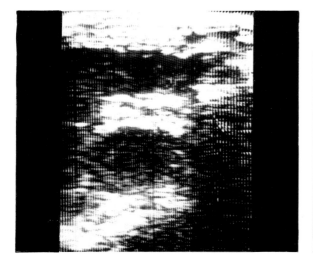 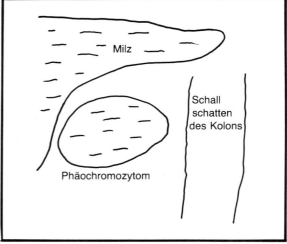

Abb. 11-5. Im linken Flankenschnitt zeigt sich medial der Milz ein runder, echoarmer Bezirk. Er entspricht einem Phäochromozytom der linken Nebenniere.

Neuroblastome

Das Neuroblastom zeichnet sich durch sehr echoreiche Struktur aus. Diese kommt durch die spezielle fibrilläre Struktur des Tumors mit verschiedenen akustischen Grenzflächen zustande. Außerdem können noch Verkalkungen im Tumor zum Echoreichtum beitragen (1, 3, 9).

Da die Neuroblastome am häufigsten im Kindesalter auftreten, ist ihre wichtigste Differentialdiagnose der Wilms-Tumor. Dieser ist im Gegensatz zum Neuroblastom echoarm (11).

Phäochromzytome

Sie sind erst ab einem Durchmesser von 2 cm sonographisch nachweisbar. Sie sind echoarm und von homogener Struktur. Nekrosen im Tumor können dieses sonographische Bild verändern (2, 6, 8) (Abb. 11-5). Gelegentlich können außerhalb der Nebenniere gelegene Phäochromozytome als ähnliche echoarme Bezirke neben der Aorta erkannt werden.

Karzinome

Sie haben typischerweise unregelmäßige Begrenzung, sind echoarm und zeigen gelegentlich echoreiche Areale als Hinweis auf Nekrosen im Tumor.

Myelolipome

Bei den beschriebenen Fällen (10) handelt es sich um echoreiche solide Prozesse, z. T. mit Kalzifikationen.

Literatur

(1) BEARMAN, S., R. C. SANDERS, K. SANG: B-scan ultrasound in the evaluation of pediatric abdominal masses. Radiology 108: 111 (1973).
(2) BIRNHOLZ, J. C.: Ultrasound imaging of adrenal mass lesion. Radiology 109: 163 (1973).
(3) DAMASCELLI, B., A. LATTUADA, R. MUSCUMECI: Two dimensional ultrasonic investigation of the urinary tract. Brit. J. Radiol. 41: 837 (1968).
(4) DAVIDSON, J. K., P. MORALES, G. D. HURLEY: Adrenal venography and ultrasound in the investigation of the adrenal gland. An analysis of 58 cases. Brit. J. Radiol. 48: 435 (1975).
(5) YEH, H., H. MITTY, J. ROSE: Ultrasonography of adrenal masses. Radiology 127: 467 (1978).
(6) FREIMANIS, A. K.: Ultrasonic imaging of neoplasms. Cancer 37: 496 (1976).
(7) LYONS, E. A., A. V. MURPHY, G. C. ARNEIL: Sonar and its use in kidney disease in children. Arch. Dis. Childh. 47: 777 (1972).
(8) SMITH, E. H., R. J. BARTRUM: Ultrasonic evaluation of pararenal masses. J. A. M. A. 231: 51 (1975).
(9) WALLS, W. J., F. F. ROBERTS, A. W. TEMPLETON: B-scan diagnostic ultrasound in the pediatric patient. Amer. J. Roentgenol. 120: 431 (1973).
(10) BEHAN, M., E. MARTIN, E. MUECKE, E. KARA: Myelolipoma of the adrenal: Two cases with ultrasound and CT findings. Amer. J. Roentgenol. 129: 993 (1977).
(11) BERGER, P. E., J. P. KUHN, R. W. MUNSCHAUER: Computed tomography and ultrasound in the diagnosis and management of neuroblastoma. Radiology 128: 663 (1978).
(12) SAMPLE, W. F.: A new technique for the evaluation of the adrenal gland with gray-scale ultrasonography. Radiology 124: 463 (1977).
(13) SAMPLE, W. F.: Adrenal ultrasonography. Radiology 127: 461 (1978).

12. Sonographie der Harnblase

Indikationen

Bei der abdominellen Sonographie soll grundsätzlich auch immer der Unterbauch mit der Harnblase inspiziert werden. Allein der leicht erkennbare Füllungszustand der Harnblase kann unter Berücksichtigung des Zeitpunktes der vorausgegangenen Miktion Hinweise auf Blasenentleerungsstörungen geben. Darüber hinaus bestehen folgende spezielle Indikationen für die sonographische Untersuchung der Harnblase (2):
– Harnblasentumoren.
– Konkremente.
– Ultraschallgezielte Punktion.
– Restharnbestimmung.

Durchführung der Untersuchung

Für die Beurteilung der Harnblasenwand bzw. von Strukturen in ihrem Lumen sollte sie gut gefüllt sein. Der Patient liegt in Rückenlage, der Schallkopf wird transversal oberhalb der Symphyse aufgesetzt und in kranio-kaudaler Richtung geneigt (Abb. 12-1). Es zeigt sich ein ovaler oder runder echofreier Bezirk (Abb. 12-2). Gelegentlich entstehen auch in der normalen Harnblase in der Nähe der ventralen Wand Echos, die Mehrfachechos an den verschiedenen akustischen Grenzflächen der suprapubischen Region darstellen (1). Dorsal der Harnblase lassen sich Prostata oder Uterus darstellen (Abb. 12-3).

Berechnung des Harnblasenvolumens

Das Volumen der Harnblase kann mit der folgenden Formel berechnet werden (4, 5):

$$\text{Volumen} = 0{,}52 \cdot A \cdot B \cdot C$$

wobei A, B und C die drei Durchmesser sind (Abb. 12-4)*. Durch die Volumenbestimmung nach Miktion kann der Restharn bestimmt werden. Sie ist bei Erwachsenen ab einer Restharnmenge von 100 ml, bei Kindern ab 50 ml zuverlässig. Auch bei akuter Harnverhaltung kann die sonographische Bestimmung des Harnblasenvolumens wertvoll sein, weil abgeschätzt werden kann, wie stark sie entleert werden soll, ohne daß die Gefahr einer Blutung ex vacuo oder einer plötzlichen Hypotension besteht.

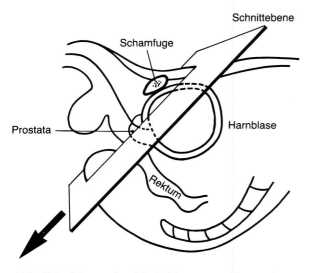

Abb. 12-1. Schema der Schnittführung zur Untersuchung von Harnblase und Prostata. Die Untersuchung gelingt um so besser, je stärker die Blase gefüllt ist.

* Der Faktor variiert etwas in Abhängigkeit von der Blasenfüllung und ist möglicherweise auch gering geräteabhängig. So wird er in einer neueren Arbeit mit 0,57 angegeben (12).

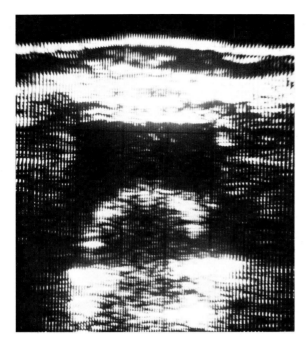 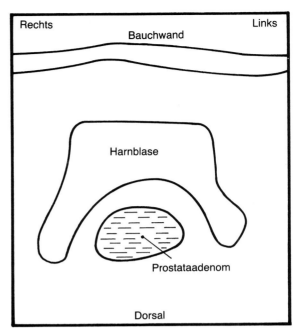

Abb. 12-2. Querschnitt durch den Unterbauch wie in Abb. 12-1 beschrieben. Die mäßig gefüllte Harnblase ist durch ein Prostataadenom imprimiert.

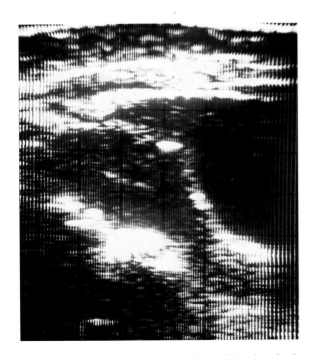 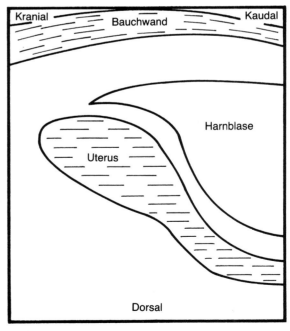

Abb. 12-3. Longitudinalschnitt durch den Unterbauch einer Frau. Dorsokranial der gefüllten Harnblase ist der Uterus sichtbar.

Pathologie der Harnblase

Tumoren

Harnblasentumoren weisen folgende sonographischen Charakteristika auf:
- Umschriebener echoreicher, unregelmäßig begrenzter raumfordernder Prozeß, der in das Harnblasenlumen hineinragt (Abb. 12-6).
- Wandveränderungen, insbesondere bei infiltrierenden Tumoren, die in Asymmetrie, Deformierung und Wandstarre zum Ausdruck kommen können (7).
- Verminderung des Volumens bei sehr fortgeschrittenen Tumoren.
- Infiltration des perivesikalen Gewebes, die sich als Zerstörung der Kontinuität der Harnblasenwand zeigt.

Auf diesen Kriterien baut eine Stadieneinteilung der Harnblasentumoren auf (8):

Stadium A (Becken nicht infiltriert):
1. Charakteristische Tumorzeichen.
2. Normale Kapazität der Harnblase.
3. Normale Dehnungsfähigkeit der Harnblase.

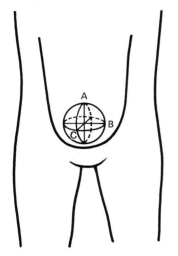

Abb. 12-4. Die Bestimmung der Durchmesser A, B und C dient der Berechnung des Harnblasenvolumens.

Ultraschallgezielte Punktion

Unter sonographischer Sicht kann die Harnblase gefahrlos punktiert werden, weil sie ja exakt zu lokalisieren ist. Die Punktion ist sowohl mit der A- wie auch mit der B-Methode möglich. Die Nadel in der Harnblase verursacht ein grobes Echo (6) (Abb. 12-5).

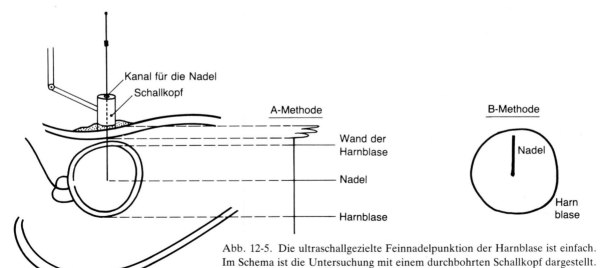

Abb. 12-5. Die ultraschallgezielte Feinnadelpunktion der Harnblase ist einfach. Im Schema ist die Untersuchung mit einem durchbohrten Schallkopf dargestellt. Bei Verwendung der A-Methode ergibt sich die dargestellte Kurve. Bei Verwendung des B-Scans ist die Nadel als strichförmiger Reflex sichtbar.

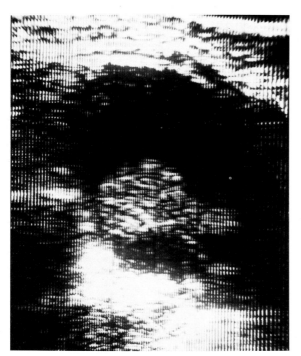 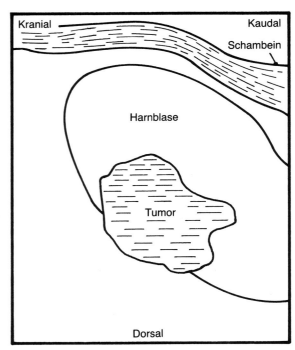

Abb. 12-6. Longitudinalschnitt durch eine gefüllte Harnblase. Der unregelmäßig begrenzte, relativ echoreiche Bezirk entspricht einem Karzinom der Harnblase.

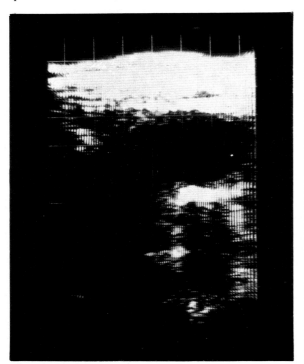 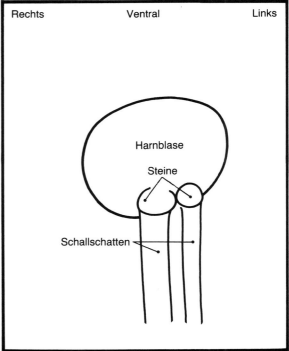

Abb. 12-7. Konkremente in der Harnblase stellen sich wie Gallensteine als helle Reflexe mit Schallschatten dar.

Stadium B (Becken nicht infiltriert):
1. Charakteristische Tumorzeichen.
2. Verringerung der Kapazität der Harnblase.
3. Wandstarre.

Stadium C (Becken infiltriert):
1. Charakteristische Tumorzeichen.
2. Verringerung der Kapazität der Harnblase.
3. Unterbrechung der zusammenhängenden Wandkontur der Harnblase.

Die diagnostische Sicherheit der Sonographie bei Harnblasentumoren liegt bei 80% (8). Sie ist damit größer als die anderer Techniken (Zystoskopie, Zystogramm mit Doppelkontrast durch endovesikale und perivesikale Gasfüllung), die mit 55 bis 60% angegeben wird (9). Die Angiographie soll bei Blasentumoren eine diagnostische Treffsicherheit von 88 bis 95% erreichen (2). Die Sonographie eignet sich auch zur Bestrahlungsplanung und Therapiekontrolle von Tumoren der Harnblase.

Differentialdiagnose

Blutkoagel in der Harnblase, die als echoreiche Bezirke erscheinen, können mit Tumoren verwechselt werden. Im Gegensatz zu Tumoren verändern sie ihre Lokalisation jedoch bei Lagewechsel. Impressionen der Hinterwand der Harnblase durch die Prostata oder den Uterus dürfen ebenfalls nicht mit Harnblasentumoren verwechselt werden.

Konkremente

Harnblasenkonkremente weisen grobe Echos und einen dorsalen Schallschatten auf (Abb. 12-7). Auch die Konkremente verändern ihre Lokalisation bei Lagewechsel.

Harnblasendivertikel

Gefüllte Harnblasendivertikel stellen sich als an die Harnblase angrenzende, echofreie Bezirke dar. Gelegentlich kann eine Verbindung zwischen Harnblase und Divertikel nachgewiesen werden. Differentialdiagnostisch müssen Ovarialzysten abgegrenzt werden (11). Harnblasendivertikel verschwinden jedoch meist nach Entleerung der Blase im Gegensatz zu anderen zystischen Strukturen im Becken.

Urethraldivertikel

In der Literatur ist auch ein sonographisch diagnostiziertes Urethraldivertikel beschrieben (10). Es imponierte als eine von der Harnblase abgegrenzte Zyste.

Literatur

(1) SANDERS, R. C.: Renal Ultrasound. Radiol. Clin. Amer. *12 (3):* 417 (1975).
(2) KRATOCHWILL, A., Ch. NOWOTNY-JANTSCH: Ultraschalldiagnostik in der Inneren Medizin, Chirugie und Urologie. Thieme, Stuttgart 1977.
(3) WEST, K. A.: Sonocystography. A method to measure the residual urine. Scand. J. Nephrol. *1:* 68 (1967).
(4) PEDERSEN, J. F., R. J. BARTRUM, G. GRYSTER: Residual urine determination by ultrasonic scanning. Amer. J. Roentgenol. *125:* 474 (1975).
(5) RETTENMAIER, G.: Sonografischer Oberbauchstatus. Internist *17:* 549 (1976).
(6) GOLDBERG, B. B., H. MEYER: Ultrasonically guided suprapubic urinary bladder aspiration. Paediatrics *51:* 70 (1973).
(7) MORLEY, P., E. BARNETT, G. DONALD: Bladder tumours. Brit. J. Radiol. *46:* 159 (1973).
(8) LAUGHLIN, I. S., P. MORLEY, R. F. DEANE, E. BARNETT: Ultrasound in the staging of bladder tumors. Brit. J. Urol. *47:* 51 (1975).
(9) LANG, E. K.: The roentgenographic assessment of bladder tumours. Cancer *23:* 717 (1969).
(10) LEE, T. G., F. S. KELLER: Urethral diverticulum: diagnosis by ultrasound. Amer. J. Roentgenol. *128:* 690 (1977).
(11) HOLM, H. H., J. K. KRISTENSEN, S. N. RASMUSSEN: Error and Pitfalls in Abdominal Ultrasound. Munksgaard, Copenhagen 1976.
(12) BRUNN, I., G. RUF: Sonographische Zystometrie. Dtsch. med. Wschr. *105:* 1501 (1980).

13. Sonographie der Prostata

Allgemeines

Bis vor wenigen Jahren stand dem Arzt als Untersuchungsmethode im wesentlichen nur die rektale Palpation der Prostata zur Verfügung. Trotz mancher Ansätze (z. B. Szintigraphie) gab es keine brauchbare physikalische Untersuchungsmethode, die es ermöglichte, Tumorerkrankungen der Prostata zu erkennen. Dies hat sich durch die Computertomographie und die Sonographie geändert. Letztere hat neben der einfachen und gefahrlosen Applikation gegenüber der Palpation den Vorteil, daß das gesamte Organ beurteilt werden kann. Für die sonographische Untersuchung der Prostata stehen im wesentlichen zwei Untersuchungstechniken zur Verfügung: die transvesikale und die transrektale Methode.

Transvesikale Untersuchung

Bei der transvesikalen Untersuchungsmethode wird von der Bauchdecke her durch die gefüllte Blase die Prostata sonographisch erfaßt (Abb. 12-1). Die gefüllte Blase hat dabei zwei Aufgaben:
- Das Auffinden des Organs im kleinen Becken zu erleichtern und
- die Absorptionsverluste bei der Ausbreitung des Ultraschalls im Gewebe möglichst gering zu halten.

Der Schallkopf wird bei der Untersuchung in einem Winkel von 20° zur Horizontalen oberhalb der Symphyse aufgesetzt. Mit Hilfe dieser Untersuchungstechnik kann die Prostata sowohl in Körperlängs- als auch in -querschnitten untersucht werden. Im allgemeinen erweisen sich Querschnitte für die Beurteilung des Organzustandes jedoch als vorteilhafter (Seitenvergleich):

Transrektale Untersuchung

Für die transrektale Untersuchung der Prostata wurden spezielle Schallsonden entwickelt, die in das Rektum eingeführt werden (1). Etwa 12 cm proximal des Analringes lassen sie sich mit Hilfe einer integrierten Wasservorlaufstrecke auf die Rektumwand im Bereich der Prostata aufsetzen, wobei durch Drehung des Schallkopfes alle Anteile der Prostata erfaßt und beurteilt werden können.

Normale Prostata

Bei der transvesikalen Untersuchungsmethode weist die normale Prostata (Abb. 13-1) im Querschnittsbild eine dreieckige Form mit relativ echoarmer Innenstruktur auf. In der größten Schnittfläche ergibt sich für das Organ eine Ausdehnung zwischen Blasenboden und Kapselbereich von etwa 3 bis 3,5 cm.

13. Sonographie der Prostata

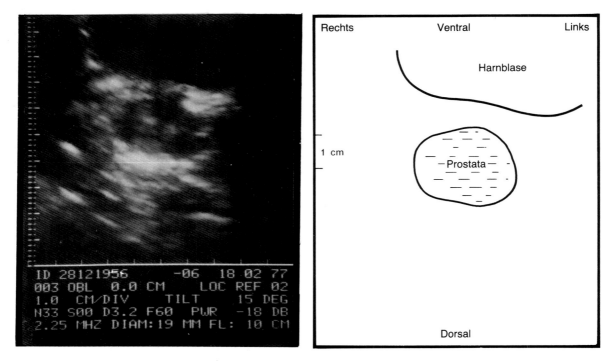

Abb. 13-1. Querschnitt durch den Unterbauch mit einem Compound-Scan-Gerät. Die normale Prostata zeigt sich als ovaler bis dreieckiger echoarmer Bezirk dorsal der Harnblase.

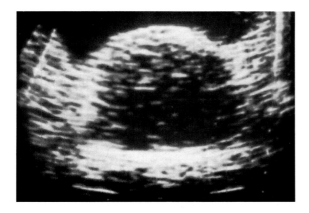

Abb. 13-2. Querschnitt durch ein Prostataadenom mit einem Compound-Scan-Gerät. Das Organ wölbt sich in die Blase vor und zeigt inselartige Echos.

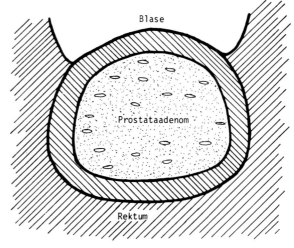

Normale Prostata

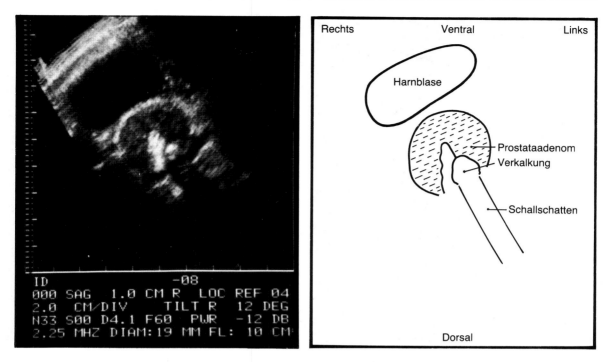

Abb. 13-3. Querschnitt durch den Unterbauch mit einem Compound-Scan-Gerät bei einem Patienten mit Prostataadenom, in dem sich Verkalkungen befinden. Die Prostata imprimiert den Blasenboden und zeigt vergröberte Binnenechos. Die Verkalkungen stellen sich als helle Reflexe mit Schallschatten dar.

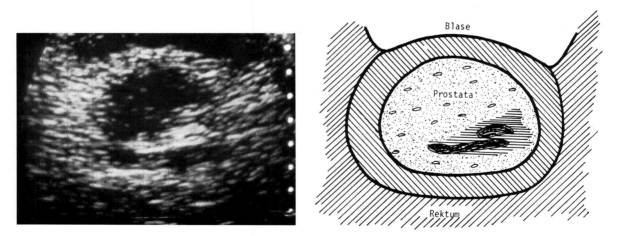

Abb. 13-4. Querschnitt durch eine Prostata mit einem Compound-Scan-Gerät. Das unregelmäßig begrenzte grobe Echo entspricht einem Karzinom in einem Adenom.

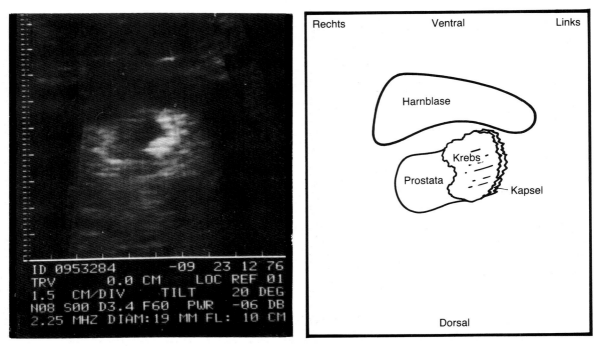

Abb. 13-5. Querschnitt durch die Prostata mit einem Compound-Scan-Gerät. Die echoreiche Struktur entspricht einem Prostatakarzinom, das das Organ schon zu einem großen Teil infiltriert hat.

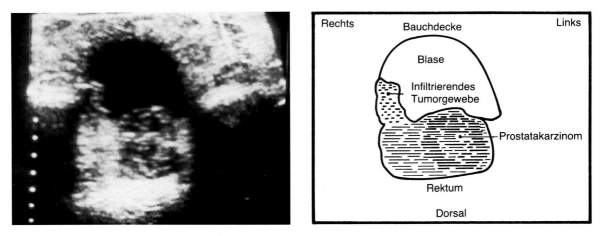

Abb. 13-6. Querschnitt durch eine Prostata, die weitgehend karzinomatös umgewandelt ist. Das Karzinom infiltriert in die Blase.

Pathologie der Prostata

Adenom

Eine adenomatöse Gewebsveränderung der Prostata unterscheidet sich von der normalen im wesentlichen durch das Auftreten zusätzlicher inselartiger Echos innerhalb der Organschnittfläche und eine ovale bis kugelige Form des Schnittbildes. Im fortgeschrittenen Stadium wölbt das Adenom (Abb. 13-2 u. 13-3) dann bereits den Blasenboden vor, so daß es zur Restharnbildung kommt. Mit Hilfe dieser Bilder kann sowohl die Größe des Adenoms sonographisch bestimmt als auch die Restharnmenge volumenmäßig berechnet werden.

Karzinom

Im Gegensatz zum Adenom ist das Prostatakarzinom im Ultraschallbild durch sehr hohe Echoamplituden gekennzeichnet und weist in fortgeschrittenem Stadium Veränderungen im Kapselbereich mit Auflockerung der Echostruktur auf (Abb. 13-4 u. 13-5). Darüber hinaus ermöglicht das Ultraschallbild bei transvesikaler Untersuchungstechnik auch eine Aussage über ein infiltrierendes Wachstum des Tumors (Abb. 13-6) im Blasenbodenbereich. Als besonders vorteilhaft erweist sich die Ultraschalluntersuchung der Prostata bei der Erkennung von Karzinomgewebe innerhalb einer adenomatös veränderten Prostata (Abb. 13-5). Neben diesen pathologischen Veränderungen lassen sich auch Verkalkungen der Prostata (Abb. 13-3) einfach und schnell erkennen. Die Konkremente stellen sich als stark reflektierende Bezirke mit Schallschatten dar.

Bei dem heutigen Stand der Technik läßt sich die diagnostische Sicherheit der Sonographie mit etwa 85 bis 90% bei adenomatösen Veränderungen der Prostata und mit etwa 80% beim Prostatakarzinom angeben (2, 3, 4, 5).

Literatur

(1) WATANABE, H., D. IGARI, Y. TANASHASHI, H. HARADA: Transrectal ultrasonography of the prostate. J. Urol. *114:* 548 (1975).
(2) KRATOCHWILL, A., CH. NOWOTNY-JANTSCH: Ultraschalldiagnostik in der Inneren Medizin, Chirurgie und Urologie. Thieme, Stuttgart 1977.
(3) WESSELS, G., W. V. SEELEN, A. GACA, E. LOCH, V. SCHEIDING: Recognition of the pattern in ultrasonic sectional pictures of the prostate for tumor diagnosis. Med. Progr. Technol. *6:* 65 (1979).
(4) LOCH, E.-G., A. GACA, G. WESSELS: Ultraschalluntersuchungen der Prostata mit Datengeräten zur Erkennung von Tumorerkrankungen. Urologe A *16:* 356 (1977).
(5) LOCH, E.-G.: Ultraschalldiagnostik des Unterbauches. Ultraschall *1:* 68 (1980).

14. Sonographie der Samenbläschen

Allgemeine Übersicht

Bei guten Untersuchungsbedingungen können bei gefüllter Harnblase oft die nicht pathologisch veränderten Samenbläschen sonographisch dargestellt werden (4).

Von den pathologischen Veränderungen der Vesiculae seminales können sonographisch am besten Zysten dargestellt werden. Man muß an sie denken, wenn lateral im Becken dorsal der Harnblase eine echofreie Struktur sichtbar ist, insbesondere wenn es sich um einen jungen Mann mit Aplasie der gleichseitigen Niere handelt (1). Es kann auch das Volumen der Zyste bestimmt werden (3). Auch ist ihre ultraschallgezielte Feinnadelpunktion möglich.

Differentialdiagnostisch muß eine Zyste des Müllerschen Ganges abgegrenzt werden. Diese liegt jedoch meist in der Medianlinie. Bei der Feinnadelaspiration erhält man Sperma.

Die Vesiculae seminales können auch durch transrektale Sonographie untersucht werden. Man kann so ihr Volumen beurteilen und feststellen, ob sie etwa von einem Karzinom der Prostata oder der Harnblase infiltriert sind (2).

Literatur

(1) WALLS, W. S., F. LIN: Ultrasonic diagnosis of seminal vesicle cyst. Radiology *114:* 693 (1975).

(2) TANASHASHI, Y., H. WATANABE, D. IGARI: Transrectal ultrasonography of the seminal vesicles. 2. Europ. Kongreß f. Ultraschall i. d. Medizin, München 1975.

(3) ARGER, P. H., I. ZAREMBOK: Ultrasound efficacy in evaluation of lower genitourinary tract anomalies. J. Clin. Ultrasound *3:* 61 (1975).

(4) WALZ, P. H., P. ALKEN, G. HUTSCHENREITER: Ultraschalluntersuchung von Prostata und Samenblasen. Ultraschall *1:* 158 (1980).

16. Sonographie des inneren weiblichen Genitale

Allgemeines

Die Sonographie hat sich in der Geburtshilfe schneller durchgesetzt als in anderen medizinischen Disziplinen. Dementsprechend verfügt eine Anzahl von Gynäkologen auch über spezielle Erfahrungen mit der sonographischen Beurteilung des inneren Genitale außerhalb der Schwangerschaft.

Trotzdem gehört die Inspektion der Beckenorgane auch bei der Frau zur routinemäßigen sonographischen Untersuchung des Abdomens. Bei der Häufigkeit von zystischen und tumorösen Veränderungen an den weiblichen Genitalorganen werden dabei nicht selten relevante, für die Gesamtdiagnostik wichtige Befunde entdeckt. Zwingend ist die Untersuchung des weiblichen Beckens natürlich bei einem tastbaren Tumor im Unterbauch. Die Feststellung eines eindeutig pathologischen oder unklaren Prozesses im weiblichen Becken erfordert jedoch die Abklärung durch einen Gynäkologen, der den Befund durch die bimanuelle Untersuchung überprüfen muß. Erst danach können therapeutische Konsequenzen gezogen werden.

Folgende Befunde können sonographisch am häufigsten erkannt werden:

Uterus: Größenzunahme und tumoröse Veränderungen des Uterus.
  Frühgravidität.
  Intrauterinspirale.

Adnexe: Zystische und/oder solide Veränderungen im Bereich der
  Ovarien
  Extrauteringravidität.

Bezüglich pathologischer Veränderungen an der Harnblase, den großen Beckengefäßen und nicht vom Genitale ausgehender Tumoren siehe die entsprechenden Kapitel!

Untersuchungstechnik

Es empfiehlt sich, die Untersuchung der weiblichen Genitalorgane bei gefüllter Harnblase durchzuführen (6). Dies erleichtert besonders die Darstellung des Uterus. Die gefüllte Harnblase dient einerseits als Referenzstruktur und andererseits als „akustisches Fenster" zur Beurteilung pathologischer Veränderungen.

Die Untersuchung wird am besten mit Querschnitten durchgeführt. Der Schallkopf wird von kranial nach kaudal geführt. An der Symphyse wird er dann nach kaudal geneigt, um auch die hinter den Knochen liegenden Organe im kleinen Becken beurteilen zu können (Abb. 12-1). Longitudinalschnitte eignen sich besonders zur Beurteilung des Uterus (Abb. 12-3).

Befunde an Uterus und Ovarien

Uterus

Die Größe des Organs läßt sich meist am besten im Longitudinalschnitt messen. Das Corpus uteri stellt sich dorsal, bei nicht stark gefüllter Blase auch kranial dieses Referenzorgans als birnenförmiger, längsovaler, gering bis mäßig echodichter Bezirk dar. Er hat meist eine Längsausdehnung von 6 bis 8 cm bei der Frau, die noch nicht geboren hat. Bei Frauen, die bereits geboren haben, kann dieses Maß 2 bis 3 cm größer sein. Im Querschnitt findet man den Uterus als runden bis querovalen nur zur Blase leicht abzugrenzenden Bezirk dargestellt. Im Unterschied zur Blase besteht keine dorsale Echoverstärkung. Prämenstruell kann das Zentrum des Uterus echoärmer erscheinen und das Organ eine mehr kokardenförmige Struktur annehmen. Immer, besonders bei vergrößertem Uterus ist auf

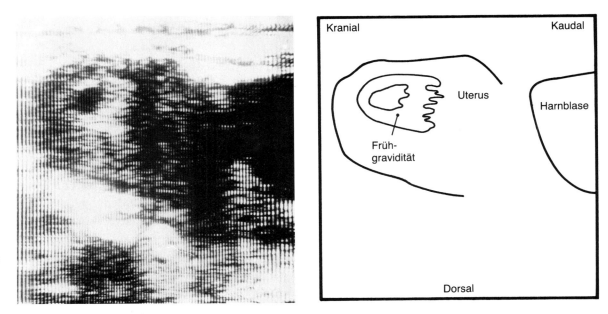

Abb. 16-1. Longitudinalschnitt durch das kleine Becken. Uterus myomatosus, der eine Frühgravidität enthält.

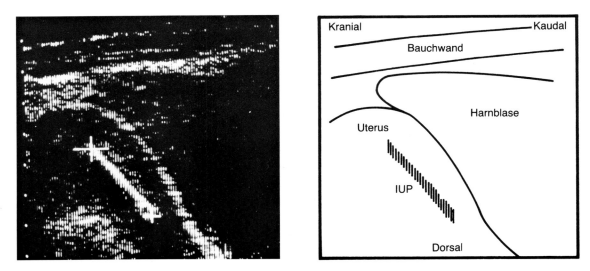

Abb. 16-2. Longitudinalschnitt durch den Uterus. Intrauterinspirale im Uteruslumen.

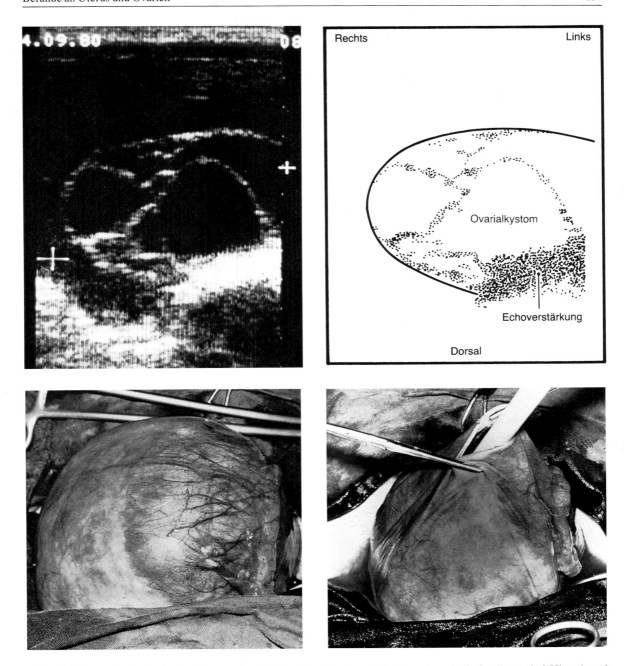

Abb. 16-3. Querschnitt durch den Unterbauch. Großes Ovarialkystom. Die Echos innerhalb der Zyste sind Hinweis auf Septierung. Darunter Operationspräparate.

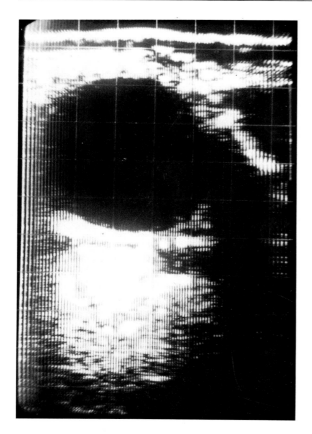 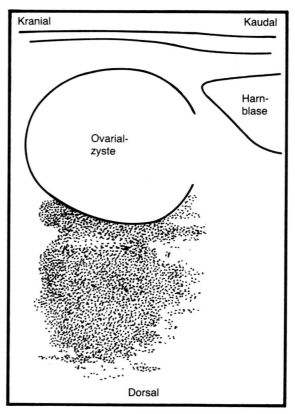

Abb. 16-4. Longitudinalschnitt durch den Unterbauch. Dorsal der Harnblase stellt sich eine typische Ovarialzyste (glatte Kontur, Echofreiheit, dorsale Schallverstärkung) von etwa 9 cm Durchmesser dar.

eine echofreie Zone im Zentrum der Gebärmutter zu achten. Dieser ringförmige echofreie Bezirk kann der Ausdruck einer Frühgravidität sein (Abb. 16-1). Bereits ab der 6. Woche sind zusätzlich in diesem Bezirk fetale Bewegungen, ab der 7. Woche auch fetale Herzaktionen nachzuweisen (2, 3, 4).

Ein allgemein oder knotig vergrößerter Uterus ist meist Ausdruck eines Uterus myomatosus. Grundsätzlich kann sonographisch nicht entschieden werden, ob es sich um benigne oder maligne tumoröse Veränderungen des Uterus handelt. Größere Tumoren zeigen meist unregelmäßig dichte Echostrukturen mit echofreien Bezirken, ohne dorsale Echoverstärkung. Diese entsprechen meist nekrotischen Arealen. Unregelmäßig dichte Strukturen, die in der Gebärmutter auffallen, können intramuralen Myomen zugeordnet werden.

Ein Befund, der dem Ultraschalluntersucher oft begegnet, ist eine Intrauterinspirale (Abb. 16-2). Die am häufigsten gelegten Kupferspiralen bilden sich als echoreiche Linie in der Längsachse des Corpus uteri ab. Eine Verschiebung der Achse ist oft durch eine Verlagerung des Uterus bedingt, und nicht Ausdruck einer beginnenden Perforation. Reine Platikspiralen sind schwierig zu erkennen.

Ovarien

Die normalen Ovarien sind im allgemeinen nur mit spezieller Untersuchungstechnik nachweisbar. Spezialisten gelingt sogar die sonographische Überwachung des Follikelwachstums (1).

Von pathologischen Prozessen an den Ovarien sind vor allem die Zysten meist sehr gut zu erkennen. Sie zeichnen sich durch dorsale Echoverstärkung aus.

Große Zysten können den gesamten Abdominalenraum ausfüllen (Abb. 21-3). Schwierig kann die Differentialdiagnose zwischen septierten Zysten und Tumoren mit großen Nekroseaerealen sein (Abb. 16-3). Die Klärung der Dignität derartiger Prozesse gelingt meist erst durch das Operationspräparat, d. h. histologisch.

Die Diagnose auch kleinerer Zysten ist leicht. Sie liegen lateral der Harnblase bzw. des Uterus, haben glatte Konturen und sind echofrei (Abb. 16-4). Auch sie weisen selbst bei einer Größe von 2 bis 3 cm die typische dorsale Echoverstärkung auf. Schwierigkeiten bereitet hier ihre differentialdiagnostische Zuordnung. Da es sich durchaus um Funktionszysten handeln kann, ergibt sich nicht immer sofort eine therapeutische Konsequenz und gerade in derartigen Fällen sollte immer ein Fachkollege zu Rate gezogen werden.

Differentialdiagnose

Zystische Prozesse

Besonders bei Patienten mit Zustand nach gynäkologischen Operationen oder Eingriffen im Darmbereich kann die Differentialdiagnose von Ovarialzysten schwierig sein. Gelegentlich ist die Harnblase so nach einer Seite verzogen, daß eine Ovarialzyste vorgetäuscht wird. Aus diesem Grunde ist die vorherige Füllung der Harnblase als Referenzorgan wichtig. Auch Flüssigkeit im Sigma bzw. im Zäkum muß von Ovarialzysten differnziert werden. Postoperativ kann gerade das Zäkum weit in das kleine Becken hinein verlagert sein. Flüssigkeitsgefüllter Darm weist jedoch meist kleine Echos auf und hat nicht die für Ovarialzysten typische glatte Kontur. Auch läßt sich der Darminhalt oft durch Druck von außen z. B. mit Hilfe des Schallkopfes verlagern.

Auch Aneurysmen der Iliakalgefäße sind von Ovarialzysten zu unterscheiden. Schließlich muß bei echoarmen Prozessen im Ovarialbereich auch an eine Extrauteringravidität gedacht werden. Ein sicherer Ausschluß der Extrauteringravidität ist sonographisch nicht möglich, wenn man davon absieht, daß bei Verdachtsfällen der Nachweis der intrauterinen Lokalisation einer Schwangerschaft eine Tubengravidität praktisch ausschließt.

Solide Prozesse

Von Tumoren des Uterus und der Ovarien sind alle anderen im kleinen Becken vorkommenden Tumoren, insbesondere auch Lymphome abzugrenzen. Auch hier ist die Unterscheidung von stuhlgefülltem Darm besonders wichtig.

Wie auch in den anderen Fachdisziplinen stellt die Sonographie in der Gynäkologie ein technisches Untersuchungsverfahren dar, das als diagnostisches Hilfsmittel dient, dessen volle Aussagekraft doch nur in Verbindung mit Anamnese und klinischem Befund voll zur Geltung kommen kann (5, 6, 7).

Literatur

(1) HACKELÖER, B.-J., R. DÖRFLER, S. NITSCHKE, R. BUCHHOLZ: Ultraschalldarstellung des Follikelwachstums und Basaltemperaturmessung – Vergleich zweier Methoden zur Ovulationsbestimmung. Ultraschall *1*: 133 (1980).

(2) HALLER, U., H. HENNER: Fetal movements. Workshop, 3rd. Europ. Congr. Ultras. Med. 1978.
(3) HANSMANN, M.: Kritische Bewertung der Leistungsfähigkeit der Ultraschalldiagnostik in der Geburtshilfe heute. Gynäkologie 7: 26 (1974).
(4) HOLLÄNDER, H.-J.: Die Ultraschalldiagnostik in der Schwangerschaft. 2. Aufl. Urban und Schwarzenberg, München 1975.
(5) KRATOCHWIL, A.: Ultraschalldiagnostik in der Geburtshilfe und Gynäkologie. 1. Aufl. Thieme, Stuttgart 1968.
(6) LOCH, E.-G.: Ultrasonic Tomography in Obstetrics and Gynecology. Karger, Basel 1975.
(7) MEUDT, R. O., M. HINSELMANN: Ultrasonoscopic differential Diagnosis in Obstetrics and Gynecology. Springer, Berlin 1975.

17. Sonographie der Milz

Indikationen

Das routinemäßige Aufsuchen der Milz bei der abdominellen Sonographie ist selbstverständlich. Hauptindikationen für die spezielle Milzsonographie sind die Frage einer Milzvergrößerung und der Nachweis von Veränderungen nach Bauchtraumen.

Der sonographische Nachweis einer Milzvergrößerung kann Hinweis auf folgende Krankheiten sein:
- Erkrankung des lymphatischen und hämatopoetischen Systems.
- Leberkrankheiten.
- Allgemein entzündliche Prozesse.
- Stoffwechselkrankheiten.

Nach Bauchtraumen können folgende Veränderungen nachweisbar sein:
- Milzruptur.
- Subkapsuläres Hämatom.

Untersuchungstechnik

Die Untersuchung der Milz geschieht am besten in Rechtsseitenlage mit über dem Kopf erhobenen linken Arm. Dadurch verbreitern sich die Interkostalräume. Der Schallkopf wird parallel zu den Interkostalräumen etwas nach kaudal geneigt eingestellt. Dann wird der Schallkopf von kranial nach kaudal verschoben, um die Milz aufzusuchen (Abb. 5-6 u. 17-1).

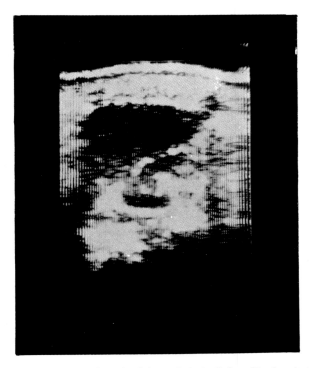
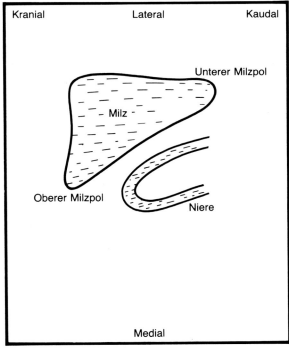

Abb. 17-1. Interkostaler Schrägschnitt im linken Oberbauch. Die normal große Milz stellt sich mit dreieckiger halbmondförmiger Form dar.

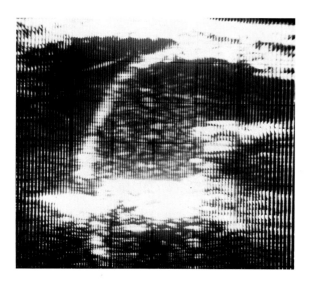 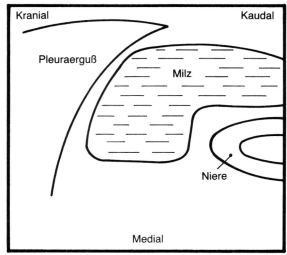

Abb. 17-2. Interkostaler Schrägschnitt im linken Oberbauch. Infolge eines Pleuraergusses ist die Milz in ihrer gesamten Ausdehnung sichtbar.

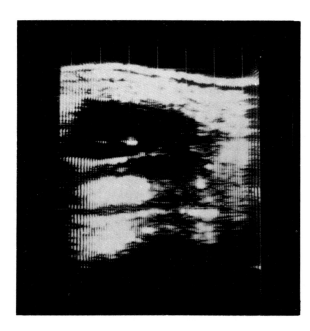 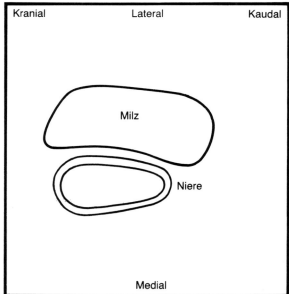

Abb. 17-3. Interkostaler Schrägschnitt durch den linken Oberbauch. Die Milz überlagert die linke Niere in ihrer gesamten Ausdehnung. Dies ist ein Hinweis darauf, daß sie vergrößert ist.

Unter Umständen muß der Schallkopf auch um seine Achse gedreht und in verschiedene Richtungen gekippt werden, um alle Teile des Organs zu inspizieren. Hinter der Milz zeigt sich meist ein Teil der linken Niere.

Bei schlanken, nicht adipösen Patienten kann die Milz gelegentlich von ventral dargestellt werden. Dies ist besonders bei ausgeprägter Splenomegalie der Fall. Wird die Milz in Rückenlage aufgesucht, so muß der Schallkopf lateral am Patienten entlang geführt werden.

Sonographische Charakteristika der normalen Milz

Form: Die Milz stellt sich sonographisch meist als halbmondförmiges Gebilde dar, an dessen konkaver Fläche der Milzhilus liegt. Gelegentlich sind Vorsprünge und Einziehungen des Margo crenatus sichtbar. Bei ausgeprägter Splenomegalie kann eine bikonvexe Form der Milz bestehen. Der obere Milzpol ist oft schwer darstellbar, weil im Sinus phrenico-costalis bereits lufthaltige Lunge über ihm liegt. Beim Vorliegen eines Pleuraergusses links ist der obere Milzpol gut abgrenzbar (Abb. 17-2).

Größe: Zur Bestimmung der Milzgröße wird in dem Schnitt, in dem die Milz die größte Längsausdehnung besitzt, der Abstand zwischen unterem und oberem Milzpol gemessen. Dabei kann die Lokalisation des oberen Milzpols im Bereich des meist sichtbaren Zwerchfellreflexes angenommen werden. Im allgemeinen beträgt die lineare Entfernung zwischen den beiden Polen 8 bis 11 cm. In derselben Schnittebene wird der Querdurchmesser gemessen, der normalerweise 3 bis 4 cm beträgt. Einen weiteren Anhaltspunkt für die Größe der Milz bietet der Vergleich mit der Größe der Niere, die ja im allgemeinen zumindest zum Teil gleichzeitig sichtbar ist. Die normal große Milz überragt im allgemeinen die Niere nicht um mehr als ein Drittel bis maximal die Hälfte (1). Überlagert die Milz die linke Niere in ihrer gesamten Längsausdehnung,

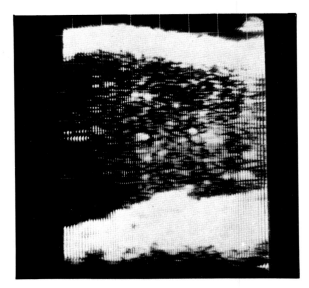
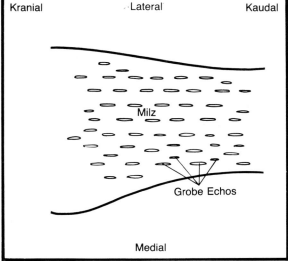

Abb. 17-4. Longitudinalschnitt durch das Abdomen von links lateral. Der gesamte Bildausschnitt ist von der deutlich vergrößerten Milz ausgefüllt, die grobe Echos aufweist.

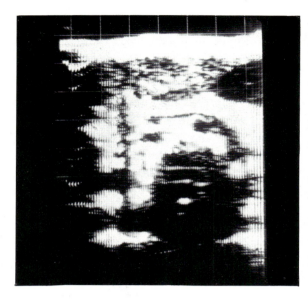
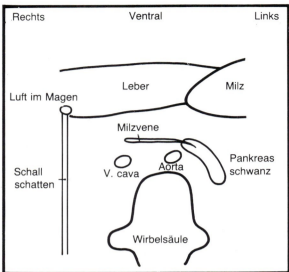
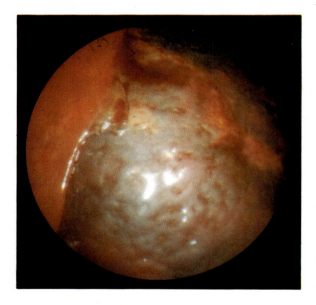

Abb. 17-5. Querschnitt durch den Oberbauch. Die vergrößerte Milz unterlagert den linken Leberlappen. Dorsal der Milz ist der Pankreasschwanz sichtbar. Im laparoskopischen Bild zeigt sich, wie der linke Leberlappen der Milz aufliegt.

so ist dies ein Hinweis auf Milzvergrößerung (Abb. 17-3).

Echos: Die normale Milz ist echoärmer als die Leber, was durch ihre Blutfülle bedingt ist. Die Struktur ist normalerweise homogen. Zwischen Milz und Niere stellt sich gelegentlich ein echoarmes Band dar, das der Verbindung der Nierenkapsel mit dem Mesocolon transversum entspricht (2) (Abb. 10-13).

Pathologische Veränderungen der Milz

Milzvergrößerung im allgemeinen

Bei der Splenomegalie nimmt die Milz oft eine bikonvexe Form an. Die Echos sind häufig vergröbert und unregelmäßig verteilt. Bei stärkerer Splenomegalie ist die Milz bereits in Rückenlage von ventral darstellbar, weil sie den Magen verdrängt (Abb. 17-4, u. 17-5).

Lymphome

Beim Morbus Hodgkin mit Milzbefall sind die Granulome gelegentlich sonographisch nachweisbar. Sie stellen umschriebene, echoarme, unregelmäßig begrenzte Bezirke dar (Abb. 17-6 u. 17-7). Bei diffuser Beteiligung der Milz beim Lymphom können aus der Struktur keine Rückschlüsse auf die Natur der Grundkrankheit gezogen werden (Abb. 17-8).

Hämatologische Systemerkrankungen

Bei der Osteomyelofibrose finden sich sonographisch neben der Splenomegalie gröbere Echos im Parenchym, die durch Fibrose verursacht werden (3). Die leukämische Infiltration der Milz läßt sich sonographisch nicht von der diffusen Infiltration bei Lymphomen unterscheiden. Stellen sich bei extremer Splenomegalie dreieckige Bezirke mit groben Echos dar, so kann auf einen Milzinfarkt geschlossen werden.

Milzvergrößerung bei Leberkrankheiten

Es gibt Angaben in der Literatur (4), daß bei 95% der Patienten mit Leberkrankheiten auch die Milz unterschiedlich starke Vergrößerung zeigt. Dies wird damit begründet, daß bei Leberkrankheiten die Durchlässigkeit der Blutgefäße verändert wird, ein Ödem der Gefäßwand entsteht und es zur Ruptur kleinster Gefäße mit Blutaustritten kommen kann. Hier tritt dann Fibrose auf, die die groben Echos bei Splenomegalie verursacht. Diese Vorgänge sollen wegen des Gefäßreichtums in der Milz besonders ausgeprägt sein. Die Autoren (4) berechneten die mittlere Fläche der normalen Milz mit 11,73 ± 3,86 cm^2. Erhielt diese Fläche den Faktor 1, so ergaben sich für die Milzfläche bei verschiedenen Leberkrankheiten folgende Faktoren:

	Normal	Chron. inaktive Hepatitis	Chron. aktive Hepatitis	Akute Hepatitis	Zirrhose
Faktor	1 :	2 :	3 :	4	: 4,5

Für die Praxis ist von Bedeutung, daß bei sonographischem Verdacht auf eine Leberkrankheit eine vergrößerte Milz den Verdacht erhärtet. Gerade bei Hinweisen auf eine Leberzirrhose kann der Nachweis einer deutlich vergrößerten Milz evtl. noch mit Nachweis einer dilatierten Milzvene diese Diagnose beweisen.

Milzvergrößerung bei Entzündungen und Infektionen

Die sonographische Überwachung der Milzgröße bei diesen Zuständen ist vor allem für die Verlaufskontrolle bei Therapie von Bedeutung. Ein Parasit, der auch die Milz befallen kann, ist der Echinokokkus. In diesen Fällen zeigen sich gut begrenzte, echoarme bis echofreie Bezirke mit dorsaler Schallverstärkung. Die Echos, die in den zystischen Bezirken zu sehen sind, entsprechen den Tochterzysten. Differentialdiagnostisch muß an primäre Milzzysten bei polyzystischen Zuständen gedacht werden (14). Differentialdiagnostisch sind vor allem Zysten des oberen Pols der linken Niere zu beachten (3, 5).

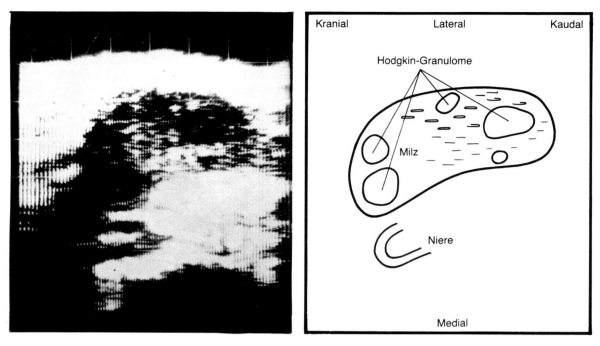

Abb. 17-6. Interkostaler Schrägschnitt im linken Oberbauch bei einem Patienten mit Morbus Hodgkin. Die Milz ist von echoarmen Bezirken durchsetzt, die Granulomen entsprechen.

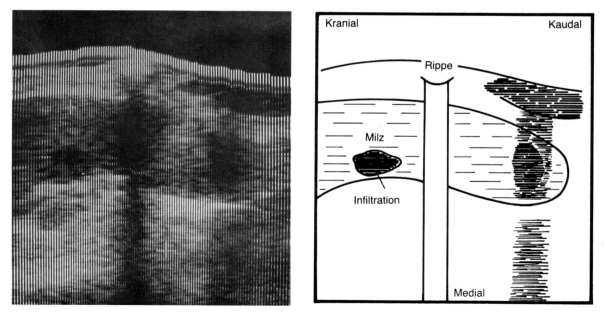

Abb. 17-7. Interkostaler Schrägschnitt durch den linken Oberbauch bei einem Patienten mit Lymphom. Im Bereich des Milzhilus ist ein echoarmer Bezirk sichtbar, der einem Granulom entspricht (operativ gesichert).

Pathologische Veränderungen der Milz

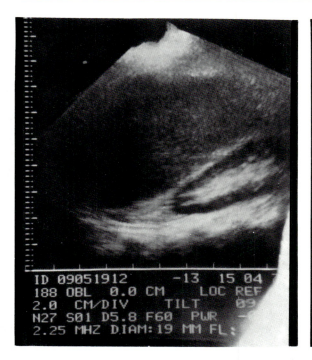

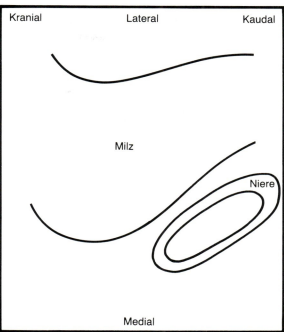

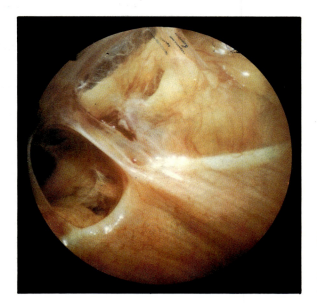

Abb. 17-8. Longitudinalschnitt durch den linken Oberbauch mit einem Compound-Scan-Gerät bei einem Patienten mit Burkitt-Lymphom. Die deutlich vergrößerte Milz zeigt normale Struktur. Laparoskopisch konnte die Milz wegen ausgedehnter Verwachsungen nicht beurteilt werden.

Milzruptur

Die Milzruptur ist einer der Zustände, bei denen die Sonographie entscheidende diagnostische Bedeutung haben kann. Bei subkapsulärem Hämatom treten folgende sonographischen Charakteristika auf (8):

- *Splenomegalie:* Sie ist fast immer vorhanden.
- *Zeichen der doppelten Kontur (6):* Dieses Zeichen tritt bei einer Flüssigkeitsansammlung in einem abgeschlossenen Raum auf. Es stellen sich zwei echofreie Bänder dar; das eine entspricht der Milzkapsel und das andere der Parenchymgrenze. Sie sind durch die Flüssigkeitsansammlung, die in einem echofreien Bezirk zum Ausdruck kommt, getrennt.
- *Zunehmende Milzvergrößerung:* Die Zunahme der Milzgröße innerhalb einiger Tage nach der ersten Untersuchung nach dem Trauma ist recht typisch.
- *Sonographische Zeichen eines Hämatoms:* Bei frischer Blutansammlung ist das Hämatom zunächst echofrei oder echoarm. Mit zunehmender Organisierung entstehen mehr Echos. Falls die Gerinnung gleichmäßig abläuft, bleibt das Hämatom sehr echoarm (7) (Abb. 17-9).
- *Freie intraperitoneale Flüssigkeit:* Sie hilft bei der Diagnose der Milzruptur meist nicht weiter, weil sie schwer nachweisbar und in ihrer Bedeutung unspezifisch ist.
- *Unterbrechungen in der Milzkontur:* Lassen sich Unterbrechungen der Milzkontur in verschiedenen Schnittebenen nachweisen (9), so ist dies Hinweis auf eine Ruptur der Milzkapsel.

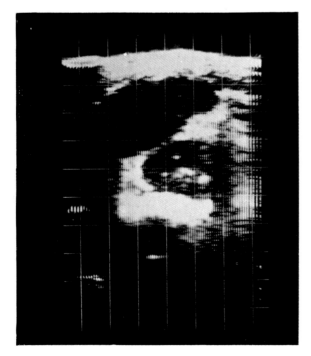 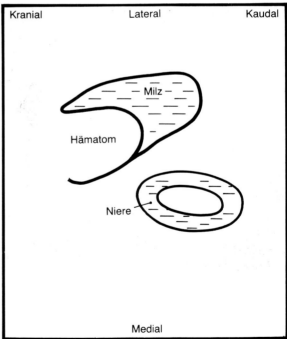

Abb. 17-9. Interkostaler Schrägschnitt im linken Oberbauch. Der kraniale Teil der Milz ist völlig echofrei. Der Bezirk entspricht einem Hämatom, das nach Milzpunktion auftrat.

Angeborene Anomalien

Gelegentlich können Nebenmilzen als echoarme Bezirke von der Milzkontur abgetrennt werden. Sie können nach Splenektomie hypertrophieren und so eine normale Milz vortäuschen.

Auch eine Wandermilz kann sonographisch erkannt werden, so daß Komplikationen vermieden werden können (13).

Berechnung des Milzvolumens (11)

Folgende Formel erlaubt eine überschlagsmäßige Berechnung des Milzvolumens:

$$V = A \times B \times C \times 0{,}4 + 40$$

A, B, C sind die drei Durchmesser.

Genauer kann das Milzvolumen berechnet werden, wenn die genaue Längsachse der Milz bestimmt wird und anschließend Schnitte senkrecht zu dieser Achse gelegt werden (Abb. 17-10) (11). Es ergeben sich dann folgende Größen:

D_{cr} = Abstand zwischen Ebene A_o und dem oberen Milzpol.

D_{ca} = Abstand zwischen A_n und dem unteren Milzpol.

A_o = Die Fläche des jeweiligen Schnittes, die planimetrisch berechnet werden kann.

H = Abstand zwischen den Schnittflächen.

Das Volumen zwischen A_o und oberem Milzpol berechnet sich dann aus:

$$V_{cr} = 0{,}67 \times D_{cr} \times A_o.$$

Das Volumen des Milzabschnittes zwischen A_n und unterem Milzpol geht aus der folgenden Formel hervor:

$$V_{ca} = 0{,}67 \times D_{ca} \times A_n.$$

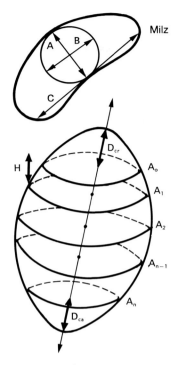

Abb. 17-10. Im oberen Schema sind die Durchmesser eingezeichnet, deren Bestimmung für die einfache Berechnung des Milzvolumens notwendig ist. Das untere Schema zeigt, wie die Schnittebenen bei der genauen Berechnung des Milzvolumens gelegt werden müssen.

Das Volumen zwischen A_o und A_n berechnet sich demzufolge aus

$$V_{A_o - A_n} = \frac{H}{3}(A_o + K_1 A_1 + K_2 A_2 + \ldots K_{n-1} A_{n-1} + A_n)$$

K ist ein Korrekturfaktor. Bei der Verwendung von 6 Schnitten hat er folgende Größen:

$K_1 = 3{,}875$, $K_2 = 2{,}625$, $K_3 = 2{,}625$, $K_4 = 3{,}875$.

Das Gesamtvolumen berechnet sich dann aus

$$V_{gesamt} = V_{cr} + V_{ca} + V_{A_o - A_n}.$$

Die Genauigkeit dieser Meßmethode liegt bei 95%.

Milzgewicht

Aus dem Wert des Längsschnittes und des Querdurchmessers der Milz bei der angegebenen Schnittführung kann das Milzgewicht grob abgeschätzt werden (12). Bis zu einer Größe von etwa 10 × 4 cm überschreitet das Milzgewicht 200 g nicht. Bei einer Ausdehnung von 10 × 6 cm oder darüber liegt das Gewicht über 400 g. Bei Zwischenwerten ist die Milzgröße zwischen 200 und 400 g anzunehmen.

Literatur

(1) RETTENMAIER, G.: Sonographie der Milz und der Lymphknoten. 5. Sonographie-Grundkurs. Böblingen, Nov. 1976.
(2) WHALEN, S. P., J. A. EVANS, J. HAUSER: Vector principle in the differential diagnosis of abdominal masses: the left upper quadrant. Amer. J. Roentgenol. *113:* 104 (1971).
(3) KRATOCHWIL, A., CH. NOWOTNY-JANTSCH: Ultraschalldiagnostik in der Inneren Medizin, Chirurgie und Urologie. Thieme, Stuttgart 1977.
(4) KOGA, T., Y. MORIKOWA: Ultrasonographic determination of the splenic size and its clinical usefulness in various liver diseases. Radiology *115:* 157 (1973).
(5) KING, D. L.: Ultrasonography of echinococcal cyst. J. Clin. Ultrasound *1:* 64 (1973).
(6) FREIMANIS, A. K., W. H. ASHER: Development of diagnostic criteria in echographic study of abdominal lesion. Amer. J. Roentgenol. *108:* 747 (1970).
(7) LUTZ, H., R. PETZOLDT: Ultraschalldiagnostik abdomineller und retroperitonealer Blutungen. Brun's Beitr. Klin. Chir. *221:* 192 (1974).
(8) ASHER, W. H., S. PARWIN, R. W. VIRGILIO, K. HABER: Echographic evaluation of splenic injury after blunt trauma. Radiology *118:* 411 (1976).
(9) LAHODA, F.: Untersuchungen zur Ultraschalltomographie stumpfer Bauchverletzungen. Biomedizinische Technik *6:* 6 (1971).
(10) RASMUSSEN, S. N., R. E. CHRISTENSEN, H. H. HOLM: Spleen volume determination by ultrasonic scanning. Scand. J. Haematol. *10:* 298 (1973).
(11) HOLM, H. H., J. K. KRISTENSEN, J. F. PEDERSEN: Organ volume. In: Abdominal Ultrasound. Munksgaard, Kopenhagen 1976.
(12) PETZOLDT, R., H. LUTZ, R. EHLER: Sonographische Milzgrößenbestimmung. Ultraschalldiagnostik 76. Heidelberg 1976.
(13) HUNTER, T. B., K. HABER: Sonographic diagnosis of a wandering spleen. Amer. J. Roentgenol. *129:* 925 (1977).
(14) BHIMJI, S. D., P. L. COOPERBERG, S. NAIMAN: Ultrasound diagnosis of splenic cysts. Radiology *122:* 787 (1977).

18. Sonographie der Aorta

Untersuchungstechnik

Die Ultraschalluntersuchung der Aorta kann mit der Compound-Scan-, der Echtzeit-Methode oder der Time-Motion-Methode durchgeführt werden. Am vorteilhaftesten ist die Echtzeit-Methode, weil mit ihr auch die Pulsationen der Schlagader beurteilt werden können. Mit der Time-Motion-Methode können die Pulsationen der Aorta allerdings am besten nachgewiesen werden (s. Kap. 2).

Die sonographische Untersuchung der Aorta kann in Längs- und Querschnitten erfolgen. Zunächst wird der Schallkopf in Rückenlage des Patienten in Längsrichtung knapp links der Medianlinie aufgesetzt. Die Aorta stellt sich als echoarmes Band dar, das dorsal des linken Leberlappens erscheint und bis zur Bifurkation knapp unterhalb der Nabelhöhe verfolgt werden kann (Abb. 18-1).

Die Unterscheidung gegenüber der Vena cava ist im allgemeinen einfach, weil letztere schmäler und die Weite ihres Lumens atemabhängig ist. Die Vena cava liegt auch meist rechts der Mittellinie und verläuft mehr horizontal (1).

Mit den modernen Geräten sind vor allem bei schlanken Patienten meist auch die großen Äste der Aorta, also vor allem der Truncus coeliacus und die Arteria mesenterica superior zu sehen. Bei sehr adipösen Patienten mit starkem Gasgehalt des Darmtraktes ist die Aorta oft nur schlecht oder gar nicht sichtbar. Im allgemeinen ist dann auch das Pankreas sehr schwer zu beurteilen.

Bei der Untersuchung im Querschnitt wird im allgemeinen die Aorta zunächst so weit kranial wie möglich hinter dem linken Leberlappen aufgesucht. Hier ist sie meist auch bei Adipösen wegen der guten Schalleitung der Leber noch sichtbar. Dann wird der Schallkopf nach kaudal verschoben, bis sich das Gefäß aufteilt, was oft auch noch gut gesehen werden kann. Im allgemeinen ist auch noch die Vena cava vom Untersucher aus gesehen links auf dem Bild neben der Aorta als mehr ovaler oder schlitzförmiger Bezirk sichtbar.

Sonographische Charakteristika der Aorta

Lage: Die Aorta kann infolge arteriosklerotischer Veränderungen geschlängelt verlaufen und so die Mittellinie nach rechts überschreiten. Auch durch raumfordernde Prozesse können Verlagerungen entstehen. Normalerweise ist die dorsale Wand der Aorta im Längsschnitt in Höhe von L3 bis zu 0,5 cm von der Wirbelsäule entfernt (15). Eine Vergrößerung dieses Abstandes kann Zeichen retroperitonealer raumfordernder Prozesse sein (15).

Lumen: Normalerweise ist das Lumen der Aorta echofrei. Bei Atherosklerose können Wandechos nachweisbar werden. Auch Thromben sind sonographisch nachweisbar. Oft läßt sich in Aneurysmen zeigen, daß sie zu einem Teil mit Parietalthromben ausgekleidet sind (vgl. Abb. 18-9).

Größe: Der Durchmesser der Aorta im sonographischen Bild ist normalerweise nicht größer als 2 cm. Bei nicht umschriebener Dilatation von unter 3 cm Durchmesser kann man noch von Ektasie sprechen. Bei Aneurysmen beträgt die Weite des Lumens meist 3 cm oder mehr (2). Im Bereich der Bifurkation der Aorta ist der Durchmesser meist um 3 bis 4 mm geringer als kranial davon (3, 4).

18. Sonographie der Aorta

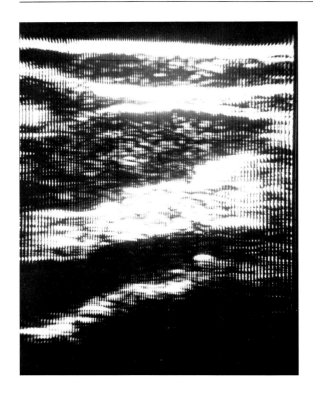
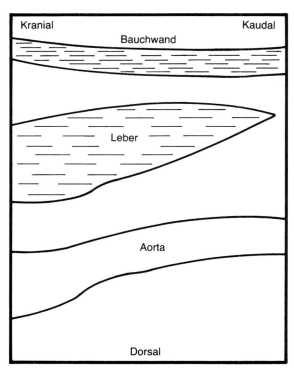

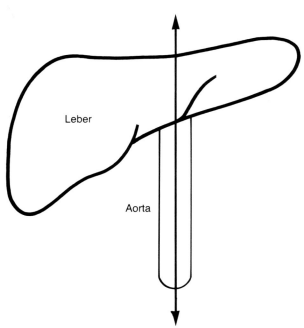

Abb. 18-1. Longitudinalschnitt durch das Abdomen etwas links der Medianlinie. Die Aorta stellt sich dorsal des linken Leberlappens leicht nach ventral verlaufend dar.

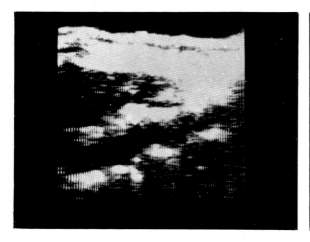
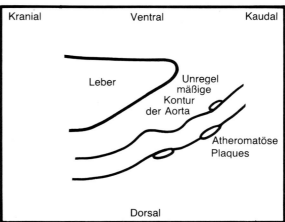
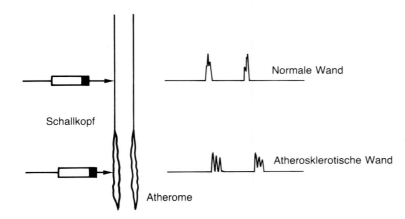

Abb. 18-2. Longitudinalschnitt durch den Oberbauch in der Ebene der Aorta. Die unregelmäßige Kontur mit groben Wandechos weist auf atheromatöse Veränderungen hin.

Pulsation: Aus der sonographisch leicht abzuschätzenden Amplitude der Aortenpulsation lassen sich Rückschlüsse auf pathologische Prozesse ziehen. Verstärkte Pulsation zeigt sich bei älteren Patienten, Patienten mit Hyperthyreose und auch bei Aneurysmen. Dies gilt nicht für Aneurysmen, die stärkere Thrombosierung aufweisen. Bei Hyperlordose erscheint die Pulsation der Aorta ebenfalls sehr ausgeprägt.

Pathologie der Aorta

Atherosklerose

Mit der A-Methode kann eine atherosklerotische Wandverdickung der Aorta exakt gemessen werden (Abb. 18-2). Mit dem Echtzeit-Verfahren sieht man bei Atherosklerose grobe Echos in der Wand, die atheromatösen Platten entspre-

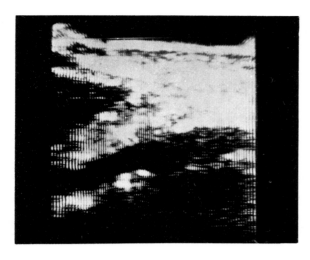 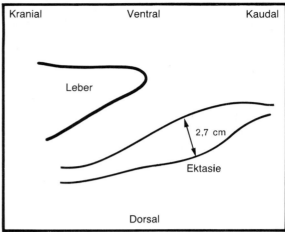

Abb. 18-3. Longitudinalschnitt in der Ebene der Aorta. Leichte ektatische Aufweitung der mittleren Bauchaorta (Durchmesser etwa 2,7 cm).

chen. Sie bedingen eine unregelmäßige Wandkontur. Die arteriosklerotisch veränderte Aorta zeigt im Echtzeit-Bild meist auch kräftige Pulsationen.

Ektasie und Aneurysma der Aorta

Bei der Aortenektasie kann sonographisch oft die kontinuierliche Dilatation des Gefäßes nachgewiesen werden. Der Durchmesser liegt zwischen 2 und 3 cm (Abb. 18-3).

Aortenaneurysmen lassen sich sonographisch schnell und sicher beurteilen. Es können eine Reihe von Informationen erhalten werden wie etwa Nachweis von Thrombosierung und Komplikationen wie etwa Dissektion können erkannt werden (19, 20). Aortenaneurysmen weisen folgende sonographische Charakteristika auf:

Form: Es kann sich um fusiforme oder sackförmige Aneurysmen handeln (Abb. 18-4 bis 18-7).

Größe: Sonographisch lassen sich Längsausdehnung und Querdurchmesser von Aortenaneurysmen messen. Kleine Aortenaneurysmen haben einen Durchmesser von etwa 4 cm; als große sind solche mit über 6 cm Durchmesser zu bezeichnen. Der Fehler, der bei der sonographischen Messung des Durchmessers von Aortenaneurysmen auftritt, bewegt sich im Vergleich mit Messungen an Operationspräparaten zwischen ± 3 und ± 6 mm (5, 8). Der Fehler kann dadurch zustande kommen, daß die Aorta nicht gerade verläuft, so daß der Schnitt nicht exakt quer erfolgt (6). Für die genaue Messung des Durchmessers ist es daher notwendig, daß man durch Längsschnitte den Verlauf der Aorta festlegt und dann versucht, den Schallkopf genau quer zur Längsachse des Gefäßes anzulegen (Abb. 18-8).

Pulsation: Aus Veränderungen der Pulsation kann auf die Thrombosierung von Aortenaneurysmen geschlossen werden.

Pathologie der Aorta

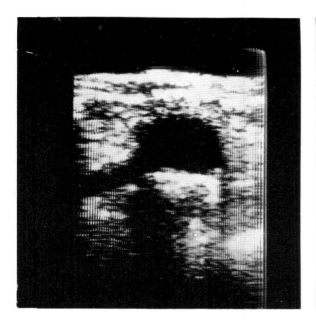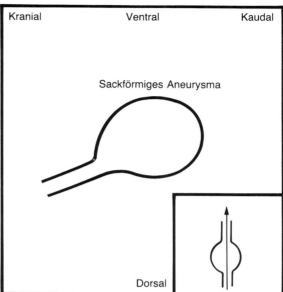

Abb. 18-4. Longitudinalschnitt durch ein sackförmiges Aortenaneurysma.

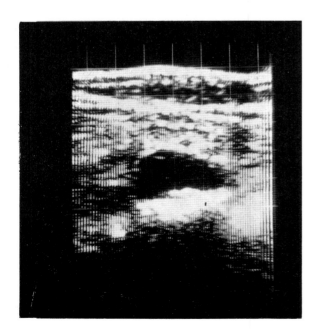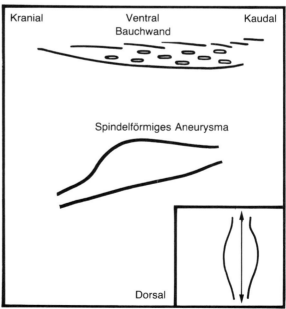

Abb. 18-5. Longitudinalschnitt durch ein spindelförmiges Aortenaneurysma.

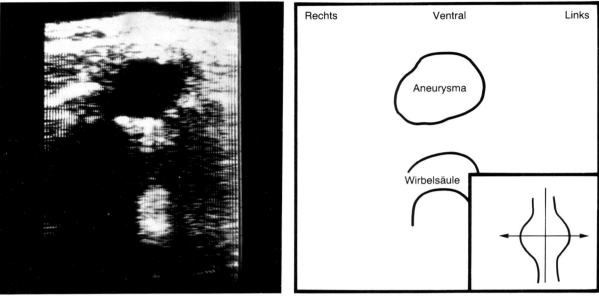

Abb. 18-6. Querschnitt durch ein Aortenaneurysma ohne nennenswerte Thrombosierung des Lumens.

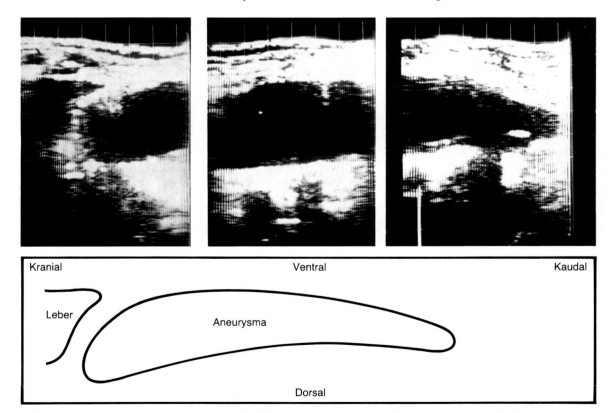

Abb. 18-7. Longitudinalschnitt etwa in der Medianlinie. Die gesamte abdominelle Aorta ist aneurysmatisch aufgeweitet. Das Aneurysma läßt sich in seiner gesamten Ausdehnung nur dadurch abbilden, daß man es „stückweise" photographiert.

Komplikationen bei Aortenaneurysma

Thrombose

Thrombosen in Aortenaneurysmen erzeugen grobe Echos, die sich in Longitudinalschnitten als längsverlaufende Schichten darstellen (Abb. 18-9). In Querschnitten läßt sich im allgemeinen das Verhältnis von thrombosiertem und noch durchgängigem Lumen besser feststellen (Abb. 18-10). Für die Feststellung von Thromben in der Aorta kann auch die A-Methode verwendet werden.

Dissektion

Bei der Dissektion der Aorta treten echofreie Bezirke außerhalb des Lumens auf, die dem subintimalen Blut entsprechen (Abb. 18-11). Die dissezierte Wand erzeugt grobe Echos und pulsiert entsprechend der noch intakten Wand. Die äußere Begrenzung des Hämatoms pulsiert nicht (2, 9).

Einbeziehung der Arteriae iliacae in ein Aortenaneurysma

Eine Aufweitung der Aorta läßt sich gelegentlich in den Bereich einer oder beider Arteriae iliacae hinein verfolgen. Auf Querschnitten kann die einseitige aneurysmatische Aufweitung im Vergleich mit der kontralateralen Arterie besonders gut beurteilt werden (Abb. 18-12) (9).

Ruptur

Das Risiko der Ruptur eines abdominellen Aortenaneurysmas kann mit seinem Durchmesser korreliert werden (10):

6 cm   Durchmesser: 4%   Risiko
6–7 cm Durchmesser: 43%   Risiko
7 cm   Durchmesser: 60–82% Risiko.

Mit der Time-Motion-Methode kann der Grad der radialen Ausdehnung der Wand eines Aortenaneurysmas berechnet werden. Er ist u. a. von der Elastizität der Wand abhängig. Die Berechnung des Rupturrisikos aus diesen Parametern ist jedoch schwierig und hat daher für die Praxis keine Bedeutung (12).

Natürlich tritt bei der Ruptur eines Aortenaneurysmas ein retroperitoneales Hämatom auf, das als echofreier Bezirk sichtbar wird. Bei nicht zu dramatischem Verlauf kann man es gelegentlich noch beim schwerkranken Patienten kurz nach Auftreten der Symptome nachweisen (11).

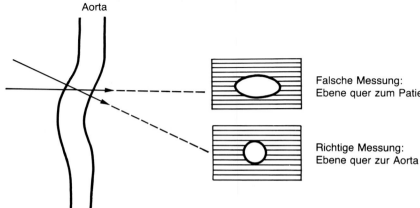

Abb. 18-8. Zur Messung des exakten Durchmessers der Aorta muß der Verlauf des Gefäßes sonographisch verfolgt werden, um eine Schnittebene genau senkrecht zur Längsachse des Gefäßes wählen zu können.

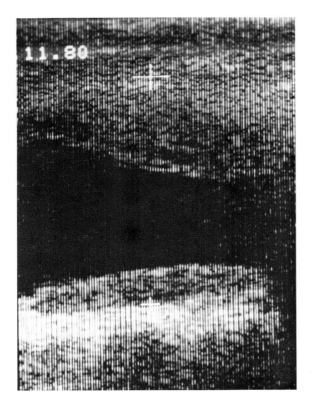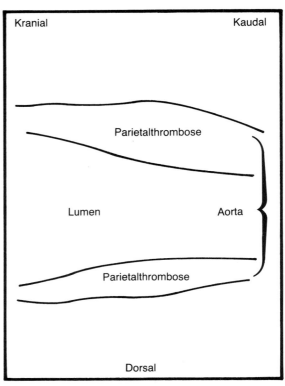

Abb. 18-9. Longitudinalschnitt durch ein Aortenaneurysma, dessen Lumen weitgehend thrombosiert ist. Der echofreie zentrale Bezirk entspricht dem noch durchströmten Lumen.

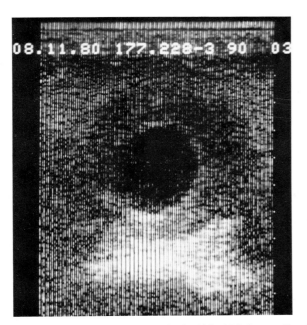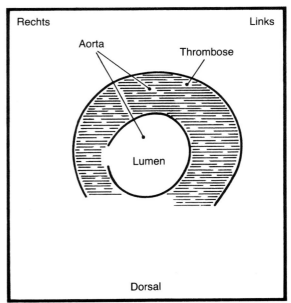

Abb. 18-10. Querschnitt durch das in Abb. 18-9 dargestellte Aneurysma.

Fistel

In der Literatur ist der sonographische Nachweis einer Fistel zwischen einem Aortenaneurysma und der Vena cava inferior beschrieben (13).

Prothetischer Ersatz der Aorta

Aortenprothesen weisen folgende sonographische Charakteristika auf:
– Es bestehen Wandechos.
– Systolische Pulsationen sind nicht nachweisbar (9).

Bedeutung der Sonographie für die Indikationsstellung zur Operation

Die Sonographie von Aortenaneurysmen kann dazu beitragen, den richtigen Zeitpunkt für eine Operation zu wählen. Wegen des geringen Rupturrisikos von Aneurysmen, deren Durchmesser weniger als 6 cm beträgt, kann bei ihnen die sonographische Überwachung vertreten werden. Eine sonographisch nachweisbare Größenzunahme könnte die Operation notwendig erscheinen lassen. Wird sonographisch ein Aortenaneurysma mit einem Durchmesser von mehr als

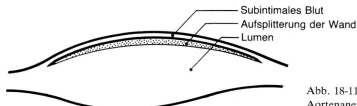

Abb. 18-11. Schematische Darstellung der Dissektion eines Aortenaneurysmas.

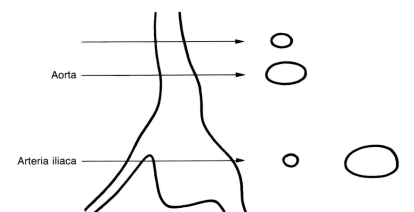

Abb. 18-12. Die aneurysmatische Aufweitung einer Arteria iliaca kann durch das Anlegen entsprechender Querschnitte nachgewiesen werden.

6 cm gefunden, so spricht allein das hohe Rupturrisiko bei einem derartig großen Durchmesser (50 bis 100% Mortalität) für die chirurgische Intervention (7).

Bedeutung der Sonographie für die Differentialdiagnose abdomineller Pulsationen

Sind bei der abdominellen Palpation pulsierende Resistenzen im Abdomen tastbar, so lassen sich sonographisch meist folgende Zustände von einem Aortenaneurysma abgrenzen:

- Abdominelle Raumforderungen wie Lymphome oder Zysten, die die Aortenpulsation fortleiten (17).
- Ungewöhnlich stark pulsierende normale Aorta wie etwa bei der Hyperthyreose.

Bei schlanken Patienten mit nach ventral prominenter Wirbelsäule kann die normale Aorta, die gegen die Wirbelsäule gedrückt wird, mit einem Aortenaneurysma bzw. einem pulsierenden Tumor verwechselt werden.

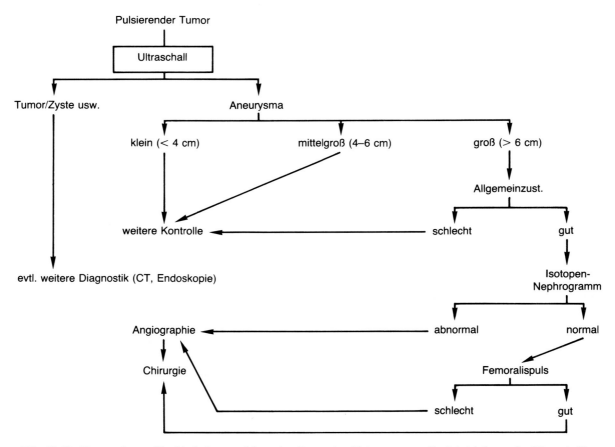

Abb. 18-13. Untersuchungsablauf bei einem pulsierenden Tumor im Abdomen unter Berücksichtigung des Ultraschallbefundes.

Untersuchungstaktik bei pulsierender abdomineller Raumforderung

Sonographisch kann differenziert werden, ob es sich um ein Aneurysma oder eine solide oder zystische Raumforderung handelt (Abb. 18-13). Je nach Größe des Aneurysmas wird entschieden, ob abgewartet werden kann oder eine chirurgische Intervention ins Auge gefaßt werden muß. Entscheidend für die Indikationsstellung zur Operation ist die Frage, ob die Arteria renalis mit einbezogen ist oder nicht. Dies kann durch Angiographie, evtl. durch ein Isotopenrenogramm entschieden werden.

Ist sonographisch ein intra- bzw. retroperitonealer Tumor nachweisbar, der keinem Organ zugeordnet werden kann, so würde als nächster Schritt die Computertomographie durchgeführt.

Vergleich zwischen Sonographie und anderen Techniken bei der Diagnose des Aortenaneurysmas

Röntgenleeraufnahme des Abdomens

Wenn die Wand des Aneurysmas Kalzifikationen zeigt, kann es auf der abdominellen Leeraufnahme vermutet werden; u. U. kann auch seine Größe abgeschätzt werden. Kalzifikationen in der Wand von Aortenaneurysmen sind röntgenologisch in etwa 50% der Fälle sichtbar.

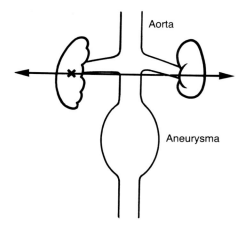

Abb. 18-14. Schematische Darstellung des Abgangs der Nierenarterien in Bezug zu einem Aortenaneurysma. Die Mitte der tieferstehenden Niere befindet sich oberhalb der kranialen Begrenzung des Aneurysmas.

Angiographie

Es handelt sich dabei natürlich um eine invasive und aufwendige Methode, deren Durchführung auch große Erfahrung voraussetzt. Der Hauptnachteil im Vergleich mit der Sonographie besteht darin, daß das Vorhandensein von Thromben nicht erkannt werden kann, wenn die Aortenwand nicht kalzifiziert ist (14). Hauptvorteil der Angiographie ist die exakte Aussage über die Mitbeteiligung der Nierenarterien (7).

Isotopenaortographie

Mit der Gamma-Kamera kann der Durchgang eines Bolus von 12 bis 16 mCi von Tc^{99} Pertechnetat durch die Aorta erfaßt werden (13). Die

Tab. 18-1. Vergleich der Treffsicherheit der Sonographie mit der anderer Methoden beim Aortenaneurysma.

Autor	Klinik (%)	Röntgen-Leeraufn. des Abdomens (%)	Angiographie (%)	Ultraschall (%)
NUSBAUM (18)	91,5	–	–	88,9
BIRNHOLZ (13)	–	–	–	100,0
LEOPOLD (5)	–	–	–	100,0
LEE (7)	81	70	87	97,4

Tab. 18-1 gibt eine Übersicht über die diagnostische Wertigkeit der verschiedenen Methoden bei der Diagnose des Aortenaneurysmas.

Unter günstigen Umständen kann auch die Einbeziehung der Nierenarterien in ein Aortenaneurysma sonographisch erkannt werden. Falls die Nierenarterien nicht direkt gesehen werden können, kann folgende Maßnahme einen Anhaltspunkt geben: Auf der Bauchwand werden die kraniale und kaudale Begrenzung des Aneurysmas und die Mitte beider Nieren markiert. Liegt die Mitte der tieferstehenden Niere höher als der kraniale Pol des Aneurysmas, so ist die Einbeziehung der Nierenarterien in das Aneurysma sehr unwahrscheinlich (21) (Abb. 18-14).

Literatur

(1) WEILL, F., P. MAURAT: The sign of the vena cava: echotomographic illustration of right cardiac insufficiency. J. Clin. Ultrasound 2: 27 (1974).

(2) WINSBERG, F., C. H. COLE: Continuous ultrasound visualization of the pulsating abdominal aorta. Radiology 103: 455 (1972).

(3) GOLDBERG, B. B., B. OSTRUM, H. J. GERARD: Ultrasonic aortography. J. A. M. A. 198: 353 (1966).

(4) GOLDBERG, B. B., H. J. LEHMANN: Aortosonography: ultrasound measurement of the abdominal and thoracic aorta. Arch. Surg. 100: 652 (1970).

(5) LEOPOLD, G. R.: Ultrasonic detection and evaluation of abdominal aortic aneurysms. Surgery 72: 939 (1972).

(6) HOLM, H. H., S. N. RASMUSSEN, J. K. KRISTENSEN: Errors and pitfalls in ultrasonic scanning of abdomen. Brit. J. Radiol. 45: 835 (1972).

(7) LEE, K. R., W. J. WALLS, N. L. MARTIN, A. W. TEMPLETON: A practical approach to the diagnosis of abdominal aortic aneurysms. Surgery 78: 195 (1975).

(8) LEOPOLD, G. R.: Ultrasonic abdominal aortography. Radiology 96: 9 (1970).

(9) WINSBERG, F., C. COLE-BENGLET, D. J. MULDER: Continuous ultrasound „B" scanning of abdominal aortic aneurysm. Amer. J. Roentgenol. 121: 626 (1974).

(10) WHEELER, W., M. BEACHLY, K. RANNINGER: Angiography and ultrasonography. A comparative study of abdominal aortic aneurysm. Amer. J. Roentgenol. 126: 95 (1976).

(11) MC GREGOR, J. C., J. G. POLLACK, H. C. ANTON: Ultrasonography and possible ruptured abdominal aortic aneurysm. Brit. med. J. 3: 78 (1975).

(12) BIRNHOLZ, J. C.: A noninvasive approach to the derivation of quantitative pathophysiological data concerning the diseased aortic wall. Radiology 107: 675 (1973).

(13) BIRNHOLZ, J. C.: Alternatives in the diagnosis of abdominal aortic aneurysm: combined use of isotope aortography and ultrasonography. Amer. J. Roengenol. 118: 809 (1973).

(14) TEMPLETON, A. W., J. L. STUBERT: Abdominal and retroperitoneal sonography. Amer. J. Roengenol. 113: 741 (1971).

(15) SPIRT, B. A., M. L. SKOLNICK, E. W. CARSKY, K. TICEN: Anterior displacement of the abdominal aorta: a radiographic and sonographic study. Radiology 111: 399 (1974).

(16) PEPPER, H., J. KEENE: Use of simethicone in abdominal echotomography. Plenum (New York) 2: 197 (1976).

(17) LEE, T. G., S. C. HENDERSON: Ultrasonic aortography: unexpected findings. Amer. J. Roentgenol. 128: 273 (1977).

(18) NUSBAUM, J. W., et al.: Echography in the diagnosis of abdominal aortic aneurysm. Arch. Surg. 102: 385 (1971).

(19) PINTOS-DIAZ, G., et al.: Ecotomografia como método de evaluación de los aneurismas de la aorta abdominal. Angiologia 27: 93 (1975).

(20) OTTO, P., D. WEITZEL, H. G. JESTER: Ultraschalltomographie: Ein sicheres Diagnostikum beim Aneurysma der Bauchaorta. Dtsch. Med. Wschr. 98: 1612 (1973).

(21) HOLM, H. H., J. K. KRISTENSEN, S. N. RASMUSSEN et al.: Great vessels. In: Abdominal Ultrasound. Munksgaard, Kopenhagen 1976.

19. Sonographie der großen Bauchgefäße

Allgemeines

Die großen Gefäße des Abdominalraumes stellen sich als echofreie Strukturen dar, die im Längsschnitt als Bänder und im Querschnitt als runde oder ovale Bezirke erscheinen. Die Gefäße, die unter guten Untersuchungsbedingungen bei der Ultraschalluntersuchung erkannt werden können, sind die Aorta mit ihren Abgängen, Truncus coeliacus, Arteria hepatica und Arteria lienalis, Arteria mesenterica superior und die Nierenarterien. Von den Venen sind bei guten Untersuchungsbedingungen die Vena cava, die Nierenvenen, die Lebervenen, die Pfortader mit ihren Ästen, Vena lienalis und Vena mesenterica superior, erkennbar (13). Im Unterbauch können häufig die Iliakalgefäße aufgesucht werden. Der Durchmesser kleinerer Arterien liegt meist unter der praktischen Auflösungsgrenze der Ultraschallgeräte.

Vena cava

Die Vena cava stellt sich im Längsschnitt als echofreies, schmales Band dar, das horizontal, etwas rechts der Wirbelsäule verläuft. Sie unterscheidet sich von der Aorta durch folgende Merkmale:

Der Verlauf der Vena cava ist horizontal, während die Aorta von dorsal kranial nach kaudal ventral verläuft.

Die Vena cava weist bei der Untersuchung mit Echtzeitgeräten mehr wellenförmige Bewegungen im Gegensatz zu der als Ganzes pulsierenden Aorta auf. Diese Bewegungen sind durch die Atmung bedingt. Normalerweise vermindert sich der Durchmesser der Vena cava bei der Einatmung und vergrößert sich, wenn das Valsalva-Manöver durchgeführt wird. In diesem Falle verringern sich auch die wellenförmigen Kaliberschwankungen.

Die Vena cava kann zur Leberpforte in Beziehung gebracht werden, die ventral davon als runder bis ovaler, echofreier Bezirk erscheint, der von hell reflektierendem Gewebe umgeben ist (Abb. 7-8). Durch den Lobus caudatus der Leber kann die Vena cava etwas imprimiert sein (Abb. 7-8).

Besonders bei schlanken Patienten kann der Verlauf der Vena cava bis in den rechten Vorhof hinein verfolgt werden (Abb. 7-10).

Veränderungen der Vena cava

Bei Patienten mit Druckerhöhungen im rechten Vorhof verschwinden die Pulsationen der Vena cava. Sie wird zu einem starren Band von mehr als 2 cm Durchmesser (2).

Bei Trikuspidalinsuffizienz sind die normalen wellenförmigen Pulsationen der Vena cava verstärkt und lassen sich durch die Atembewegungen nicht beeinflussen.

Die Impression der Vena cava durch den Lobus caudatus der Leber kann sehr ausgeprägt sein, wenn dieser abnormal groß ist. Dies ist z. B. beim Budd-Chiari-Syndrom der Fall. Aber auch bei Hepatomegalie anderer Ursache (12), retrohepatischen Lymphknoten (14), Gallenblasenhydrops, Pankreaskopfkarzinom (Abb. 9-42) und Nierenkarzinom (3, 15) kann die Vena cava abnormal imprimiert sein. In seltenen Fällen kann es gelingen, eine Thrombose der Vena cava nachzuweisen (6).

19. Sonographie der großen Bauchgefäße

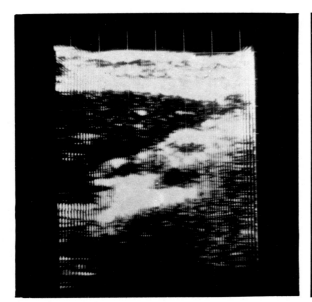
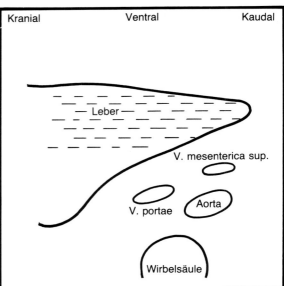
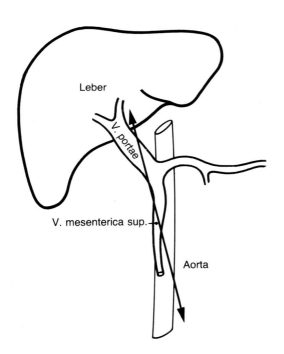

Abb. 19-1. Schrägschnitt durch den rechten Oberbauch mit nach medial geneigtem Schallkopf. Die großen Oberbauchgefäße sind schräg geschnitten und erscheinen dadurch als ovale Bezirke. Der Zusammenfluß zwischen V. lienalis und V. mesenterica sup. stellt sich ventral der Aorta dar.

Vena portae

Die Pfortader, die normalerweise schräg in Richtung der rechten Schulter verläuft (20 bis 80° Neigung gegenüber der Wirbelsäule), teilt sich in der Leber in einen rechten und linken Ast auf. Der rechte Ast ist länger und weiter und hat einen mittleren Durchmesser von 10 mm.

Der Leberhilus mit der Vena portae wird im Längsschnitt (Abb. 7-8 u. 7-25) beurteilt. Durch verschiedene Schrägschnitte im Oberbauch kann die extrahepatische Pfortader von ihrem Ursprung her dargestellt werden (Abb. 19-1). Mit Echtzeitgeräten können auch leicht die Verzweigungen des Gefäßes aufgesucht werden (Abb. 7-21 u. 19-2). Der rechte Ast der intrahepatischen Pfortader verläuft weitestgehend horizontal, der linke wendet sich mehr nach ventral. Am besten können die intrahepatischen Äste der Pfortader im nach kranial geneigten Subkostalschnitt dargestellt werden. Für die Lokalisation des Pankreas ist die Pfortader eine wichtige Referenzstruktur. Im allgemeinen läßt sich der Ursprung der Milzvene aus der Pfortader verfolgen, so daß sie dadurch eindeutig identifiziert werden kann. Auch für die Identifizierung des Ductus choledochus ist es wichtig, die Pfortader und möglichst auch die Vena cava darzustellen, weil dann eine im Bereich des Leberhilus sichtbare dritte Gefäßstruktur dem Ductus choledochus entspricht, sofern sie nicht pulsiert (10) (Abb. 8-19).

Charakteristische Veränderungen der Pfortader

Bei Durchführung des Valsalva-Manövers dilatiert sich die Pfortader ebenso wie die Vena cava. Bei Vorliegen von portaler Hypertension

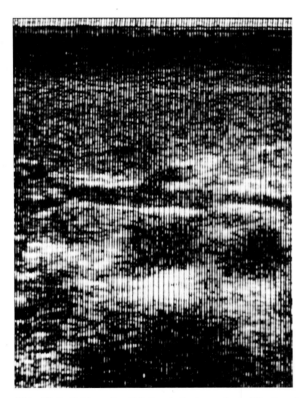
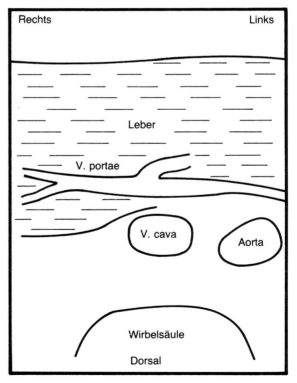

Abb. 19-2. Subkostaler Schrägschnitt im rechten Oberbauch. Die intrahepatische Aufzweigung der Pfortader in Äste zum rechten und linken Leberlappen ist sichtbar.

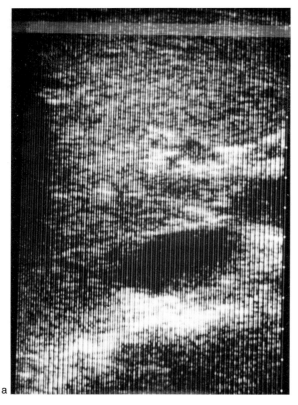
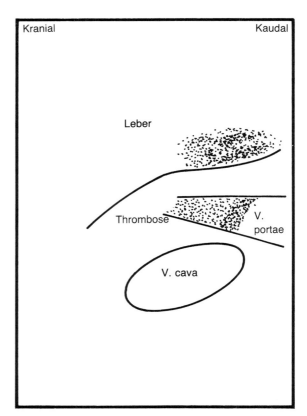

3a

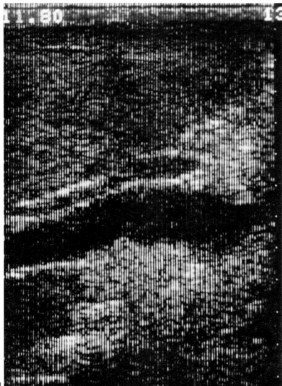
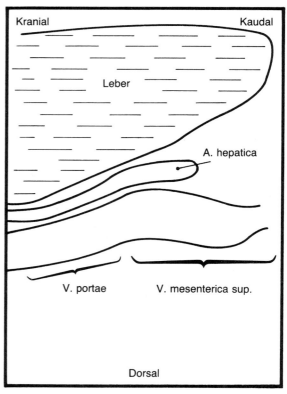

3b

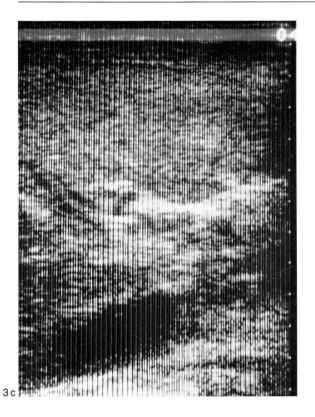
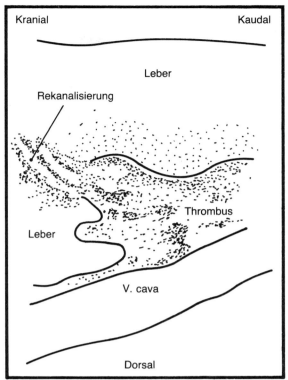

ist dies nicht der Fall (Abb. 19-3 a, b u. c). In diesem Falle ist der Durchmesser der Pfortader meist größer als 15 mm (Abb. 7-39). Auch bei Rechtsherzinsuffizienz überträgt sich die Druckerhöhung in den Lebervenen auf das Pfortadersystem, was ebenfalls zur Dilatation der Vena portae führt. Wichtig ist die sonographische Lokalisation der Pfortader bei Durchführung einer perkutanen transhepatischen Portographie (7, 8).

Venae hepaticae

Sie unterscheiden sich von den Pfortaderästen dadurch, daß sie nicht durch einen prominenten echoreichen Bezirk begrenzt sind. Sie stellen sich als glatt begrenzte, bogenförmig verlaufende echofreie Bänder im Leberparenchym dar. Ihr Kaliber nimmt nach kranial zu, wodurch sie sich von den intrahepatischen Gallenwegen unterscheiden, die ebenfalls nicht von einem reflektierenden Saum begrenzt sind (Abb. 7-17, 19-4 u. 19-5). Auch unterscheiden sich die Lebervenen durch die glatte Begrenzung und den meist bogenförmigen Verlauf von den Gallenwe-

Abb. 19-3. a) Longitudinalschnitt durch den Leberhilus von lateral. Die Pfortader ist thrombosiert. Der Thrombus erscheint als mäßig echoreicher Zapfen. Rechts davon die dilatierte Pfortader.
b) Längsschnitt in der Achse der Pfortader etwas mehr distal als in (a). Die Dilatation der Pfortader setzt sich in die V.mesenterica sup. fort. Offensichtlich kompensatorisch hypertrophierte A. hepatica.
c) Schnittebene etwa wie in (a). Die beiden aus dem Leberparenchym heraustretenden echofreien Linien sind Ausdruck der Rekanalisierung des Thrombus. Der Befund korrelierte gut mit der klinischen Besserung.

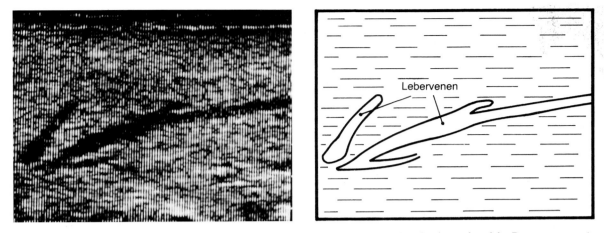

Abb. 19-4. Longitudinalschnitt durch die Leber. Die Lebervenen verlaufen bogenförmig ohne echoreiche Begrenzung nach kaudal-ventral.

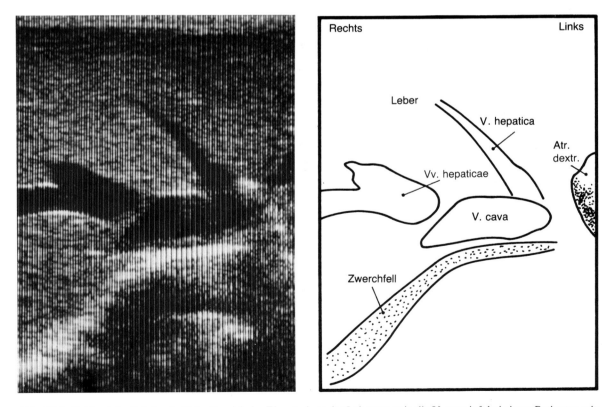

Abb. 19-5. Subkostaler Schrägschnitt im Bereich der Einmündung der Lebervenen in die V. cava inf. bei einem Patienten mit Rechtsherzinsuffizienz. Die Lebervenen sind gestaut.

gen, die meist sehr unregelmäßig gekrümmt sind (vgl. Abb. 8-18 mit Abb. 19-4).

Sowohl in Längs- als auch in Subkostalschnitten kann die Einmündung der Lebervenen in die Vena cava dargestellt werden (Abb. 7-10 u. 7-17).

Die Lebervenen sind bei kardialer Stauungsleber dilatiert. Bei Trikuspidalinsuffizienz kann zusätzlich auch die Pulsation der Lebervenen gesehen werden (16). Bei Erhöhung des intraperitonealen Drucks, insbesondere bei Aszites sind die normalen Lebervenen wegen des Drucks, unter dem die Leber steht, nicht sichtbar (16). Besteht bei einem Budd-Chiari-Syndrom eine ausgedehnte Thrombosierung der Lebervenen, so sind sie natürlich ebenfalls nicht darstellbar.

Sonographisch kann bei experimentellen Untersuchungen auch die Lage von Kathetern im Venensystem der Leber kontrolliert werden (9).

Vena lienalis

Die Milzvene kann sonographisch fast immer dargestellt werden und ist die wichtigste Referenzstruktur für die Lokalisation des Pankreas. Im Querschnitt stellt sie sich als kleines, echofreies Oval ventral von Aorta und Vena cava, dorsal des Pankreas dar. Ihr mittlerer Durchmesser wird mit 6,3 mm angegeben. Der mittlere Abstand zwischen vorderer Begrenzung der Aorta und der Milzvene beträgt 2 cm (4). Meist kann die Milzvene nicht auf einem Bild in ihrer gesamten Ausdehnung dargestellt werden, weil sie wellenförmig verläuft und so nur ein Segment ins Bild kommt. Ihr linker Anteil ist meist auch durch den Schatten des linken Rippenbogens und durch Magenluft verdeckt (Abb. 7-13, 7-27 u. 9-13). Bestehen gute Untersuchungsbedingungen (wenig Gasüberlagerung), so kann die

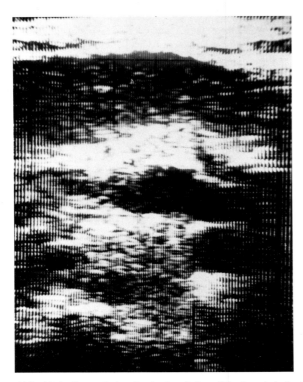
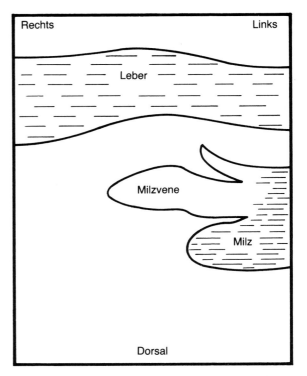

Abb. 19-6. Querschnitt durch den linken Oberbauch bei einem Patienten mit portaler Hypertension. Dorsal des linken Leberlappens ist der Milzhilus sichtbar. Die Milzvene ist deutlich dilatiert.

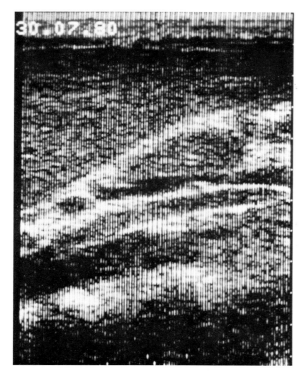 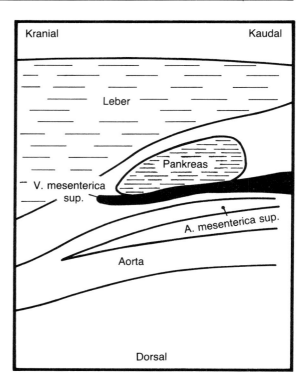

Abb. 19-7. Longitudinalschnitt durch den Oberbauch etwas links der Medianlinie. Der Abgang der A. mesenterica sup. aus der Aorta ist sichtbar. Ventral davon verläuft die V. mesenterica sup. Zwischen ihr und dem sich keilförmig darstellenden linken Leberlappen ist das Pankreas quer getroffen sichtbar.

fehlende Darstellung der Milzvene Hinweis auf ihre Thrombosierung sein. Eine Verlagerung der Milzvene kann bei Pankreastumoren erfolgen (Abb. 9-12).

Bei portaler Hypertension beträgt der Durchmesser der Vena lienalis meist mehr als 10 mm (4) (Abb. 7-39 u. 19-6).

Vena mesenterica superior

Im Längsschnitt stellt sich die Vena mesenterica superior als echofreies Band ventral der Aorta dar (Abb. 7-6 u. 19-7). Ihr Durchmesser vergrößert sich beim Valsalva-Manöver. Auch bei Pankreaskarzinomen kann sie dilatiert sein (6). Bei stärkerer Kompression des Abdomens mit dem Schallkopf läßt sich die Vene nicht mehr darstellen.

Arteria mesenterica superior

Der Abgang dieser Arterie aus der Aorta kann bei schlanken Patienten im Längsschnitt kaudal des Truncus coeliacus gesehen werden, dessen Darstellung oft etwas schwieriger ist (13) (Abb. 19-8). Bei guten Untersuchungsbedingungen können auf einem Längsschnittbild die Aorta, die Arteria mesenterica superior und das Pankreas dargestellt werden (Abb. 19-7). Im Querschnitt erscheint die Arteria mesenterica superior als echofreier Punkt zwischen Aorta und Pankreas (Abb. 9-36 u. 19-10).

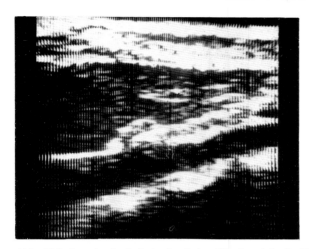 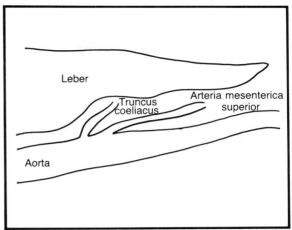

Abb. 19-8. Longitudinalschnitt durch den Oberbauch in der Ebene der Aorta. Die Abgänge des Truncus coeliacus und der A. mesenterica sup. stellen sich dar.

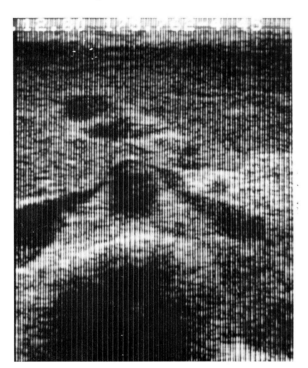 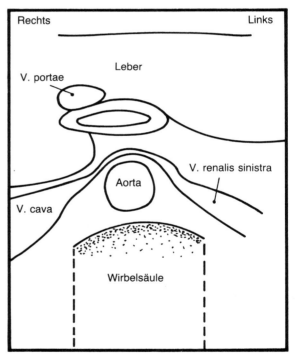

Abb. 19-9. Querschnitt durch den rechten Oberbauch. Die linke Nierenvene ist in ihrem gesamten Verlauf sichtbar.

Vena umbilicalis

Sonographisch kann eine rekanalisierte Nabelvene bei portaler Hypertension leicht nachgewiesen werden (5, 24). Im Querschnitt erscheint sie meist als runder echofreier Bezirk an der Grenze zwischen linkem und rechtem Leberlappen. Im Längsschnitt stellt sich die Nabelvene als gekrümmtes Band dar, das nach ventral aus der Leber herauszieht (11).

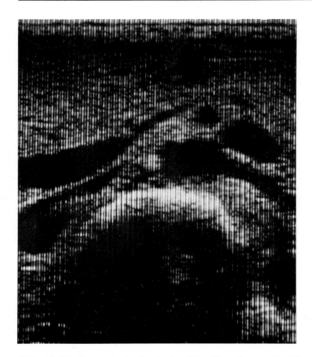 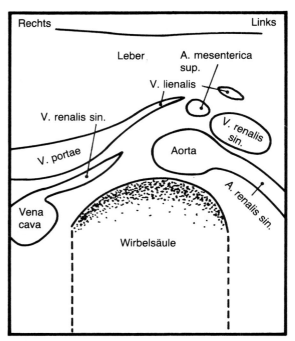

Abb. 19-10. Querschnitt durch den Mittelbauch mit „Gefäßstatus". Bei dem sehr schlanken Patienten ist die linke Nierenvene vor der Überkreuzung der Aorta etwas aufgestaut.

Venae renales

Die linke Nierenvene zeigt sich zwischen der Arteria mesenterica superior und Aorta. Sie ist meist nur bei sehr schlanken Patienten sichtbar (Abb. 19-9). Sonographisch lassen sich auch Anhaltspunkte für eine Nierenvenenthrombose gewinnen (17). Da die Thrombose ja meist einseitig ist, ist für die Nierenvenenthrombose die deutliche einseitige Vergrößerung einer Niere charakteristisch. Falls die Thrombose die Vena cava mit einbezieht, kann auch dies sonographisch erkannt werden.

Arteriae renales

Bei günstigen Untersuchungsbedingungen kann man auch den Abgang der Nierenarterien aus der Aorta erkennen (Abb. 19-10.). Aneurysmen der Nierenarterien können einen Tumor im Nierenhilus imitieren (18). Sonographisch erscheinen sie aber meist als Zysten, die gelegentlich pulsieren und häufig Kalzifikationen aufweisen. Die Differentialdiagnose echofreier Bezirke im Bereich des Nierenhilus (Zysten, Urinaufstau) muß also Aneurysmen der Nierenarterien mit einbeziehen (19, 20).

Arteriae iliacae

Um die Iliakalgefäße zu beurteilen, sollte der Patient mit gefüllter Harnblase untersucht werden. Die Bifurkation der Aorta mit den abgehenden Arteriae iliacae ist am besten in Links- oder Rechtsseitenlage des Patienten darzustellen (21). Zur Untersuchung der Iliakalgefäße selbst wird der Schallkopf entsprechend dem Verlauf der Gefäße schräg am Unterbauch eingestellt.

Die wichtigsten pathologischen Veränderungen der Iliakalarterien, die sonographisch erkannt werden können, sind die Aneurysmen. Sie können isoliert auftreten oder kontinuierlich aus einem Aortenaneurysma hervorgehen (22). Da sich bei Aortenaneurysmen oft auch Aneurysmen der Arteriae iliacae finden, sollten bei diesen und auch bei allen älteren Patienten die Iliakalgefäße routinemäßig mituntersucht werden. So lassen sich auch Folgeerscheinungen dieser Aneurysmen wie Kompression der Harnblase, der Harnleiter mit Hydronephrose u. ä. erkennen. Bei Verlagerung der Iliakalgefäße muß nach raumfordernden Prozessen im Becken, wie etwa Ovarialtumoren, gefahndet werden (23).

Literatur

(1) RETTENMAIER, G.: Sonografischer Oberbauchstatus. Internist 17: 549 (1976).
(2) WEILL, F., P. MAURAT: The sign of the vena cava: echotomographic illustration of right cardiac insufficiency. J. Clin. Ultrasound 2: 27 (1974).
(3) GREENE, D., H. L. STEINBACH: Ultrasonic diagnosis of hypernephroma extending into the inferior vena cava. Radiology 115: 679 (1975).
(4) DOUST, B. D., D. J. PEARCE: Gray-scale ultrasonic properties of the normal and inflamed pancreas. Radiology 100: 653 (1976).
(5) WEILL, F.: Ultrasonic visualization of an umbilical vein. Radiology 120: 159 (1976).
(6) LEOPOLD, G. R.: Gray-scale ultrasonic angiography of the upper abdomen. Radiology 117: 665 (1975).
(7) BURCHARTH, F., S. N. RASMUSSEN: Localization of the porta hepatis by ultrasonic scanning prior to percutaneous transhepatic portography. Brit. J. Radiol. 47: 457 (1975).
(8) VIAMONTE, M., J. LE PAGE, A. LUNDERQUIST: Selective catheterization of the portal vein and its tributaries. Radiology 114: 457 (1975).
(9) RÖSCH, J., W. N. HANAFEE, H. SNOW: Transjugular portal venography and radiological portocaval shunt: an experimental study. Radiology 92: 1112 (1969).
(10) TAYLOR, K. J., D. A. CARPENTER: The anatomy and pathology of the porta hepatis demonstrated by gray-scale ultrasonography. J. Clin. Ultrasound 3: 117 (1975).
(11) SANDERS, R. C., M. R. CONRAD, R. I. WHITE: Normal and abnormal upper abdominal venous structures as seen by ultrasound. Amer. J. Roentgenol. 128: 657 (1977).
(12) TAYLOR, K. J.: Investigation -ultrasonic- of the inferior vena cava obstruction. Brit. J. Radiol. 48: 1024 (1975).
(13) WEILL, F., E. BIHR, P. ROHMER, A. EISENCHER, F. ZELTNER: Petit atlas ultrasonore des grandes branches vasculaires abdominales. Ann. Radiol. 20: 625 (1977).
(14) TAYLOR, K. J.: Atlas of Gray-scale Ultrasonography. S. 270. Churchill Livingstone, 1978.
(15) SCHULZE, K., U. F. BENZE, H. E. SCHMITT, R. MEUDT: Sonographic appearance of thrombosis of the inferior vena cava in renal tumors. Fortschr. Geb. Roentgenstr. Nuklearmed. 126: 231 (1977).
(16) BIRNHOLZ, J. C.: Ultrasound evaluation of diffuse liver disease. In: TAYLOR, J. W. (Hrsg.): Diagnostic Ultrasound in Gastrointestinal Disease. Churchill Livingstone, 1979.
(17) FOWLER, J. E., J. PACIULLI: Renal vein thrombosis: diagnosis by B-scan ultrasonography. J. Urol. 118: 849 (1977).
(18) EKELUND, L., E. BOIJSEN, E. LINDSTEDT: Pseudotumor of the renal pelvis caused by renal artery aneurysm. Acta radiol. Diagn. 20: 753 (1979).
(19) BOIJSEN, E., D. P. LINK: Arteriography before needle puncture of renal hilar lesions. J. Urol. 118: 237 (1977).
(20) GREEN, W. N., D. L. KING, W. J. CASARELA: A reappraisal of sonolucent renal masses. Radiology 121: 163 (1976).
(21) ATHEY, P. A., L. TAMEZ: Lateral decubitus position for demonstration of the aortic bifurcation. J. Clin. Ultrasound 7: 154 (1979).
(22) GOODING, G. A. W.: Ultrasonography of the iliac arteries. Radiology 135: 161 (1980).
(23) ROCA, F. J.: Sonographische Veränderungen an den großen Bauchgefäßen als Hinweis auf pathologische Prozesse in benachbarten Organen. In: Ultraschalldiagnostik in der Medizin. Thieme, Stuttgart, New York 1980.
(24) FUNSTON, R. M., E. GOUDIE, AL. RICHTER, A. M. BUTTERWORTH, J. C. ALLAN: Ultrasound diagnosis of the recanalized umbilical vein in portal hypertension. J. Clin. Ultrasound 8: 244 (1980).

20. Sonographie des Gastrointestinaltraktes

Allgemeines

Bei der Abklärung entzündlicher oder tumoröser Prozesse des Gastrointestinaltraktes sind Endoskopie und Röntgenuntersuchungen die Methoden der Wahl. Sonographisch können fortgeschrittene infiltrative Prozesse der Wand des Gastrointestinaltraktes erkannt werden. Normalerweise ist die Wand des Magen-Darm-Traktes zu dünn, als daß zwischen ihr und dem gashaltigen Lumen eine genügend große akustische Impedanz entstehen könnte. So wird im allgemeinen nur ein großer Reflex, der der intestinalen Luft entspricht, mit seinem entsprechenden Schallschatten sichtbar (Abb. 20-1). Mit besser auflösenden Geräten kann allerdings oft auch die normale Magenwand, besonders im Antrumbereich erkannt werden.

Bei Wandinfiltrationen im Gastrointestinaltrakt wird die akustische Impedanz zwischen

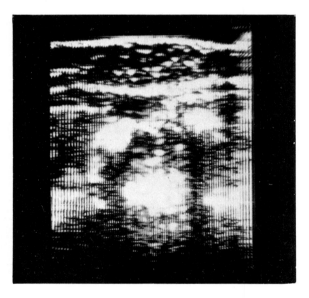
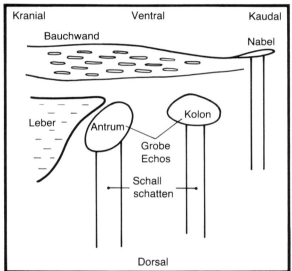
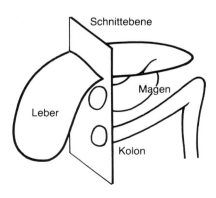

Abb. 20-1. Longitudinalschnitt durch das Abdomen in der Medianlinie. Die Lumina von Magen und Querkolon stellen sich als ovale, reflektierende Bezirke mit angedeutetem dorsalem Schallschatten dar. Der Schallschatten am rechten Bildrand ist durch den Nabel bedingt.

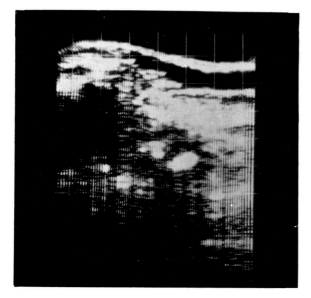
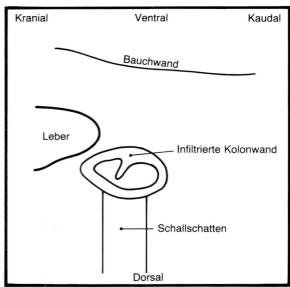
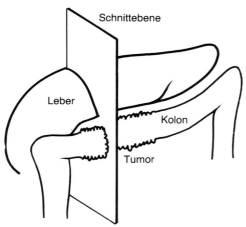

Abb. 20-2. Longitudinalschnitt durch den rechten Oberbauch. Die doppelringförmige Struktur mit dem dorsalen Schallschatten entspricht der karzinomatös infiltrierten Wand des Kolon im Bereich der rechten Flexur.

Wand und Lumen größer und es wird eine ringförmige Struktur sichtbar, die der infiltrierten Darmwand entspricht (Abb. 20-2).

Der Wert der Sonographie bei der Diagnostik infiltrativer Prozesse im Gastrointestinaltrakt kann wie folgt zusammengefaßt werden: Eine Frühdiagnose ist nicht möglich. Es können jedoch fortgeschrittene Prozesse erkannt werden, die durch andere Untersuchungen nicht erfaßt worden waren.

Ist ein tastbarer abdomineller Tumor durch einen infiltrativen Prozeß des Magen-Darm-Traktes bedingt, so läßt sich diese Organ-Diagnose sonographisch eindeutig stellen (5). Die weitere Diagnostik kann dann gezielt durchgeführt werden.

Falls eine Bestrahlung des Tumors in Frage kommt, kann sonographisch die Tiefe und Ausdehnung des Tumors errechnet und so ein Bestrahlungsplan erstellt werden (6).

Das Kokardenphänomen

Die charakteristische Struktur, die bei Infiltration des Gastrointestinaltraktes sichtbar wird, ist ein echoarmer Ring mit reflektierendem Zentrum, das sog. Kokardenphänomen. Der Ring entspricht der infiltrierten Wand, das helle Zentrum dem Gas im Lumen. Meist zeigt sich dorsal auch noch ein deutlicher Schallschatten (Abb. 20-2). Neben malignen Prozessen können auch folgende Zustände zum Auftreten eines Kokardenphänomens führen:
- Entzündliche Wandinfiltration: Morbus Crohn des Dünn- und Dickdarms.
- Penetrierendes Magenulkus.
- Hypertrophie der Magenwand bzw. der Schleimhaut: Magenausgangsstenose, Morbus Menétrier, Zollinger-Ellison-Syndrom.

Damit das Kokardenphänomen entsteht, muß die Wand des Magen-Darm-Traktes eine Dicke von ungefähr 4 mm überschreiten. Nicht alle Darmtumoren bilden sich mit einem Kokardenphänomen ab. Besonders Prozesse im Dünndarm imponieren oft als solide Strukturen (2). Die Lokalisation einer Wandinfiltration kann etwa aus der Lage der Kokarde abgeleitet werden. Bei Lokalisation der Kokarde im Epigastrium kommt am ehesten ein Tumor im Magen oder Querkolon in Frage. Ist eine Wandinfiltration im rechten Oberbauch sichtbar, so handelt es sich meist um ein Kolonkarzinom. Bei Nachweis infiltrierter Darmschlingen im rechten Unterbauch muß am ehesten an einen Morbus Crohn bzw. einen Tumor im Zäkumbereich gedacht werden.

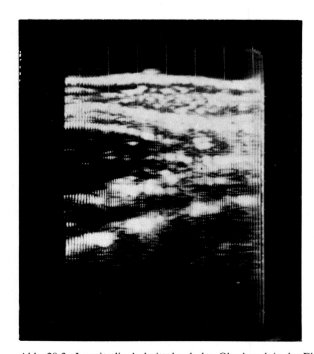 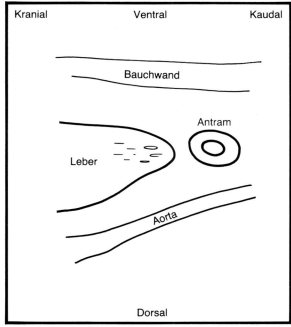

Abb. 20-3. Longitudinalschnitt durch den Oberbauch in der Ebene der Aorta. Der angedeutete Ring mit gleichmäßig dicker Wand entspricht dem quergeschnittenen normalen Antrum.

Normale Magenwand

Mit gut auflösenden Geräten kann sehr häufig die Magenwand sowohl im Längs- als auch im Querschnitt sichtbar sein. Die Dicke der Wand wird im allgemeinen unter 4 mm gemessen (8, 13). Palpatorisch ist die Kokarde komprimierbar und verschieblich und läßt sich gelegentlich durch Medikamente (Spasmolytika) zum Verschwinden bringen. Am häufigsten kann die normale Magenwand im Bereich des präpylorischen Antrum dargestellt werden, wo die Muskulatur kräftig ist (Abb. 20-3).

Pathologische Veränderungen am Magen

Magenkarzinom

Ist im Bereich des Epigastriums eine Kokarde sichtbar, deren Wanddurchmesser 6 mm über-

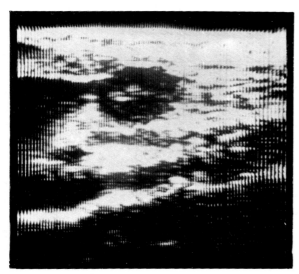
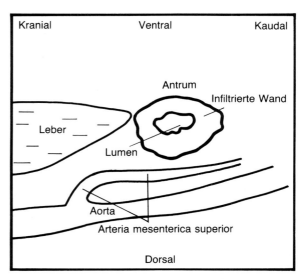
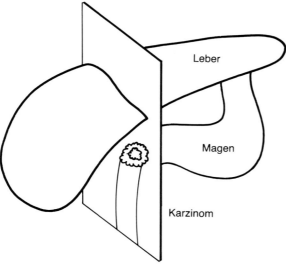

Abb. 20-4. Longitudinalschnitt durch den Oberbauch in der Ebene der Aorta. Die kokardenförmige Struktur am Kaudalrand des linken Leberlappens entspricht der karzinomatös infiltrierten Magenwand.

Pathologische Veränderungen am Magen

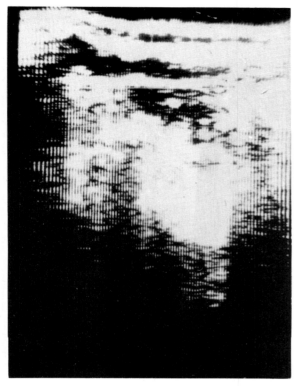
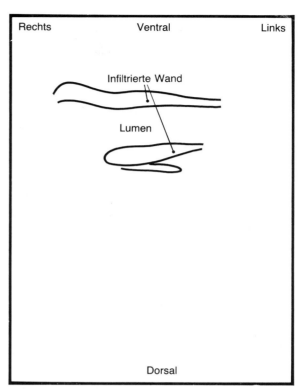
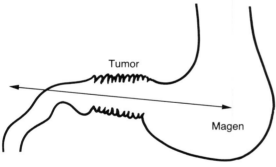

Abb. 20-5. Querschnitt durch den Oberbauch in der Ebene der Längsachse des Antrums. Die Ausdehnung der Infiltration der Magenwand kann beurteilt werden.

schreitet, so muß an das Vorliegen eines tumorösen Prozesses im Magen gedacht werden (1, 3, 4). Charakteristisch für die Wandinfiltration ist auch, daß die Wandverdickung asymmetrisch ist. Durch Anlegen verschiedener Längs- und Querschnitte kann die Ausdehnung des Prozesses beurteilt werden (Abb. 20-4 u. 20-5). Auch tumoröse Infiltrationen sind im Bereich des Antrum und der präpylorischen Region am besten zu erkennen. Tumoren im oberen Korpusbereich sind oft schwer nachweisbar, weil die knöchernen Strukturen des Thorax diese Magenbezirke überlagern (9). Gelegentlich kann sonographisch auch die Infiltration benachbarter Organe nachgewiesen werden (Abb. 20-6). Natürlich kann sonographisch gleichzeitig auch eine Metastasen-

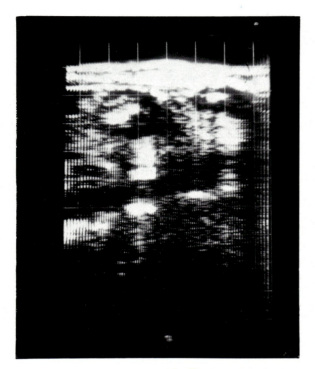
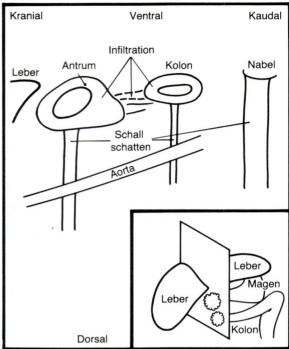
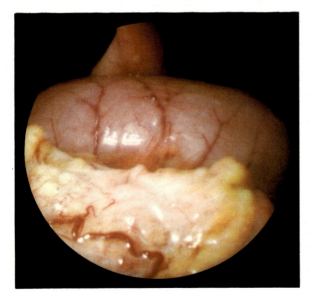

Abb. 20-6. Longitudinalschnitt durch den Oberbauch in der Ebene der Aorta. Die kokardenförmigen Strukturen entsprechen den infiltrierten Wänden von Magen und Querkolon. Das Magenkarzinom hat auf das Kolon übergegriffen. Das laparoskopische Bild zeigt die tumorösen Massen kaudal der großen Kurvatur.

Pathologische Veränderungen am Magen

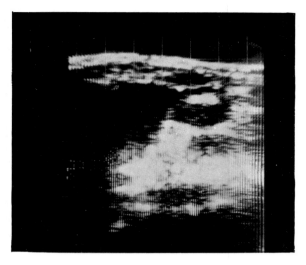
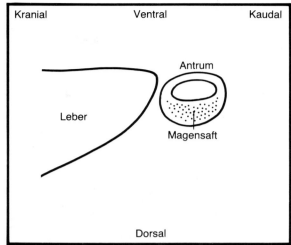
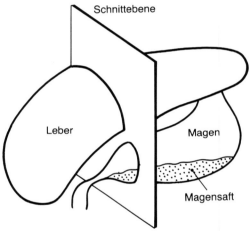

Abb. 20-7. Longitudinalschnitt durch den Oberbauch. Die dorsale Wand der „Kokarde" ist verdickt und zeigt Echos. Sie sind durch Nahrungsreste enthaltenden Magensaft bedingt. Es handelte sich um einen Patienten mit Polyrusstenose.

suche durchgeführt werden. Weitere diagnostische Aufschlüsse bringen Palpation unter Ultraschallsicht, Prüfung der Verschieblichkeit usw. Selbst Fernmetastasen im Sinne des Krukenberg-Tumors in den Ovarien können sonographisch nachgewiesen werden (11).

Pylorusstenose

Die hypertrophierte Magenwand bei Magenausgangsstenose stellt sich oft als echoarmer Ring am Kaudalrand der Leber dar. Gelegentlich kann auch noch der Succus-See innerhalb des Ringes abgegrenzt werden (Abb. 20-7). In der Pädiatrie ist die sonographische Diagnose der hypertrophischen Pylorusstenose möglich (7). Die Saftretention im Magen bei Magenausgangsstenose kann die Untersuchung des Pankreas durch dieses „optische Fenster" begünstigen.

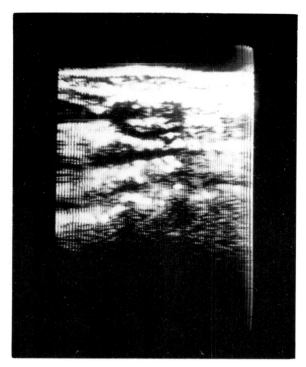 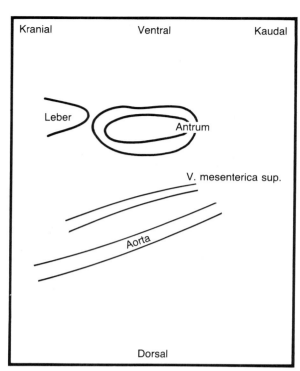

Abb. 20-8. Longitudinalschnitt durch den Oberbauch in der Ebene der Aorta. Ventral der V. mesenterica sup. ist die Magenwand ringförmig sichtbar. Es handelte sich um die entzündlich infiltrierte bzw. hypertrophierte Magenwand bei Ulkus.

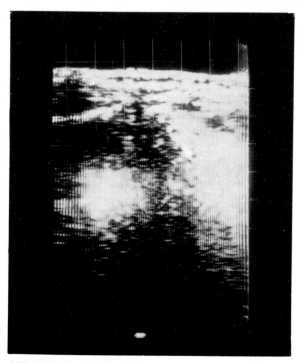 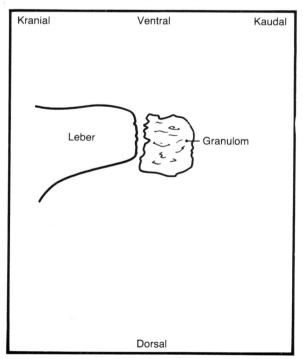

Abb. 20-9. Longitudinalschnitt durch den Oberbauch. Bei dem unregelmäßig reflektierenden Bezirk am Kaudalrand der Leber handelt es sich um granulomatös-entzündliche Veränderungen im Bereich des Operationsgebietes nach Billroth-II-Operation.

Pathologische Veränderungen am Magen

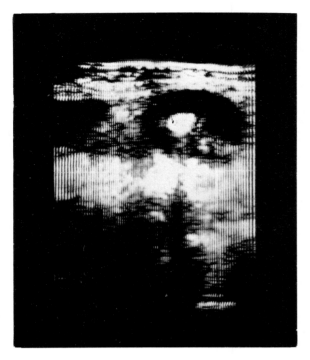

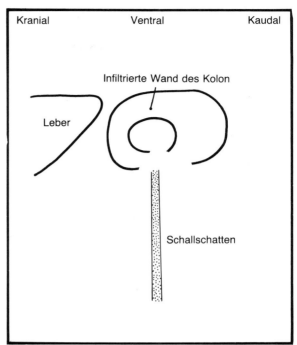

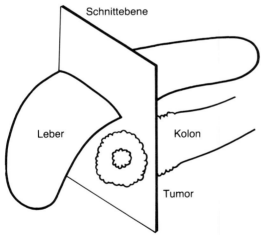

Abb. 20-10. Longitudinalschnitt durch den rechten Oberbauch. Der dickwandige, asymmetrische Ring entspricht dem karzinomatös infiltrierten Querkolon.

Penetrierendes Ulcus ventriculi

Die Unterscheidung vom Magenkarzinom ist schwierig. Anhaltspunkt für eine nicht maligne Veränderung kann die weniger ausgeprägte asymmetrische Wandverdickung sein (Abb. 20-8).

Operierter Magen

Im Bereich der Anastomose nach Magenresektionen können sich Fadengranulome entwikkeln. Sonographisch kann sich der Bereich dann als unregelmäßig reflektierender Bezirk darstellen (Abb. 20-9). Eine ultraschallgezielte Feinnadelpunktion kann die Diagnose klären.

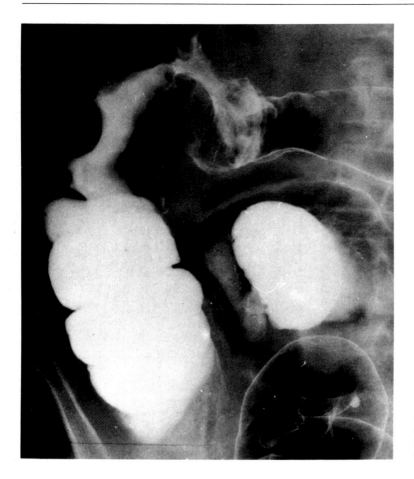

Abb. 20-11. Röntgenbild des Falles von Abb. 20-10, das die ausgeprägte Stenosierung des Kolons im Bereich der rechten Flexur zeigt.

Pathologische Veränderungen am Darm

Kolonkarzinom

Kokardenphänomene sind im allgemeinen im Bereich des Colon ascendens, transversum und descendens nachweisbar. Sigmakarzinome können wegen der Luftüberlagerung im Becken meist nur schwer beurteilt werden. Die Dicke der Wandinfiltration gibt einen Anhaltspunkt über die Masse des Tumors (Abb. 20-10 u. 20-11). Gelegentlich kann eine Infiltration der rechten Kolonflexur durch die Leber überlagert und so schlecht abgrenzbar sein (Abb. 20-12). Bei Kokarden im Bereich des linken Kolon muß die Tumordiagnose mit Vorsicht gestellt werden. Hier ist die Kolonwand gelegentlich auch ohne Infiltration sonographisch sichtbar.

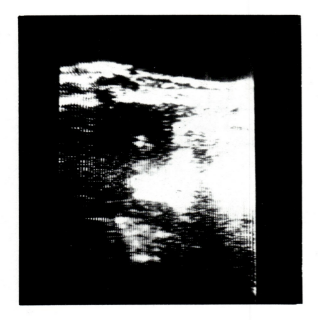
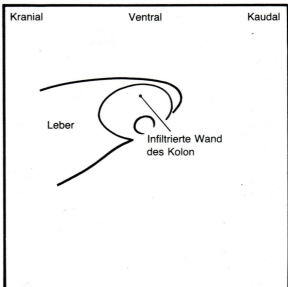
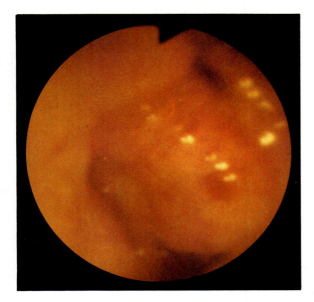
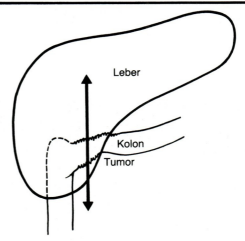

Abb. 20-12. Longitudinalschnitt durch den rechten Oberbauch bei einem Patienten mit Karzinom im Bereich der rechten Kolonflexur. Die Wand des Kolons ist massiv infiltriert, die Kokarde ist jedoch nur schlecht sichtbar, weil sie hinter dem rechten Leberlappen liegt. Das koloskopische Bild zeigt die weitgehende Obstruktion des Lumens durch den ausgedehnten tumorösen Prozeß.

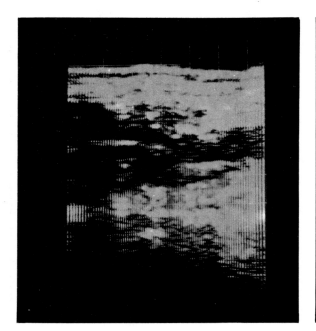 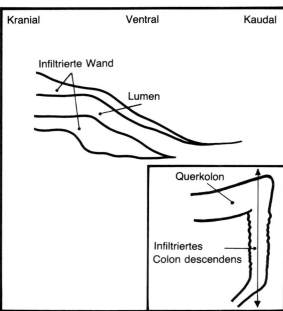

Abb. 20-13. Longitudinalschnitt durch die linke Seite des Abdomens in der Längsachse des Colon descendens bei einer Patientin mit Morbus Crohn. Die Wand des Kolons ist entzündlich infiltriert, das Lumen stenosiert.

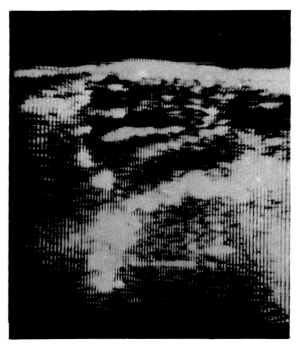 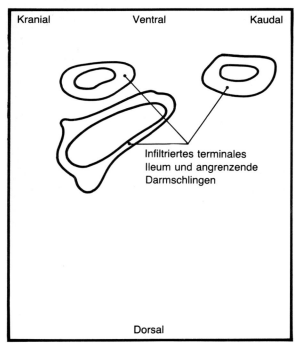

Abb. 20-14. Schrägschnitt durch den rechten Unterbauch. Die ringförmigen Strukturen entsprechen infiltrierten Dünndarmschlingen bei Morbus Crohn.

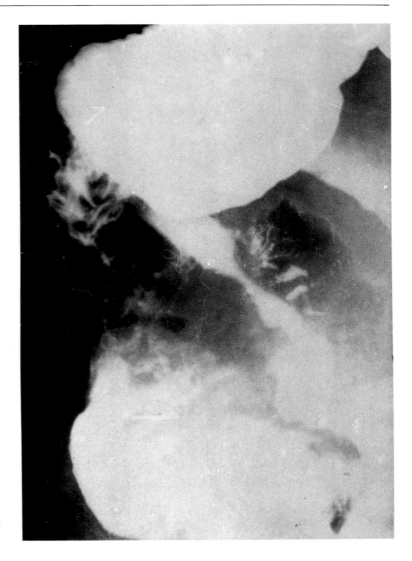

Abb. 20-15. Röntgenbild der Ileozökalregion des Falles von Abb. 20-14.

Morbus Crohn

Bei Colitis granulomatosa Crohn kann die Wand des Kolon so stark verdickt sein, daß sie sonographisch nachgewiesen werden kann. Die Zugehörigkeit der Wandinfiltration zum Kolon kann durch Längsschnitte, die dem Kolonverlauf entsprechen, gesichert werden (Abb. 20-13).

Beim Morbus Crohn des Dünndarms zeigen sich oft im Bereich des rechten Unterbauches multiple Kokarden (Abb. 20-14). Sie entsprechen infiltrierten Darmschlingen, die in derselben Schnittebene mehrfach dargestellt sind. Abszedierungen beim Morbus Crohn zeigen sich als echofreie Bezirke, die zu den infiltrierten Darmschlingen in Beziehung gebracht werden können (Abb. 20-15 u. 20-16) (12).

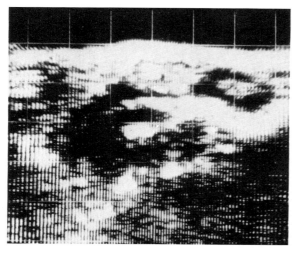
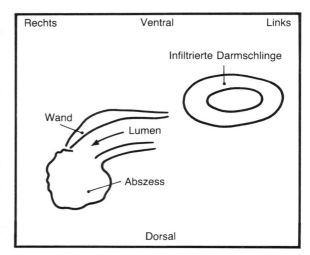

Abb. 20-16. Schrägschnitt durch den rechten Unterbauch etwa in der Längsachse des terminalen Ileum bei einem Patienten mit Morbus Crohn. Der proximale Anteil der sichtbaren infiltrierten Ileumschlinge ist quer getroffen, der distale Anteil längs. Im Bereich des Zökums besteht Abszedierung.

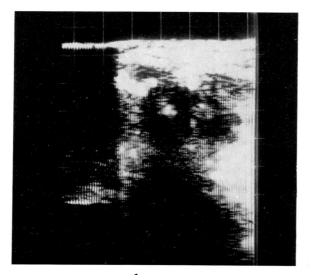
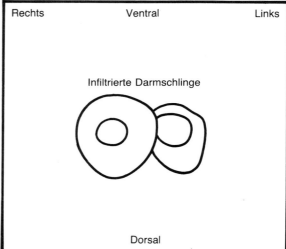
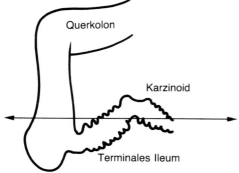

Abb. 20-17. Querschnitt durch den rechten Unterbauch bei einem Patienten mit fortgeschrittenem Karzinoid. Tumorös infiltrierte Ileumschlingen.

Tumoröse Infiltration des Dünndarms

Die an sich seltenen Dünndarmtumoren können gelegentlich auch sonographisch dargestellt werden. Da es beispielsweise beim Karzinoid oft auch zur intramuralen Ausbreitung des Tumors kommt, kann diese Krankheit gelegentlich sonographisch nachgewiesen werden (Abb. 20-17).

Literatur

(1) WALLS, W. S.: The evaluation of malignant gastric neoplasms by ultrasonic B-scanning. Radiology *118:* 159 (1976).
(2) LUTZ, H., R. PETZOLDT: Ultrasonic patterns of space occupying lesions of the stomach and the intestine. Ultrasound in Med. and Biol. *2:* 129 (1976).
(3) RETTENMAIER, G.: Sonographischer Oberbauchstatus. Internist *17:* 549 (1976).
(4) LUTZ, H., G. RETTENMAIER: Sonographic pattern of tumours of the stomach and the intestine. Proc. of the 2nd World Congr. on Ultrasonic in Medicine. Rotterdam 1973. Inter. Congr. Series no 277. S. 31. Excerpta Medica, Amsterdam 1973.
(5) ATIS, K., W. H. FREIMANIS, W. H. ASHER: Development of diagnostic criteria in echographic study of abdominal lesions. Amer. J. Roentgenol *108:* 747 (1970).
(6) EULE, J., F. BOCKENSTEDT, E. SALZMAN: Diagnostic ultrasound scanning: a valuable aid in radiation therapy planning. Amer. J. Roentgenol *117:* 139 (1973).
(7) TEELE, R. L., E. H. SMITH: Ultrasound in the diagnosis of idiopathic hypertrophic pyloric stenosis. New. Engl. J. Med. *296:* 1149 (1977).
(8) LINHART, P., F. J. ROCA, K. BECK: Ultraschalldiagnostik gastrointestinaler Wandinfiltrationen. Inn. Med. *2:* 57 (1978).
(9) RETTENMAIER, G.: Die Sonographische Erfassung und Interpretation von neoplastischen und anderen Wandverdickungen am Magen. In: Ultraschalldiagnostik in der Medizin. Thieme, Stuttgart, New York 1980.
(10) UHLAND, H., P. F. PARSHLEY: Diagnóstico de una invaginación intestina por ultrasonografia. J.A.M.A. (en espanol) *4:* 65 (1978).
(11) ROCHESTER, D., B. LEVIN, J. BOWIE, A. KUNZMAN: Ultrasonic appearance of the Krukenberg tumor. Amer. J. Roentgenol *129:* 919 (1977).
(12) SEITZ, K. H., G. RETTENMAIER, R. D. SCHULZ: Sonographische Diagnose des Morbus Crohn. In: Ultraschalldiagnostik in der Medizin. Thieme, Stuttgart, New York 1980.
(13) RETTENMAIER, G.: Sonographische Zeichen der pathologischen Magenwandverdickung. Ultraschall *1:* 26 (1980).

21. Abszesse und Flüssigkeitsansammlungen im Abdomen ohne Organbeziehung

Allgemeines

Die sonographische Diagnose von Ansammlungen freier Flüssigkeit im Peritonealraum kann schwierig sein. Vor der Ära der Sonographie und Computertomographie stand als einzige Methode die Szintigraphie mit Gallium^{67} (3, 8) zur Verfügung. Röntgenologisch konnten nur indirekte Zeichen, z. B. Verlagerung von Organen nachgewiesen werden. Die Sonographie ist natürlich weniger aufwendig und liefert im allgemeinen gute Ergebnisse (4, 5). In diesem Kapitel sollen die lokalisierten Flüssigkeitsansammlungen besprochen werden (Abszesse im Retroperitonealraum, Hämatome der Bauchwand, usw., s. a. Kap. 22 u. 23; Aszites s. Kap. 7).

Abszesse und Hämatome

Sonographische Charakteristika

Abszesse weisen wie Hämatome folgende sonographischen Charakteristika auf:
– Echoarmut.
– Gute Begrenzung.
– Mäßige Schallverstärkung (geringer als bei Zysten).
– Bei gashaltigen Abszessen dorsale Schallschatten (9).

Lokalisation von Abszessen

Periappendizitisch: Er stellt sich als echoarmer Bezirk kranial des Os ilium dar. Um eine Ver-

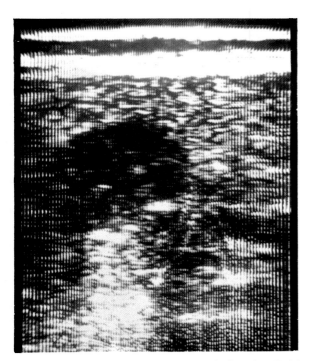 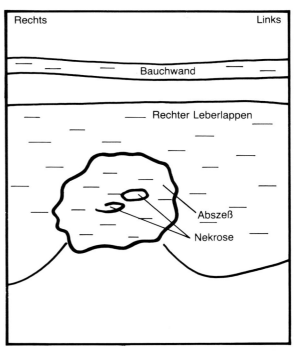

Abb. 21-1. Subkostaler Schrägschnitt durch die Leber. Bei dem dem Diaphragma anliegenden echoarmen Bezirk handelt es sich um einen subphrenischen Abszeß.

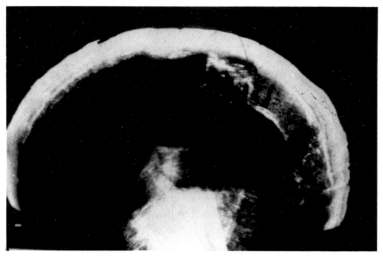
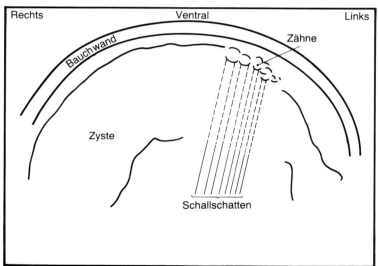

Abb. 21-2. Querschnitt durch den Oberbauch mit einem Compound-Scan-Gerät. Der Abdominalraum ist von echofreier Flüssigkeit ausgefüllt, die zu einer riesigen Ovarialzyste gehört. Am Rande der Zyste zeigen sich im linken Oberbauch reflektierende Strukturen, die Zähnen entsprechen.

wechslung mit dem Musculus Psoas zu vermeiden, sollte immer mit der linken Seite verglichen werden.

Im Douglasschen Raum: Hier sind Abszesse relativ häufig und können sonographisch erkannt werden. Die Untersuchung muß bei gefüllter Harnblase durchgeführt werden.

Subphrenisch: Abszesse unter der rechten Zwerchfellkuppel werden am besten in Rechtsseitenlage beurteilt. Am günstigsten ist es, wenn hier mit einem Subkostalschnitt untersucht wird, weil die gute Schalleitung der Leber ausgenutzt werden kann. Der Abszeß stellt sich zwischen dem hellen konkaven Band des Zwerchfells und der Leberkuppel als echoarmer Bezirk dar (Abb. 21-1). Die bogenförmige Kontinuität des Zwerchfells kann durch einen Abszeß unterbrochen sein. Die Zwerchfellbewegungen sind vermindert (1). Zur Beurteilung dieses Kriteriums

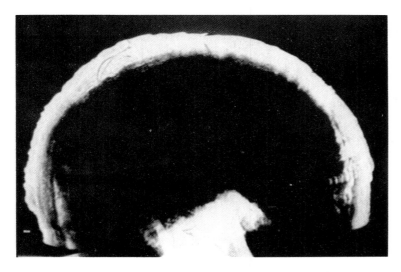
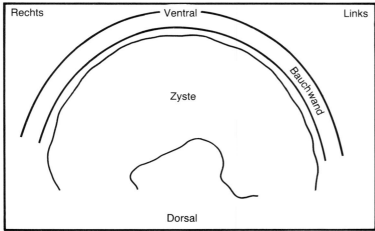

Abb. 21-3. Querschnitt durch den Mittelbauch beim Fall von Abb. 21-2. Hier zeigen sich keinerlei Echos.

eignen sich Echtzeitgeräte sowie das Time-Motion-Verfahren. Abszesse im Bereich der linken Zwerchfellkuppel sind schwieriger zu beurteilen, weil die Luft in der Magenblase die Untersuchung stört. Hilfreich kann die Flüssigkeitsfüllung des Magens und Untersuchung in Kopftieflage sein (2).

Subhepatisch: Diese Abszesse stellen sich meist zwischen der Dorsalfläche des rechten Leberlappens und der rechten Niere dar. Ihre Diagnose gelingt meist in Längsschnitten von der rechten Flanke aus. Sonographisch können das Volumen und Größenänderungen des Abszesses beurteilt werden (2).

Abszesse im Abdominalraum können sonographisch in etwa 95% der Fälle diagnostiziert werden (7, 10). Die wichtigste Fehlermöglichkeit liegt in der Verwechslung von flüssigkeitsgefüllten Darmschlingen mit Abszessen (6).

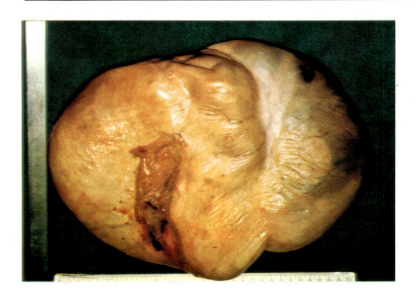

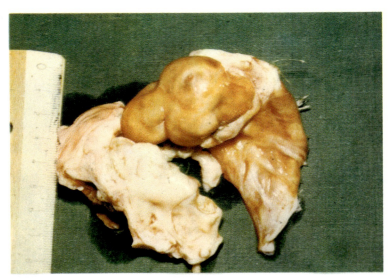

Abb. 21-4. Operationspräparat der sonographisch nachgewiesenen Dermoidzyste.

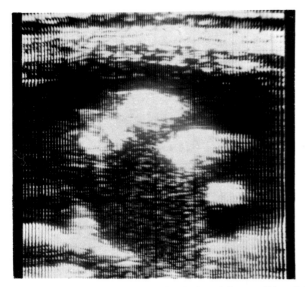 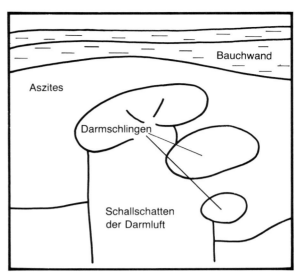

Abb. 21-5. Longitudinalschnitt durch das Abdomen. Die reflektierenden Strukturen innerhalb der echofreien Aszitesflüssigkeit entsprechen Darmschlingen.

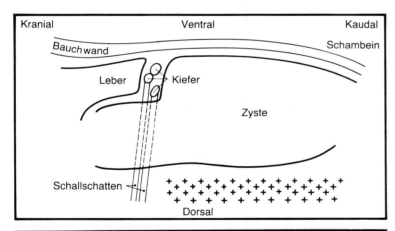

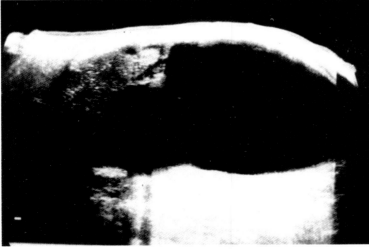

Abb. 21-6. Longitudinalschnitt durch das Abdomen des Falles mit der Dermoidzyste des Ovars. Die Zähne, die sich am kaudalen Rand der Leber darstellen, zeigen dorsal Schallschatten.

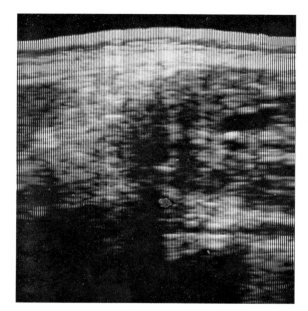 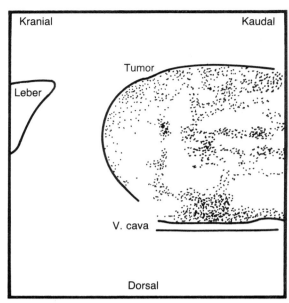

Abb. 21-7. Longitudinalschnitt durch den Mittelbauch. Großer Tumor mit echofreien Bezirken vom Unterbauch bis fast zur Leber reichend. Organbeziehung nicht feststellbar. Histologisch malignes Hämangioendotheliom.

Zysten ohne direkte Organbeziehung

Sie sind wie alle Zysten echoarm und zeigen deutliche dorsale Schallverstärkung. Durch Septen oder Kalzifikationen in den Zysten können Echos erzeugt werden (Abb. 21-2, 21-3 u. 4). Große Ovarialzysten dürfen nicht mit Aszites verwechselt werden. Sie sind meist völlig echofrei, weil die Darmschlingen an die dorsale Bauchwand gedrückt sind. Im Aszites können meist die Darmschlingen als teilweise reflektierende Strukturen gesehen werden (Abb. 21-5). Für Aszites ist außerdem typisch, daß durch ihn die Leber von der Bauchwand abgedrängt wird, während große Ovarialzysten die Leber eher gegen die Abdominalwand pressen (Abb. 21-6).

Kleinere Zysten im Abdominalraum ohne Organbeziehung sind meist dem Mesenterium zuzuordnen. Dabei muß berücksichtigt werden, daß beispielsweise das Mesocolon weit nach lateral reicht und enge Beziehungen zu Leber, Milz und Pankreas hat. Zysten in diesem Bereich dürfen nicht mit zystischen Veränderungen an diesen Organen verwechselt werden.

Die Differentialdiagnose von Flüssigkeitsansammlungen und soliden Prozessen im Abdominalraum kann manchmal schwierig sein. Myosarkome des Retroperitonealraumes stellen sich oft sehr echoarm dar. Bei anderen Tumoren kann die Abgrenzung von flüssigkeitsgefüllten Darmschlingen schwierig sein (Abb. 21-7).

Literatur

(1) HABER, K., W. ASHER, A. K. FREIMANIS: Echographic evaluation of diaphragmatic motion in intra-abdominal disease. Radiology *114:* 141 (1975).
(2) MAKLAD, N. F., B. D. DOUST, J. K. BAUM: Ultrasonic diagnosis of postoperative intra-abdominal abscess. Radiology *113:* 417 (1974).

(3) BLAIR, D. C., M. CAROLL, E. A. CARR: Ga^{67}-citrate for scanning experimental staphyloccocal abscess. J. Nucl. Med. *14:* 99 (1973).

(4) FRIDAY, R. O., P. BARRIGO, A. B. CHUMMY: Detection and localization of intra-abdominal abscesses by diagnostic ultrasound. Arch. Surg. *110:* 335 (1975).

(5) JENSEN, F., J. F. PEDERSEN: The value of ultrasonic scanning in the diagnosis of intra-abdominal abscesses and hematomas. Surg. Gynecol. Obstet. *139:* 326 (1974).

(6) HAUSER, J. B., R. J. STANLEY, G. GEISSE: The ultrasound findings in an obstructed afferent loop. J. Clin. Ultrasound *2:* 287 (1974).

(7) DOUST, B. D.: The use of ultrasound in the diagnosis of gastroenterological disease. Gastroenterology *70:* 602 (1976).

(8) TAYLOR, J. W., D. C. SULLIVAN, J. F. M. WASSON: Ultrasound and gallium scan for the diagnosis of abdominal and pelvic abscesses. Gastrointest. Radiol. *3:* 281 (1978).

(9) KRESSEL, H. Y., R. A. FILLY: Ultrasonographic appearance of gas-containing abscesses in the abdomen. Amer. J. Roentgenol *130:* 71 (1978).

(10) BIELLO, R. D., R. G. LEVITT, L. G. MELSON: The roles of gallium-67 scintigraphy, ultrasonography and computed tomography in the detection of abdominal abscesses. Sem. Nucl. Med. *9:* 58 (1979).

22. Sonographie des Retroperitoneums

Allgemeines

Die Diagnostik retroperitonealer Prozesse, die nicht von den dort liegenden Organen ausgehen, ist für den Kliniker und den Radiologen schwierig. So müssen häufig invasive Techniken angewandt werden. Läsionen außerhalb der retroperitoneal gelegenen Organe verursachen indirekte Zeichen, wie etwa Verlagerung des Ureters oder retroperitoneal gelegener Kolonabschnitte, die mit den entsprechenden Röntgenverfahren dann festgestellt werden können. Die direkte Untersuchung des Retroperitonealraumes war sonst nur durch ein Retropneumoperitoneum oder die Angiographie möglich. Die erstere Methode ist bei Vorliegen von Hämatomen oder Abszessen ohnehin kontraindiziert. Die Angiographie erfaßt nur Prozesse, die Beziehung zum Gefäßsystem haben oder vaskularisiert sind (1).

Durch die Ultraschalluntersuchung kann eine Vielzahl pathologischer Prozesse im Retroperitonealraum diagnostiziert werden: Lymphome, Metastasen, Hämatome, Abszesse, retroperitoneale Fibrose u. a.

Lymphome

Für die Beurteilung maligner Lymphome im Retroperitonealraum wird schon lange die Lymphangiographie angewandt. Durch sie kann die anatomische Feinstruktur des Lymphsystems abgeklärt werden. Andere Methoden wie etwa

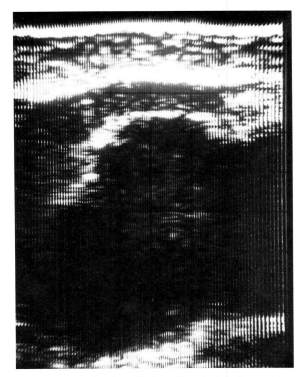 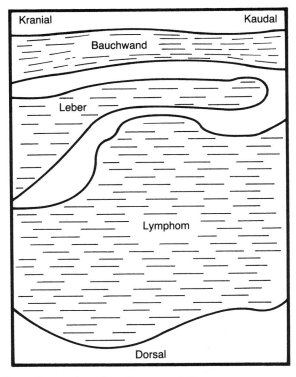

Abb. 22-1. Longitudinalschnitt in Bauchmitte. Der Abdominalraum ist von einem Lymphom ausgefüllt.

die Kavographie oder die Urographie lassen durch Verschiebung der angefärbten Strukturen nur indirekte Hinweise zu – und dies meist nur bei ausgedehnten Prozessen.

Bereits 1969 wurde zum ersten Mal beschrieben, daß retroperitoneale Lymphome durch Ultraschalluntersuchung nachzuweisen sind (2, 3). Im allgemeinen gelingt eine Darstellung retroperitonealer Lymphknoten, wenn ihre Größe 2 cm überschreitet. Natürlich müssen gute Untersuchungsbedingungen vorliegen. Bei der routinemäßigen Sonographie soll im allgemeinen auch der Retroperitonealraum nach Lymphomen abgesucht werden. Darüber hinaus gelten folgende spezielle Indikationen für die sonographische Diagnostik retroperitonealer Lymphome:
- Kontraindikation gegen die Lymphangiographie.
- Klassifizierung eines Hodgkin-Lymphoms.
- Therapieplanung.
- Kontrolle während der Therapie.
- Nachweis von Lymphknotenvergrößerungen, die nicht mit der Lymphographie dargestellt werden konnten (retrohepatische Lymphome).

Untersuchungsablauf

Die Patienten werden nüchtern und möglichst mit gefüllter Harnblase untersucht. Die Untersuchung erfolgt mit Längs- und Querschnitten, wobei Aorta, Vena cava und Wirbelsäule als Referenzstrukturen benutzt werden. Im Leistenbereich können die Iliakalgefäße zur Orientierung herangezogen werden.

Sonographische Charakteristika von Lymphknotenvergrößerungen

Im allgemeinen können sonographisch Konglomerate von Lymphknoten nachgewiesen werden. Nur selten gelingt es, einzelne Lymphknoten darzustellen. Die Lymphome stellen sich meist oval oder polyzyklisch dar, sind verhältnismäßig echoarm und nicht komprimierbar (4, 5). Die Echoarmut ist durch die homogene Struktur verursacht. Deswegen können Lymphome mit Zysten oder sogar Aneurysmen verwechselt werden (9).

Lokalisation

Sonographisch sind Lymphknotenpakete am häufigsten in folgenden Regionen nachweisbar:

- *Periaortal oder perikaval:* Die neben den Gefäßen liegenden Lymphknoten sind meist in Querschnitten erkennbar. In Längsschnitten werden die ventral der Aorta und dorsal der Leber liegenden Lymphome besser erkannt (Abb. 22-1). Im Querschnitt können die Lymphome manchmal die großen Gefäße regelrecht umscheiden und sie verdecken, wobei letztere auch verlagert sein können (6, 12). Manchmal weisen sie auch Pyramidenform auf (Abb. 22-2).
- *Leistenregion:* Lymphome in der Leistenregion sind sonographisch meist schwer zu beurteilen, weil sie von Darmluft überlagert werden. Im allgemeinen sind sie nur ab einer Größe von 2,5 bis 3 cm sichtbar. Normalerweise projizieren sich die Lymphknoten im Beckenbereich vor den Musculus psoas.
- *Leberhilus:* Lymphknotenvergrößerungen im Leberhilus können im subkostalen, nach kranial geneigten Schrägschnitt und in Längsschnitten beurteilt werden. Gleichzeitig kann sonographisch beurteilt werden, ob sie Gallenabflußstörungen verursachen (Abb. 22-3) (s. a. Kap. 8).
- *Andere Regionen:* Die Infiltration des Mesenteriums erzeugt ein verhältnismäßig echoarmes Band zwischen Aorta und Leber (7, 8), welches im allgemeinen plumper erscheint als die Vena mesenterica superior. Lymphknotenveränderungen im Milzhilus sind am be-

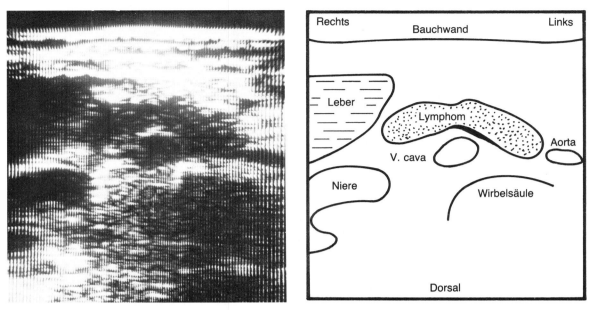

Abb. 22-2. Querschnitt durch den Mittelbauch. Lymphom ventral der großen Gefäße.

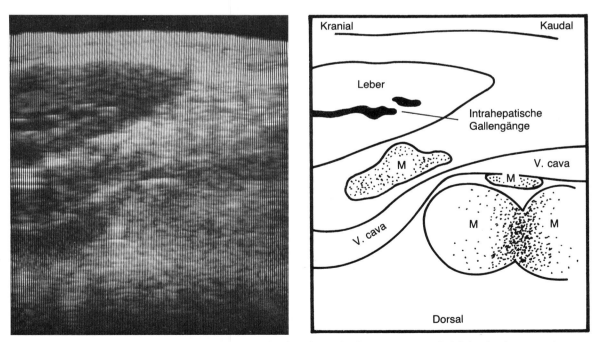

Abb. 22-3. Longitudinalschnitt durch den Oberbauch in der Ebene der Vena cava. Das Gefäß ist durch retroperitoneale Lymphknotenmetastasen eines Kolonkarzinoms nach ventral verlagert und komprimiert. Metastasen (M) auch im Leberhilus. Die erweiterten intrahepatischen Gallengänge sind Ausdruck der Kompression des Ductus choledochus durch die Metastasen.

sten in Rechtsseitenlage des Patienten beurteilbar. Sie sind im Bereich zwischen Milz und oberem Nierenpol nachweisbar und dürfen nicht mit Pankreasschwanzprozessen und Nebennierenprozessen verwechselt werden.
Peripankreatische Lymphknotenvergrößerungen sind vom Pankreaskarzinom differentialdiagnostisch abzugrenzen. Wichtigstes Unterscheidungsmerkmal ist ihre polyzyklische Kontur.
Lymphome sind differentialdiagnostisch auch von Lymphosarkomen abzugrenzen. Dies kann dadurch gelingen, daß man Infiltration in benachbartes Gewebe nachweisen kann (14). Metastatisch durchsetzte retroperitoneale Lymphknoten sind meist echoreicher als Lymphome (15). Als indirektes Zeichen retroperitonealer Tumoren ist die Vergrößerung der Distanz zwischen Wirbelsäule und Aorta auf mehr als 0,5 cm anzusehen (10).
Grundsätzlich können retroperitoneale Lymphome durch Feinnadelbiopsie angegangen werden. Im allgemeinen sind jedoch auch Lymphknoten an der Körperoberfläche vorhanden, die der Punktion natürlich leichter zugänglich sind.

Sonographie und Röntgenbestrahlung

Die Sonographie eignet sich für die Bestrahlungsplanung, weil sich die Lagebeziehungen zwischen Tumoren und Körperoberfläche sonographisch leicht bestimmen lassen. Ein weiterer Vorteil ist die Möglichkeit der Therapiekontrolle (16).

Vergleich zwischen Sonographie und Lymphangiographie

Als wichtigste Kriterien beim Vergleich der beiden Methoden sind zu berücksichtigen:

Größe der Lymphknoten: Mit der Lymphangiographie gelingt die Darstellung von Lymphknoten mit einem Durchmesser von unter 1,5 cm. Sonographisch können Lymphknoten von weniger als 2 cm Größe kaum nachgewiesen werden.

Ätiologie der Lymphknotenvergrößerung: Bei der Lymphographie können aus Veränderungen der Struktur der Lymphknoten Rückschlüsse auf die Ätiologie der Lymphknotenvergrößerung gezogen werden. Sonographisch gelingt dies meist nicht.

Lokalisation der Lymphknoten: Paraaortale und Lymphknoten werden mit beiden Methoden recht gut dargestellt. Leistenlymphknoten und Lymphknoten im Bereich des Beckens sind sonographisch wegen der Darmgasüberlagerung oft nur schwer nachweisbar. Ein Nachteil der Lymphangiographie ist, daß sie im allgemeinen nur etwa bis zur Höhe des zweiten Lendenwirbels, also den Bereich der Cysterna chyli verwertbare Befunde ergibt (8, 17). Sonographisch können auch noch Lymphknoten oberhalb dieses Bereiches, also besonders hinter der Leber identifiziert werden. Hier befindet sich eine der Prädilektionsstellen für Lymphknotenpakete beim Morbus Hodgkin. Ein weiterer Vorteil der Sonographie ist, daß sie unabhängig vom Lymphfluß ist. Ist er durch tumoröse Infiltration oder chirurgische Eingriffe blockiert, so kann eine lymphangiographische Darstellung von Lymphknoten unmöglich sein.

Verlaufskontrollen: Kontrollen des Krankheitsverlaufes können sowohl mit der Lymphangiographie als auch mit der Sonographie durchgeführt werden. Natürlich ist die Sonographie weniger aufwendig.

Kontraindikationen der Lymphangiographie: Die Lymphangiographie ist natürlich bei Kontrastmittelunverträglichkeit kontraindiziert. Auch bei Lungenkrankheiten sollte sie nicht durchgeführt werden. Diese Kontraindikationen fallen bei der Sonographie weg.

Tab. 22-1. Vergleich zwischen Sonographie und Lymphographie bei der Diagnostik von Lymphomen.

Kriterien	Lymphographie	Sonographie
Kontraindikationen	Vorhanden	Keine
Risiko für den Patienten	Vorhanden	Keines
Kosten	Arztzeit	Gering
Ambulante Untersuchung	Möglich	Die Regel
Abhängigkeit vom Lymphfluß	Ja	Nein
Ätiologische Klärung	Möglich	Nicht möglich
Kleinste darstellbare Lymphome	Unabhängig von der Größe	Ab 2–3 cm
Nachweisbarkeit je nach Lokalisation	Retrohepatisch: –	+
	Iliakal: +	(+)
	Inguinal: +	(+)
	Paraaortal: +	+

Insgesamt dürften sich die beiden Methoden gut ergänzen (8). Eine Übersicht über den Wert beider Methoden bei der Diagnostik von Lymphomen gibt Tab. 22-1. In der Literatur (18) wird die diagnostische Sicherheit der Methoden bei Lymphomen wie folgt angegeben: Sonographie 87,5%, Lymphographie 73%, Lymphszintigraphie 82%.

Retroperitoneale Fibrose

In der Literatur sind eine Reihe von Patienten mit retroperitonealer Fibrose beschrieben, bei denen die Krankheit sonographisch diagnostiziert werden konnte (19, 20, 25). Bei diesen Fällen kann die Aorta von etwas echoreicheren Strukturen umscheidet erscheinen (27). Die häufige Komplikation der retroperitonealen Fibrose, die Hydronephrose, ist sonographisch leicht erkennbar.

Retroperitoneale Abszesse

Psoasabszesse (1, 21) stellen sich als echoarme, unregelmäßig begrenzte Bezirke entlang dem meist gut sichtbaren Musculus psoas dar. Ihre Ausdehnung kann sonographisch gut gemessen werden (Abb. 22-4).

Hypertrophie des Musculus psoas

Bei schlanken Patienten kann sich der Musculus psoas recht prominent darstellen. Normalerweise liegt sein Durchmesser bei 4 bis 5 cm. Bei einem Durchmesser von mehr als 6 cm muß von Hypertrophie gesprochen werden, bei der die Ureter verlagert sein können (22).

Retroperitoneale Hämatome

Sonographisch können perirenale oder auch nicht an Organgrenzen gebundene Hämatome im Retroperitonealraum gut dargestellt werden. Sie zeigen im frischen Stadium meist ein echoarmes Muster. Wenn sie sich organisieren, treten in zunehmendem Maße Echos auf.

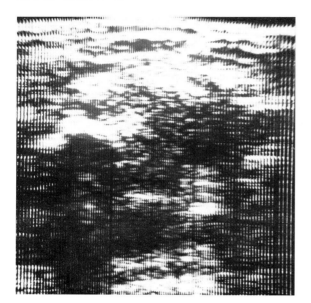 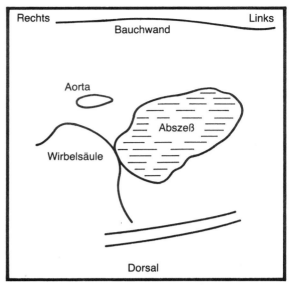

Abb. 22-4. Querschnitt durch den Unterbauch. Die unregelmäßig begrenzte im Vergleich zur Umgebung echoärmere Struktur entspricht einem retroperitonealen Abszeß.

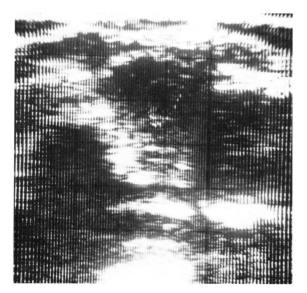 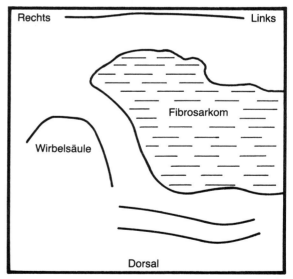

Abb. 22-5. Querschnitt durch den Unterbauch. Ein großer Teil der linken Beckenhälfte ist durch echoarme Strukturen ausgefüllt. Histologisch handelte es sich um ein Fibrosarkom.

Retroperitoneale Primärtumoren

Diese Tumoren können sonographisch erkannt werden. Über ihre Dignidität kann jedoch im allgemeinen keine Aussage gemacht werden. Hier kann die ultraschallgezielte Feinnadelpunktion weiterhelfen (23) (Abb. 22-5).

Das seltene Bild der retroperitonealen Lymphangiomatose stellt sich im Sonogramm in Form zystischer Bezirke unterschiedlicher Größe dar. Die Bezirke sind gut voneinander abgegrenzt und haben Beziehungen zum Verlauf von Aorta und Vena cava (26).

Literatur

(1) LEOPOLD, G. R., W. H. ASHER: Diagnosis of extraorgan retroperitoneal space lesions by B-scan ultrasonography. Radiology 103: 133 (1972).
(2) ASHER, W. H., A. K. FREIMANIS: Echographic diagnosis of retroperitoneal lymph node enlargement. Amer. J. Roentgenol. 105: 438 (1969).
(3) DAMASCELLI, B., G. BONADONNA, R. MUSUMECCI, C. USLENTHI: Two-dimensional pulsed echodetection of paraaortic lymphnodes. Surg. Gynecol. Obstet. 128: 772 (1969).
(4) RETTENMAIER, G.: Sonografischer Oberbauchstatus. Internist 17: 549 (1976).
(5) FREIMANIS, A. K.: Ultrasonic imaging of Neoplasms. Cancer 37: 496 (1976).
(6) FREIMANIS, A. K., W. H. ASHER: Development of diagnostic criteria in echographic study of abdominal lesions. Amer. J. Roentgenol. 108: 747 (1970).
(7) RETTENMAIER, G.: Sonographie der Milz und der Lymphknoten. 5. Sonografie-Grundkurs. Böblingen, Nov. 1976.
(8) LUTZ, H., G. STURN, P. NÖGEL, G. RETTENMAIER: Vergleichende Lymphographische und sonographische Untersuchung der retroperitonealen Lymphknoten bei malignen Lymphomen. Fortschr. Röntgenstr. 120: 396 (1974).
(9) LEE, T. G., S. C. HENDERSON: Ultrasonic aortography: Unexpected findings. Amer. J. Roentgenol. 128: 273 (1977).
(10) SPIRT, B. A., M. L. SKOLNICK, E. W. CARSKY, K. TICEN: Anterior displacement of the abdominal aorta. A Radiographic and Sonographic study. Radiology 111: 399 (1974).
(11) LEOPOLD, G. R.: A review of retroperitoneal ultrasonography. J. Clin. Ultrasound 1: 82 (1973).
(12) TEMPLETON, A. W., J. L. STUBER: Abdominal and retroperitoneal Sonography. Amer. J. Roentgenol. 113: 741 (1971).
(13) FILLY, R. D., S. MARGLIN, R. A. CASTELLINO: The ultrasonographic spectrum of abdominal and pelvic Hodgkin's disease and non-Hodgkin's Lymphoma. Cancer 38: 2143 (1976).
(14) KRATOCHWIL, A., CH. NOWOTNY-JANTSCH: Ultraschalldiagnostik in der Inneren Medizin, Chirurgie und Urologie. Thieme, Stuttgart 1977.
(15) FREIMANIS, A. K.: Echographic diagnosis of lesions of the abdominal aorta and lymphnodes. Radiol. Clin. Amer. 12 (3) (1975).
(16) EULE, J., F. BOCKENSTEDT, E. SALZMAN: Diagnostic ultrasound scanning: a valuable aid in radiation therapy planning. Amer. J. Roentgenol. 117: 139 (1973).
(17) SCHNEEKLOTH, G., TH. FRANK, G. ALBERS: Anwendungsmöglichkeiten des Ultraschallecholotverfahrens für Abdomen und Schilddrüse. Internist. Prax. 16: 783 (1976).
(18) BRASCHO, D. J., J. R. DURANT, L. E. GREEN: The accuracy of retroperitoneal ultrasonography in Hodgkin's disease and non-Hodgkin's lymphoma. Radiology 125: 485 (1977).
(19) JACOBSON, J. B., H. C. REDMAN: Ultrasound findings in a case of retroperitoneal fibrosis. Radiology 113: 423 (1974).
(20) Case records of the Massachusetts General Hospital. New. Engl. J. Med. 287: 30 (1972).
(21) ZWEYMÜLLER, K., A. KRATOCHWIL: Zur Verifizierung von Psoasabscessen mit Ultraschall. Arch. orthop. Unfall-Chir. 81: 239 (1975).
(22) BREE, R. L., B. GREEN, D. L. KEILLER, E. F. GENET: Medial deviation of the ureters secondary to psoas muscle hypertrophy. Radiology 118: 691 (1976).
(23) WEIDENHILLER, S.: Fine needle aspiration biopsy of abdominal and retroperitoneal tumours under ultrasonic guidance. Med. Klin. 70: 973 (1975).
(24) HECKEMANN, R., H. WEICHERT, H. TESKE: Sonographisch-Lymphographische Vergleichsstudie retroperitonealer Tumoren. Ultraschalldiagnostik 76, Heidelberg 1976.
(25) SANDERS, R. C., T. DUFFY, M. A. MCLOUGHLIN, P. C. WALSH: Sonography in the diagnosis of retroperitoneal fibrosis. J. Urol. 118: 944 (1977).
(26) WALSH, J., K. J. W. TAYLOR, A. T. ROSENFIELD: Grayscale ultrasound in retroperitoneal lymphangiomyomatosis. Amer. J. Roentgenol 129: 1101 (1977).
(27) WEILL, F. S., E. BIHR, P. ROHMA, F. ZELTNER: Renal sonography. Springer, Berlin, Heidelberg, New York 1981.

23. Sonographie der Bauchwand

Hämatome des Musculus rectus

Hämatome im Bereich der Muskelscheide des Musculus rectus abdominis, die durch Ruptur der epigastrischen Gefäße verursacht werden, können schwere klinische Symptome verursachen. Die abdominellen Schmerzen sind meist sehr stark, die Bauchdecke ist geschwollen und zeigt eventuell subkutane Blutansammlungen. Diese Symptome sind aber insgesamt unspezifisch und treten meist erst 24 bis 48 Stunden nach dem Entstehen der Blutung auf, so daß die Diagnose nur selten frühzeitig gestellt wird (17% der Fälle) (1).

Sonographisch können dagegen diese Hämatome meist leicht diagnostiziert und auch weiter kontrolliert werden. Sie weisen folgende Charakteristika auf (Abb. 23-1):

- Im Längsschnitt zeigt sich eine spindelförmige, gut abgregrenzte, echofreie Struktur, die paramedian und im ventralen Anteil der Bauchdecke liegt.
- Im Querschnitt ist die Struktur elliptisch (1,3).
- Im Verlauf der nächsten Tage nach dem Trauma treten durch Organisation des Hämatoms Echos auf. Dies ist auch bei Suppuration der Fall (3).

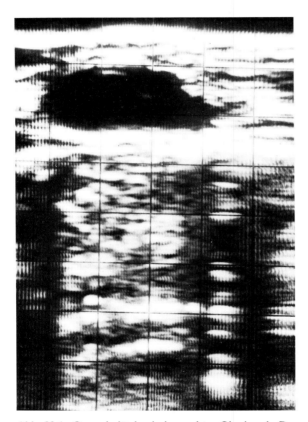
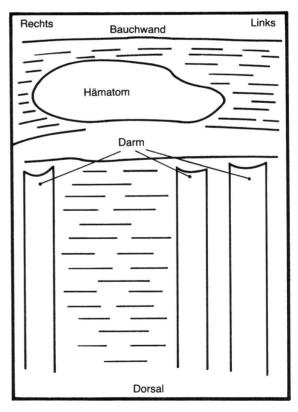

Abb. 23-1. Querschnitt durch den rechten Oberbauch. Der echofreie Bezirk in den Bauchdecken entspricht einem frischen Hämatom.

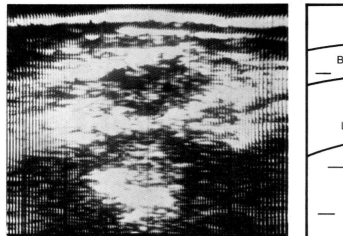 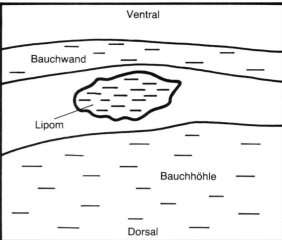

Abb. 23-2. Querschnitt durch den Unterbauch. Der im Vergleich zur Umgebung echoarme Bezirk in den Bauchdecken entspricht einem Lipom.

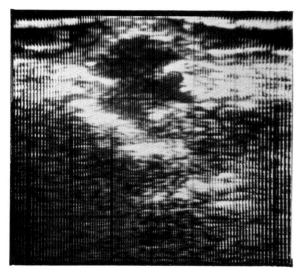 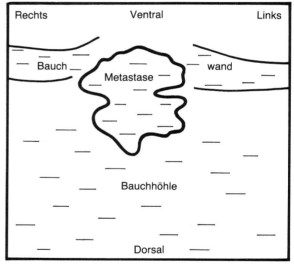

Abb. 23-3. Querschnitt durch den Mittelbauch. Bei dem unregelmäßig begrenzten, echoarmen Bezirk handelt es sich um eine Metastase.

- Die kaudale Begrenzung des Hämatoms kann bis zur Harnblase reichen (2,4).
- Das Hämatom ist sowohl mit der A- als auch mit der B-Methode beurteilbar.
- Das Volumen des Hämatoms kann berechnet werden.

Urachuszyste

Zysten des Urachus, die keine Verbindung mit Nabel oder Harnblase haben, sind meist im unteren Drittel der Strecke zwischen Nabel und Harnblase lokalisiert. Vor Einführung der Sonographie konnten diese Zysten nur durch ein Pneumoperitoneum bewiesen werden, das allerdings eine invasive Methode darstellt. Die Zysten des Urachus sind wie alle Zysten echofrei, glatt begrenzt und zeigen dorsale Schallverstärkung (5).

Karzinom des Urachus

Karzinome des supravesikalen Teils des Urachus können am ehesten sonographisch diagnostiziert werden. Es handelt sich um muzinöse Karzinome, die aus gekammerten zystischen Räumen bestehen. Die sonographische Diagnose setzt eine volle Harnblase voraus. Es zeigen sich dann die zystischen Strukturen, die gelegentlich gröbere Echos infolge Kalzifikation aufweisen (6).

Narben

Narben in der Bauchwand zeigen grobe Echos, weil fast alle Schallwellen reflektiert werden. Dorsal davon tritt dann ein Schallschatten auf. Dadurch ist gelegentlich die Untersuchung von Organen, die hinter Narben liegen, erschwert. Natürlich kann im allgemeinen durch entsprechende Neigung des Schallkopfes an der Narbe vorbei untersucht werden. Der Nabel, der ja eigentlich auch eine Narbe darstellt, zeigt das selbe Bild. Hier kommt aber auch die Reflexion der Luft im Nabelgrübchen hinzu.

Lipome

Subkutane Lipome zeigen mittelgrobe Echos. Sie können meist sonographisch beurteilt werden, wenn der Durchmesser 15 bis 20 mm überschreitet. Lipome in der Bauchwand haben eine ähnliche Struktur wie eine Fettleber und sind somit echoärmer als ihre Umgebung (Abb. 23-2).

Metastasen in der Bauchwand

Metastasen in der Bauchwand stellen sich als echoarme, umschriebene, meist schlecht begrenzte Bezirke dar. Gelegentlich wölben sie sich zum Peritonealraum vor (Abb. 23-3).

Literatur

(1) DUVAL, J. M., A. MANBRINI: Intéret de l'echotomographie dans le diagnostic des hématomes de la gaine des droits. Nouv. Presse. Méd 4: 5 (1975).
(2) KAFTORI, J. K., A. ROSENBERG, J. POLLACK, J. FISH: Rectus sheath hematoma: ultrasonographic diagnosis. Amer. J. Roentgenol. 128: 283 (1977).
(3) KAPLAN, G. N., R. C. SANDERS: B-scan ultrasound in the management of patients with occult abdominal hematomas. J. Clin. Ultrasound 1: 5 (1973).
(4) LEOPOLD, G. R., W. H. ASHER: Fundamnents of abdominal and pelvic ultrasonography. In: Clinical Radiology. Saunders, Philadelphia 1975.
(5) SANDERS, R. C., K. J. OH, J. P. DORST: B-scan ultrasound: Positive and negative contrast material evaluation of congenital urachal anomaly. Amer. J. Roentgenol. 120: 448 (1974).
(6) HAN, S. Y., D. H. WITTEN: Carcinoma of the uracho. Amer. J. Roentgenol. 127: 351 (1976).

24. Sonographie bei internistischen und chirurgischen Notfällen

Allgemeine Übersicht

Für die Diagnostik des akuten Abdomes eignet sich besonders das Echtzeit-Verfahren. Mit ihm ist ein rasches Absuchen des Abdominalraumes möglich (1). Erschwerend wirkt sich bei Notfällen der häufig vorhandene paralytische Ileus mit starkem Gasgehalt des Darms aus.

Bei folgenden Notfallsituationen kann sonographisch schnell eine Diagnose gestellt werden:
Pankreas: Akute Pankreatitis, Abszesse, Komplikationen von Pseudozysten.
Gallenblase: Akute Cholezystitis mit Hydrops bzw. Empyem.
Nieren: Pyonephrose, Hämatome (Nierenruptur).
Aorta: Aneurysma dissecans, Ruptur.
Leber: Kardiale Stauungsleber, Leberruptur.
Retroperitonealraum: Hämatome.
Postoperative Komplikationen: Subphrenische Abszesse, Hämatome.

Bezüglich der Einzelheiten wird auf die entsprechenden Kapitel verwiesen. Die diagnostische Aussagekraft der Sonographie beim akuten Abdomen wird wie folgt angegeben (2):
Richtige Diagnose: 37,2%.
Wichtige Hinweise auf die Diagnose: 35,2%.
Keine diagnostische Hilfe: 27,6%.

Literatur

(1) SEITZ, K., G. RETTENMAIER: Emergency sonography in acute abdominal disease. 2. Europ. Kongreß f. Ultraschall i. d. Medizin.
(2) EHLER, R., H. LUTZ, R. PETZOLDT, K. P. HOFMANN: Sonographische Diagnostik bei Notfall-Patienten. Klinikarzt *6:* 420 (1977).

25. Die Bedeutung der Sonographie für die Radiotherapie

Allgemeines

Bei der Bestrahlungsplanung müssen folgende Kriterien berücksichtigt werden:
– Die anatomische Begrenzung der zu bestrahlenden Regionen in Bezug zur Körperoberfläche.
– Die genaue Beziehung des Tumors zu den benachbarten Geweben.
– Charakteristik des Tumors selbst.

Dazu gehören sein Volumen, sein Abstand von der Körperoberfläche, seine Struktur und die evtl. Infiltration in die Nachbarschaft. Diese Daten können durch die Ultraschalluntersuchung für die entsprechenden Berechnungen gewonnen werden (1, 5).

Die Oberflächenkontur des zu bestrahlenden Feldes wurde vor Einführung der Sonographie mit Draht, plastischem Material oder anderen Methoden nachgeformt. Es ergaben sich dabei Ungenauigkeiten und die Methoden waren recht zeitaufwendig. Bei der Untersuchung mit den Compound-Scan-Geräten wird die Oberfläche des zu bestrahlenden Feldes genau nachgezeichnet. Die Untersuchung dauert nur wenige Minuten (2). Mit Schallköpfen, die Bleistiftform haben, können auch Details der Kontur, wie sie im Gesicht vorkommen, klar dargestellt werden (2).

Methodik

Die Region, in der der Tumor sitzt, wird mit Quer- und Längsschnitten untersucht. Die Entfernung des Tumors von der Körperoberfläche kann direkt abgemessen werden. Das Volumen von glatt begrenzten Tumoren kann im allgemeinen einfach berechnet werden. Bei Tumoren mit unregelmäßiger Oberfläche kann das Volumen durch entsprechende Computerprogramme berechnet werden (3). Die Rechenfehler überschreiten im allgemeinen nicht die Größenordnung von 5% (1).

Die Sonographie erlaubt im allgemeinen die genaue Abgrenzung eines Tumors. Dies ist besonders wichtig, weil so vermieden werden kann, daß durch ein zu großes Bestrahlungsfeld radiosensible Organe wie etwa die Nieren mitgetroffen werden (4).

Therapiekontrolle

Sonographisch lassen sich leicht Änderungen von Größe und Struktur eines Tumors unter Strahlentherapie verfolgen. Die Volumenverminderung und durch die Bestrahlung induzierte Fibrosierung führen meist zu einer Vermehrung der Einzelechos.

Literatur

(1) KRATOCHWIL, A., CH. NOWOTNY-JANTSCH: Ultraschalldiagnostik in der Inneren Medizin, Chirurgie und Urologie. Thieme, Stuttgart, New York 1977.
(2) BRASCHO, D. J.: Computerized radiation treatment planning with Ultrasound. Amer. J. Roentegenol. *120:* 213 (1974).
(3) TOLBERT, D. D., J. A. ZAGZEBSKI, R. A. BANJOVIC, A. L. WILEY: Quantitation of tumor volumen and response to therapy with ultrasound B-scan. Radiology *113:* 705 (1974).
(4) SANDERS, R. C., T. A. HUGHES, T. A. HAZRA: Ultrasound localization of kindneys for radiation therapy. Brit. J. Radiol. *47:* 196 (1974).
(5) WANNEMACHER, M.: Ultraschall in der Bestrahlungsplanung. In: Symposium „Ultraschall in der Medizinischen Diagnostik und Therapie". Köln (DFVLR), 1977.

Sachverzeichnis

Abschwächungsphänomen 77, 83, 85, 86
Abszess, subphrenischer 312
–, Amöben~ 92
Adnexe, Teratome 199
Angiolipomatose 199
Angiomyolipomatose 212
Aorta 271
–, Anatomie 271
–, Aneurysma 274, 277
–, –, arteriovenöse Fistel 279
–, –, Diagnosestrategie 281
–, –, Differentialdiagnose 280
–, –, Indikation zur Operation 279
–, –, Komplikationen 277
–, –, Prothese 279
–, Atherosklerose 273
–, Durchmesser 271, 274
–, Ektasie 274
–, sonographische Charakteristika 271
–, Ultraschalldiagnostik, Methodenvergleich 281
Aortohepatische Distanz 141
Artefakte 30
Arteria mesenterica superior 290
Arteriae iliacae 290
– –, Aneurysma 277, 292
– renales 292
– –, Aneurysma 292
Aszites 95
–, Differentialdiagnose 97, 316
– und Mesenterialzysten 99

Bauchhöhle 311
–, Abszeß 311 ff
–, –, Differentialdiagnose 311
–, –, Lokalisation 311
–, Hämatom 311
–, Zysten, Differentialdiagnose 316
Bauchwand 327
–, Hämatom 327
–, Lipom 329
–, Metastasen 329
–, Urachuskarzinom 329
–, Urachuszyste 329
Beckenniere 190, 193
Budd-Chiari-Syndrom 283

Carolische Krankheit 122
Chilaiditi-Syndrom 52
Cholecystolithiasis 112

Cholecystolithiasis,
–, Differentialdiagnose 114
–, Nachweis durch Lagewechsel 113
–, Nachweisgrenze 112
–, sonographische Treffsicherheit 114
– und Schallschatten 113
Choledocholithiasis s. Gallenwege
Cholestase 125
–, Diagnosestrategie 127 (Abb. 8-25)
–, Differentialdiagnose 125
–, distaler extrahepatischer Verschluß 125
–, extrahepatische 54, 125 ff.
–, intrahepatische 126, 127
–, proximaler extrahepatischer Verschluß 126
–, Vergleich der Untersuchungsmethoden 126
Compound-Scan-Methode, Prinzip 22
Courvoisiersches Zeichen 607

Dezibel 8
Doppelniere 193
–, pseudolobulärer Dysmorphismus 193, 218
Dopplerverfahren, Prinzip 29
Druckwandler 18
Ductus choledochus 105, 122, 125
Ductus cysticus 105, 122
Ductus hepaticus 105
Duodenalulzera, penetrierende 168

Echinococcus 93
Echinokokkuszyste 93
Echtzeitsonografie 26
Endoskopische retrograde Cholangiographie, ERC 127

Fenster, akustisches 133, 136
Fettleber 81
Freimanis' Kompressionszeichen 154
Frühgravidität 258

Gallenblase 105
–, Adenom 117
–, akute Cholecystitis 111
–, benigne Tumoren 117
–, chronische Cholecystitis 112
–, Hydrops 112
–, Indikationen zur Sonographie 105
–, Karzinom 117
–, Plicae circulares 115

Gallenblase, Porzellan~ 117
–, Sonographie nach Reizmahlzeit 111
–, sonographische Charakteristika 109, 111
–, sonographisch stumme 111
–, Untersuchung mit Compound-Scan-Geräten 107
–, Untersuchung mit Echtzeitgeräten 105
Gallenblasenhydrops 152
Gallenblasensteine, s. Cholecystolithiasis 112
Gallenwege 105
–, Anatomie 105
–, Divertikel 122
–, erworbene Dilatation 122
–, extrahepatische 122
–, intrahepatische 125
–, –, Dilatation 122
–, kongenitale Dilatation mit Choledochuszysten 122
–, Morbus Caroli 122
–, Pathologie 122
Gastrinom 167, 168
Gastrointestinaltrakt 295
–, Dünndarmtumoren 309
–, Kokardenphänomen 295
–, –, Differentialdiagnose 295
–, –, Morbus Crohn 295
–, Kolonkarzinom 394
–, normale Magenwand 298
–, Pylorusstenose 301
Glomerulonephritis, akute 219
Grauabstufung, Gray-Scale 21, 24, 68
Grenzflächen 9
Große Bauchgefäße 283
Gynäkologischer Ultraschall 255
–, Differentialdiagnose 259
–, Übersicht und Technik 255

Hamartome 212
Harnblase 239
–, Divertikel 243
–, Indikation zur Sonographie 239
–, Konkremente 243
–, sonographische Untersuchungstechnik 239
–, Tumoren 241
–, –, Differentialdiagnose 243
–, –, Stadieneinteilung 241
–, ultraschallgezielte Punktion 241

Harnblase, Volumenberechnung 239
Harnleiter 183
Harnzyste 198
–, Differentialdiagnose 199
Helligkeit, s. Reflexibilität
Hepatitis, chronische 85
Hoden 253
Hufeisenniere 193
Hydrocele testis 253
Hydronephrose 199
–, Ätiologie 206
–, Differentialdiagnose 207
–, Pyohydronephrose 204
–, –, Differentialdiagnose 208
–, retroperitoneale Fibrose 206
–, Stadien 204
–, uretero-pelvine Obstruktion 206
Hydroureter 205
Hypertension, portale 77

Ikterus, s. Cholestase
Impedanz, akustische 8
Impedanzsprung 9
Indikationen zur Sonographie, allgemeine 35
– – – organbezogene 36, 37, 38
Insulinom 168
Interkostalschnitt 53, 62
Intrauterinpessar 258

Karzinoid 309
Kavitationen 33
Kompressionsphänomen 31
Konfluens 132, 138, 160
Krukenberg-Tumor 301

Leber 51
–, Abszesse 91
–, –, Differentialdiagnose 92
–, Arteria hepatica, Aneurysma 93
–, Delphin-Kopfform 70, 77
–, diffuse Infiltration 83
–, Echinokokkuszysten 93
–, extramedulläre Blutbildung 83
–, Hämangiom 91
–, Hämatom 94
–, Hepatitis, chronische 85
–, intrahepatische Gallenwege 71
–, Kaudalverschiebung 41, 87, 136
–, Längsschnittuntersuchung 53
–, Lobus quadratus 62, 65
–, Metastasen, miliare 85
–, normales sonographisches Bild 75
–, Pfortaderäste 71, 285

Leber, perkutane Biopsie, Komplikationen 92
–, Portographie, perkutane transhepatische 100
–, Schallabschwächung, intrahepatische 71
–, Schallverstärkung, intrahepatische 71
–, Stauungs~ 86
–, –, Differentialdiagnose 86
–, Tumoren, primäre 90
–, –, gutartige 91
–, ultraschallgezielte Punktion 99
–, umschriebene Veränderungen, Differentialdiagnose 90
–, Ursprung der Echos 100
–, Verkalkungen 94
–, Volumenbestimmung 100
–, Zysten~ 92
Leberadenom 91
Leberarterien 71
Lebergröße 70
Leberkontur, konkave Impression 70
Lebermetastasen 87
–, Feinnadelpunktion 89
–, Pseudometastasen 87
–, sonographische Therapiekontrolle 89
–, Szintigraphie 89
Leberparenchymschaden, diffuser 77
–, Ursache der Echos 81
Leberparenchymverfettung 81
–, Ursache der Echos 81
–, sonographische Charakteristika 81
Leberrand, Winkel im Längsschnitt 70
– bei Fettleber 81
Lebersonographie 51
–, Binnenechomuster 70
–, Indikation 51
–, stumme Zone 67
–, technische Schwierigkeiten 52
–, Untersuchung mit Compound-Scan-Geräten 68
–, Untersuchungstechnik 52, 53
Leberszintigraphie 51
Lebervenen 71
Leberverkalkungen 94
Leberzellkarzinom 90
–, Differentialdiagnose 91
Leberzirrhose 77
–, Differentialdiagnose 81
–, direkte sonographische Zeichen 77
–, indirekte sonographische Zeichen 77

Leberzirrhose, Ursprung der Echos 81
Ligamentum falciforme hepatis 60
–, teres hepatis 60
Linear-Array-Geräte 27
Lipom, subkutan 329
Lobus caudatus hepatis 62, 75
Longitudinalwellen 5
Lymphangiomatose, retroperitoneale 325
Lymphknoten, paraaortale 322
–, parapankreatische 168
–, –, Lymphome 322

Magen-Darmtrakt s. auch Gastrointestinaltrakt 295
Magenkarzinom 298
Mesenterialzysten 316
Mesocolon transversum 184
Metastasen, Bauchwand 329
Milz 216
–, Gewicht, Näherungsformel 270
–, Größenbestimmung 263
–, Indikationen zur Sonographie 261
–, Ruptur 268
–, sonographischer Normalbefund 263
–, sonographische Untersuchungstechnik 261
–, Vergrößerung 265
–, – bei Entzündungen 265
–, – bei Leberkrankheiten 265
–, – bei malignen Lymphomen 265
–, – bei Osteomyelofibrose 265
–, Volumenbestimmung 299
Milzanomalien 269
–, Nebenmilz 269
–, Wandermilz 269
Milzvene 289
–, portale Hypertension 290
Milzvenenthrombose 157
Morbus Caroli 122
Morbus Crohn 297, 307
Morbus Hodgkin s. Milz, Lymphome 265
Morbus Ormond 323
Multielementgeräte 27

Nebenmilz 269
Nebenniere 233
–, Adenom 234
–, Anatomie 233
–, Karzinom 237
–, Neuroblastom 237
–, Phäochromozytom 237

Sachverzeichnis

Nebenniere, Tumor 219
—, sonographische Nachweisgrenze 234
—, Zysten 234
Nebenwirkungen des Ultraschalls 33
— — — Kavitationen 33
— — — Pseudokavitationen 33
Nephrolithiasis 219
Nephrostomie, ultraschallgezielte, perkutane 208
—, Komplikationen 210
Nicht-beta-Zell-Tumoren 168
Niere 177
—, Abszesse 210, 222
—, —, Differentialdiagnose 210
—, Becken~ 193
—, Entwicklungsanomalien 190, 191
—, Hufeisen~ 193
—, Hydronephrose 199
—, Malrotation 190
—, Markpapillen 196
—, Metastasen 212
—, Nephrolithiasis 219
—, Nephrostomie, ultraschallgezielte perkutane 208
—, —, Komplikationen 210
—, perirenales Hämatom 198, 222
—, Pyelonephritis 219
—, Pyohydronephrose 204
—, raumfordernde Prozesse 195
—, Senk~ 183, 184, 190
—, sonographische Normalbefunde 177, 183
—, —, Binnenechomuster 184
—, stumme, Differentialdiagnose 221
—, Transplantat 222
—, —, Abstoßungsreaktion 222
—, —, Lymphozele 222
—, —, Tubulusnekrose, akute 217
—, Tumoren 211
—, ultraschallgezielte Punktion 223
—, — — mit Compound-Geräten 223
—, — — mit Real-Time-Geräten 224
—, Urinom 198
—, Vergrößerung 186
—, Verkleinerung 186
—, Volumenbelastung 226
—, xantho-granulomatöse Pyelonephritis 212
—, Zysten~ 198
Nierenbecken, ampulläres 193
Nierenbiopsie 223
Nierenerkrankungen, Diagnosestrategie 226

Nierenkarzinom 211
—, Infiltration der Vean cava inferior 212
—, Wilms-Tumor 212
Nierenparenchym, Durchmesser 186
Nierenrindennekrose 219
Nierenschmerz 185
Nierensonographie 177
—, charakteristische Veränderungen 184 ff
—, Indikationen 177, 179
—, Pyelonkomplex 184
—, Untersuchungstechnik 179
—, Untersuchung von dorsal 188
—, Vergleich zu anderen Untersuchungsmethoden 224
Nierenszintigraphie 225
Nierentumoren 211
—, Adenome 212
—, allgemeine diagnostische Kriterien 211
—, Differentialdiagnose 218
—, Hamartome 212
—, kongenitales mesoblastisches Nephrom 211
Nierenvenenthrombose 217, 292
Nierenzellkarzinom, zystische Degeneration 196, 210
Nierenzysten 195
—, Differentaildiagnose 296 ff
—, Infektion 196
—, maligne Wandentartung 198, 222
—, therapeutisches Vorgehen 198
—, Volumenberechnung 196

Ovarialödem 162
Ovarialzysten 316
Ovarien 259
—, Differentialdiagnose 254

Pankreas 131
—, Abschnitte 132
—, Indikationen zur Sonographie 131
—, Kontur 145
—, normale Maße 142, 132
—, normale sonographische Befunde 148
—, Palpation unter Sicht 147
—, Referenzstrukturen 138, 148
—, Reflexmuster 145
—, sonographische Lokalisation 148
—, Szintigraphie 131
—, topographische Anatomie 131, 140
—, Tumoren 168

Pankreas, Tumoren, Chemotherapie und Bestrahlungsplanung 168
—, —, Gastrinom 168
—, —, Insulinom 168
—, —, Nicht-beta-Zell-Tumoren 168
—, ultraschallgezielte Punktion 169
—, Zystadenom 159
Pankreaserkrankungen, Zusammenfassung sonographischer Zeichen 147
—, Diagnosestrategie 173
Pankreasgang 146
Pankreaskarzinom 164
—, Differentialdiagnose 168
—, indirekte sonographische Zeichen 167
—, Papillenkarzinom 168
—, penetrierende Duodenalulzera 168
—, sonographische Charakteristika 164
Pankreaspseudozysten 153
—, Freimanis' Kompressionszeichen 154
—, Infektion 156
—, indirekte Nachweismethoden 153
—, Kammerung 154
—, Milzvenenthrombose 157
—, Pankreasschwanzzysten 154
—, Penetration in die Milz 156
—, Ruptur 154, 156
—, sonographische Charakteristika 153
—, spontane Rückbildung 157
—, Verlagerung 156
—, Volumenbestimmung 154
Pankreasregion, topographische Beziehungen 140
Pankreasschwanzzysten 154
Pankreassonographie, Vergleich mit anderen Untersuchungsmethoden 169
—, Angiographie 171
—, Computertomographie 171
—, endoskopische retrograde Pankreatikographie 169
—, Röngten 170
—, Sekretin-Pankreozymin-Test 172
—, Szintigraphie 170
Pankreatitis, akute 150
—, —, Aszites 151
—, —, Abszeß 152
—, —, Differentialdiagnose 152
—, —, extrahepatische Cholestase 152
—, —, Gallenblasenhydrops 152

Pankreatitis, akute, Hämatom 151
-, -, Milzvene, schlecht abgrenzbare 150
-, -, Pseudozysten 151, 153
-, -, Sonographie und chirurgische Intervention 151, 157
-, -, sonographische Kriterien 151
Pankreatitis, chronische 162
-, -, Cholestase 162
-, -, Differentialdiagnose 162
-, -, sonographische Charakteristika 162
-, -, sonographisch erkennbare Begleitbefunde 162
-, -, Splenomegalie 162
-, -, ultraschallgezielte Feinnadelpunktion 164, 169
Pankreaszysten, echte 158
-, Differentialdiagnose 159
-, Herkunft 158
-, Ovarialödem 162
-, ultraschallgezielte Feinnadelpunktion 162, 169
Papillenkarzinom 168
Parallel-Scanner, elektronischer 27
-, Linear-Array-Geräte 27
-, Phased-Array-Geräte 29
Perkutane transhepatische Cholangiographie 126
Pfortader 283
Phased-Array-Geräte 29
Photographische Dokumentation 32
Piezoelektrischer Effekt 3, 17
Porzellangallenblase 117
Prostata 245
-, Adenom 249
-, Karzinom 249
-, Normalbefund 245
-, transrektale Sonographie 245
-, transvesikale Sonographie 245
Pseudokavitationen 33
Pseudolobulärer Dysmorphismus 113
Pseudometastase 31, 87
Psoasabszeß 219
Psoashypertrophie 323
Pyelonephritis 219
-, xantho-granulomatöse 212
Pyohydronephrose 204

Real-Time-Verfahren s. Echtzeit-Sonographie 26
Reflexibilität 86
Retroperitoneale Fibrose 323

Retroperitoneum 219
-, Hämatom 323
-, Hypertrophie des Musculus psoas 323
-, Lymphome 319
-, -, Lokalisation 320
-, -, sonographische Charakteristika 320
-, -, Vergleich Sonographie – Lymphangiographie 322
-, primäre Tumoren 325
-, - -, retroperitoneale Lymphangiomatose 325
-, Untersuchungstechnik 320
Reverberationen 30
Rückwandecho 47

Samenbläschen 251
Schalldruckamplitude 7
Schallfeld, Fernfeld, Divergenz 18
-, Nahfeld 18
Schallgeschwindigkeit 6
Schallintensität 7
Schallschatten 11, 47
Schallverstärkung 15, 47
-, Transmissionsphänomen 47
Schallwellen 5
-, Absorption 14
-, Absorptionskoeffizient 14
-, Brechungsgesetz 14
-, Charakteristika 5
-, Erzeugung 17
-, Frequenz 5
-, Interferenz 19
-, Longitudinalwellen 5
-, Reflexion 10
-, Reflexionskoeffizient 10
-, Refraktion 14
-, Schalldruckamplitude 7
-, Schallgeschwindigkeit 6
-, Schallintensität 7
-, Schallschatten 11
-, Wellengleichung 5
-, Wellenlänge 6
Seenplatte 119
Sekretin-Pankreozymin-Test 172
Sektor-Scanner 26
Senknieren 183, 184, 190
Sister-Chromatid-Exchange 34
Sonographie, internistische und chirurgische Notfälle 331
-, Bedeutung für die Bestrahlungstherapie 333

Sonographie, diagnostische Kriterien 45
-, -, Transmissionsphänomen s. Schallverstärkung 15
-, Kompressionsphänomen 49
Stauungsleber 86
-, Differentialdiagnose 86
Subkostalschnitt 52

Tiefenausgleich 15
Transducer s. Druckwandler 18
Transrektale Sonographie 245
Transvesikale Sonographie 245
Trapez-Scanner 26
Tricuspidalinsuffizienz 283
Truncus coeliacus 290
Tumor, retroperitonealer 316, 319

Untersuchungstechnik mit Real-Time-Geräten 39
-, mit Compound-Scan-Geräten 43
Urachus 329
Urethraldivertikel 243
Urinom 198
Urothelkarzinom 212
Uterus 255
-, Differentialdiagnose gynäkologischer Erkrankungen 258, 259
-, Echinokokkuszyste 93
-, Frühgravidität 258
-, Größe 255
-, Intrauterinpessar 258
-, Myome 258

Vena cava 283
-, Anatomie 283
-, Budd-Chiari-Syndrom 283
-, Tricuspidalinsuffizienz 283
Venae hepaticae 287
Vena lienalis 289
- messenterica superior 290
- portae 285
- -, Thrombose 285, 287
- renalis 292
- umbilicalis 291

Wandermilz 269
Wiederholungsecho s. Reverberationen 30
Wilms-Tumor 212

Zystadenom 159
Zystenleber 92
Zystennieren 198